Nash

Leitsymptome
in der
Homöopathischen Therapie

Leitsymptome in der Homöopathischen Therapie

Von Dr. med. E. B. Nash

17. Auflage

HAUG

Karl F. Haug Verlag · Heidelberg

Die Deutsche Bibliothek – CIP-Einheitsaufnahme

Nash, Eugène B.:
Leitsymptome in der homöopathischen Therapie / von E. B. Nash. – 17. Aufl. – Heidelberg : Haug, 1993
Einheitssacht.: Leaders in homoeopathic therapeutics <dt.>
ISBN 3-7760-1350-8

6. Auflage 1973 Karl F. Haug Verlag GmbH & Co., Heidelberg
7. Auflage 1974 – 16. Auflage 1991
17. Auflage 1993

Titel-Nr. 2350 · ISBN 3-7760-1350-8

Herstellung: Progressdruck GmbH, 6720 Speyer

Vorwort

Seit dem Erscheinen des „Nash“ in der deutschen Übersetzung im Jahr 1923 durch den Verlag der Firma Schwabe und von Dr. Bastanier im Jahre 1935 hat die Nachfrage nach den „Leitsymptomen“ unvermindert angehalten. Das liegt daran, daß dieses Buch wie kein anderes eine gelungene Einführung in die Homöopathie gibt und zugleich geeignet ist, als Nachschlagewerk zu dienen. Dazu kommt, daß das Werk flüssig, ja spannend geschrieben ist und sich geradezu als „Nachttischlektüre“ anbietet.

Die „Leitsymptome“ waren aber seit geraumer Zeit vergriffen, und somit war der weiteren Verbreitung dieses wichtigen Buches Einhalt geboten. Durch die 6. Auflage wollen wir nun diesem Mangel abhelfen und hoffen dabei auf die positive Resonanz der Leser.

Wir möchten dem Buch die Worte mit auf den Weg geben, die Dr. Bastanier in seinem Geleitwort zum Ausdruck brachte:

Der Geist, in dem das Buch geschrieben ist, ist echt hahnemannisch. Auch wer die „Reine Arzneimittellehre“ kritisch zu betrachten gelernt hat, wird es mit Nutzen lesen. Denn die Erfahrung unserer geistigen Vorfahren steckt darin: Das unsterbliche, unvergängliche Erbe Hahnemanns, gesehen durch ein Temperament.

Der Herausgeber

Vorrede

Ich brauche mich nicht zu entschuldigen, daß ich dieses Buch der medizinischen Welt unterbreite; denn ich erhebe den Anspruch, ein Recht dazu zu haben. Falls jemand in ihm Ungenauigkeiten finden sollte, so möge er daran denken, daß ich keinen Anspruch auf Vollkommenheit erhebe. Ich kann scharfe Kritik selbst üben.

Immerhin möchte ich kurz darlegen, aus welchem Grunde ich dieses Buch geschrieben habe:

Erstens, um dem Leser die Hauptmerkmale eines jeden Mittels fest einzuprägen. Man kann gute Verordnungen in einfachen und nicht komplizierten Fällen „aus dem Handgelenk" treffen, wenn man die charakteristischen Symptome jederzeit im Kopf gegenwärtig hat. Der ältere Lippe war berühmt wegen seiner Fähigkeit hierin.

Zweitens, um den Versuch zu machen, die Neigung, über Symptomatologie und Pathologie zu streiten, zu untergraben. Keins von beiden kann ausgeschaltet werden, und es ist für unsere Schule töricht, sich über einen solchen Streitgegenstand zu entzweien. Jedes Symptom hat seine pathologische Bedeutung, aber wir können es nicht immer mit Worten definieren; der Umstand, daß es eine solche Bedeutung hat, ist ein genügender Grund, um auf das Symptom oder auf die Symptome hin zu verordnen, ohne dabei auf einer Erklärung zu bestehen oder zu versuchen, eine solche zu geben.

Drittens, um die Tatsache festzustellen, daß die Frage der Gabengröße, der Potenz, noch immer offen ist; ich habe mich deshalb bemüht, diejenigen Potenzen anzugeben, die ich als die besten gefunden habe, ohne damit zu verlangen, daß sich irgend jemand verpflichtet fühlen soll, die gleiche Potenz zu verordnen. Falls aber eine andere gegeben wird und der Erfolg ausbleibt, so ist es nur recht und billig, wenn ich sage, daß der Betreffende sich selbst, nicht aber mich dafür verantwortlich machen muß.

Viertens, um den Mißbrauch mit Medikamenten, sowohl in der alten Schule wie auch in der unsrigen, zu verurteilen. Wenn es einen Punkt gibt, der das homöopathische therapeutische System vor dem der alten Schule auszeichnet, so ist es der, daß wir ein Gesetz entdeckt haben, nach welchem wir in der Lage sind, Mittel zur Heilung des Kranken zu verordnen, ohne diese dabei der Arzneigiftwirkung auszusetzen, deren Folgen oft viel ernster sind als die ursprünglichen Leiden.

Kein aufrichtiger Mediziner, sei es aus der einen oder der anderen Schule, sollte sich einem solchen Fortschritt in der Wissenschaft der Therapie gegenüber ablehnend verhalten.

Fünftens: Ich hoffe, derart geschrieben zu haben, daß ich den oder jenen Mediziner der alten Schule, der sein Vorurteil so weit überwinden kann, daß er dieses Buch ganz oder teilweise studiert, durch die Lektüre dahin bringe, auf der angedeuteten Bahn selber zu experimentieren, und ich bin der Überzeugung, daß ein solcher Mediziner mit gesunden Sinnen und aufrichtigem Herzen unwiderstehlich dazu geführt wird, der Homöopathie einen breiten Raum, ja schließlich vielleicht den größten Platz in seinem Vertrauen und in seiner Praxis einzuräumen.

Schließlich möchte ich mit dieser Schrift nach fast vierzigjähriger, sorgfältiger Prüfung meinen festen und immer wieder bestätigten Glauben an das Simillimum, an die Verordnung nur eines einzigen Mittels und an die Minimum-Potenz dokumentieren.

Indem ich der Medizinerschaft im allgemeinen für die mir gewordene Unterstützung meinen Dank ausspreche, möchte ich mich meinerseits revanchieren, indem ich diesen meinen bescheidenen Beitrag der bereits bestehenden wertvollen homöopathischen Literatur beifüge.

Cortland, N. Y., 5. November 1898

E. B. Nash

Zeichenerklärung: > besser durch, nach ...
< schlimmer durch, nach ...

Arzneimittel-Verzeichnis

Auf der durch Fettdruck hervorgehobenen Seite ist das Mittel ausführlich behandelt

Nux vomica

Stammpflanze: *Strychnos nux vomica;* Brechnuß, Krähenaugen

Unter den von Hering als charakteristisch bezeichneten Symptomen werden aufgeführt:

„Nach Gewürzen in Speisen oder als Arzneien, besonders Ingwer, Pfeffer usw., und nach fast jeder Art sog. ‚scharfer' Arzneien (Goullon)." Ferner „wird auch Personen zuträglich sein, denen zuviel Mixturen, Magenbitter, Kräuter und sog. Kräuterpillen verschrieben worden sind, usw. (B.)".

Dies ist eine gar zu allgemeine Fassung. Richtiger würde man sagen, daß *Nux vomica* in solchen Fällen oft nützen wird. In Wahrheit wird es in den Fällen von Nutzen sein, in welchen der Gebrauch solcher Mittel, Gewürze, Pillen usw. einen Zustand herbeigeführt hat, der den bei der Prüfung von *Nux vomica* erzeugten Symptomen gleicht, d. h. in Fällen, in welchen es homöopathisch ist, in keinem anderen. Tatsache ist, daß diese Dinge oft einen solchen Zustand hervorrufen, und das ist der Grund, warum so viele Ärzte meist ausnahmslos in Fällen, die aus den Händen von Allopathen kommen, als erstes *Nux vomica* verordnen, ohne den Fall genauer zu untersuchen. Jedoch ist das unwissenschaftlich. Wir haben ein Heilgesetz, und es gibt Fälle, in denen der *Nux-vomica*-Zustand nicht vorhanden ist, sondern ein anderes ähnliches Mittel gegeben werden muß. Es ist keine Entschuldigung, zu sagen: „Nun, ich wußte nicht, was gegeben worden war", denn *Nux vomica* wird weder die Wirkungen eines Arzneigiftes aufheben noch den Krankheitszustand heilen, sofern es nicht homöopathisch angezeigt ist, besonders wenn es in der dynamischen Form (der Hochpotenzen) gegeben wird.

Ich zitiere zwei weitere charakteristische Symptome aus Hering, in welchen die Naturen geschildert werden, die für die Wirkung von *Nux vomica* besonders empfänglich sind:

„Überempfindlichkeit, jedes harmlose Wort beleidigt, jedes geringe Geräusch erschreckt, ängstlich und außer sich, sie können nicht die geringste, selbst passende Arznei vertragen. (B.)“ Und „für sehr eigene, vorsichtige, hitzige Personen, die leicht erregt und zornig werden, oder von gehässiger, boshafter Gemütsart“.

Dies ist ein anschauliches Bild von dem, was man „nervöses Temperament“ nennt, und die Praxis bestätigt den Wert dieser sich auf das Temperament beziehenden Indikationen für dieses Mittel; jedoch gibt es noch eine Anzahl von Mitteln, die ebenso deutlich dieses sog. nervöse Temperament haben, so *Chamomilla, Ignatia, Staphisagria* und andere. Deshalb würde kein Arzt berechtigt sein, *Nux vomica* allein auf das Temperament hin zu verordnen, sei die Indikation auch noch so deutlich. Der ganze Fall muß passen.

Übrigens hat *Nux vomica* noch eine andere Art von Nervosität, bei der die Reizbarkeit nicht so hervortritt, nämlich „Hypochondrie bei studierten Leuten, die zuviel zu Hause sitzen, mit Unterleibsbeschwerden und Hartleibigkeit“.

Wenn Sie nun diese Fälle genauer beobachten, so werden Sie bemerken, daß schon ein geringfügiger Ärger diese Art Leute aus ihrem hypochondrischen Trübsinn aufrüttelt und sie zornig und reizbar macht, ähnlich dem ersten Zustand, der also auch hier eigentlich zugrunde liegt.

Wenn der trübsinnige, hypochondrische Geisteszustand bleibt, werden wir lieber nach Mitteln wie *Aurum, Natrium muriaticum* usw. blicken, um das wahre Simillimum zu finden. Diese nervösen geistigen und körperlichen Symptome sind vortreffliche Wegweiser zur Wahl des richtigen Mittels.

„Häufiger und erfolgloser Drang auszuleeren oder Abgang nur geringer Mengen von Kot nach jedem Versuch.“

Dieses Symptom ist Gold wert. Es gibt noch einige andere Mittel, die es haben, aber keins hat es so ausgesprochen. Es ist das Leitsymptom für die Stuhlverstopfung, für die *Nux vomica* homöopathisch ist.

Carrol Dunham schrieb vor über 25 Jahren über dieses Symptom. Er sagt im wesentlichen: Während *Nux vomica* und

Bryonia gleichwertige Mittel für Stuhlverstopfung sind, gibt es niemals einen Grund, sie zu verwechseln oder abwechselnd zu geben, weil sie so verschieden sind. Die *Nux-vomica*-Verstopfung wird durch unregelmäßige peristaltische Tätigkeit der Därme verursacht, daher der häufige erfolglose Drang; die *Bryonia*-Verstopfung aber wird durch Sekretionsmangel in den Därmen verursacht. Es besteht bei *Bryonia* absolut kein Drang, und die Stühle sind trocken und hart, wie verbrannt.

Auch wird das obige Symptom nicht allein bei Verstopfung beobachtet. Es ist immer bei Dysenterie vorhanden. Die Stühle sind, obgleich sie sehr häufig aus Schleim und Blut bestehen, gering und ungenügend. Dr. P. P. Wells macht auf ein weiteres sehr zuverlässiges Symptom für *Nux vomica* bei Dysenterie aufmerksam, nämlich daß die Schmerzen nach jedem Stuhlgang für kurze Zeit sehr bedeutend gemindert werden. Dies ist bei *Mercurius* nicht der Fall, sondern Schmerz und Tenesmus halten nach dem Stuhlgang an, so daß die Patienten es oft treffend als ein Gefühl von „nie fertig werden" bezeichnen. Jedoch macht es wenig aus, ob ein Patient an Verstopfung, Dysenterie, Diarrhöe oder einer anderen Krankheit leidet; wenn dieser häufige erfolglose Stuhldrang vorhanden ist, so denken wir zuerst immer an *Nux vomica* und geben es, wofern es nicht andere Symptome kontraindizieren.

„Menstruation einige Tage vor der Zeit, und vielleicht etwas zu stark oder mehrere Tage länger dauernd, mit Beschwerden beim Eintritt, welche bleiben, nachdem sie vorüber ist." Dies ist ebenfalls ein oft bestätigtes Symptom von *Nux vomica.* Natürlich gibt es viele andere Mittel für zu frühe oder zu kopiöse Menstruation. *Calcium ostrearum* (= *Calcium carbonicum*) ist eins davon; jedoch ist das Temperament des *Calcium*-Patienten keineswegs *Nux vomica* ähnlich. Ich habe gefunden, daß Patienten, für die bei diesem Zustand *Nux vomica* paßt, kaum je *Pulsatilla* gegen irgend etwas nehmen konnten. Zum Beispiel, falls die Patientin einen grünen, milden, dicken Ausfluß hätte und Sie würden ihr *Pulsatilla* verordnen, so würde es oft eine zu frühe und profuse Menstruation hervorbringen. In solchen Fällen hätte ich *Sepia* zu geben, welches den Katarrh besänftigen und die Menses nicht vermehren würde.

Diese Fälle, welche *Nux vomica* verlangen, kommen oft bei jungen Mädchen und bei Frauen im Klimakterium vor. Oft sind die charakteristischen Mastdarmbeschwerden ebenfalls vorhanden (*Lilium tigrinum*). Die Schmerzen sind herabdrängend und erstrecken sich bis zum Rectum, zuweilen auch auf den Blasenhals. Unwirksame Wehen (Krampfwehen), die sich bis zum Rectum ausbreiten, mit Stuhldrang und häufigem Urinieren werden nach Verordnung einer Gabe *Nux vomica* D 200 schnell gelindert und wirksam.

Falls Ihre menorrhagische Patientin außerdem hartleibig ist, Magenbeschwerden hat, und besonders wenn sie sich morgens gewöhnlich schlechter fühlt, so haben wir in *Nux vomica* ein fast sicheres Mittel.

„Fühlt sich schlechter morgens bald nach dem Erwachen (*Lachesis* und *Natrium muriaticum*), auch nach geistiger Anstrengung (*Natrium carbonicum,* Schwindel; *Calcium carbonicum, Silicea,* Hinterkopf); nach Essen (*Anacardium,* umgekehrt) und in kalter Luft (*Pulsatilla,* umgekehrt).“ Wenn Boenninghausen nichts anderes getan hätte, als uns sein unvergleichliches Kapitel über Verschlimmerungen und Besserungen zu geben, so würde dies allein ihn unsterblich gemacht haben.

Nachdem ich diese Modalitäten in einer Praxis von über dreißig Jahren mit großem Nutzen verwertet habe, scheint es mir unmöglich, sie zu überschätzen.

Aber irgendeiner wird vielleicht sagen: es gibt 28 dickgedruckte Mittel bei Boenninghausen, welche Verschlimmerung morgens haben. Danach scheint man der Wahl eines einzelnen Mittels nicht näherzukommen.

Wenn wir jedoch nach denen sehen, die Verschlimmerung abends haben, finden wir 38 Mittel, von denen nur acht unter beiden morgens und abends vorkommen, und diese acht haben nicht Verschlimmerung überhaupt, sondern nur bei einigen speziellen Symptomen. Zum Beispiel bei *Rhus* ist der lockere Husten morgens verschlimmert, der quälende trockne abends.

So sehen Sie, haben wir trotzdem einen Weg, eine Wahl zu treffen. Aber nun betrachten Sie die ganzen Verschlimmerungen von *Nux vomica* in Hinsicht auf Zeit, Geist und Gemüt, Magen-Darm-Symptome, Temperatur usw.; unter welchem anderen Mittel können Sie so ausgesprochen die Vereinigung aller dieser Symptome finden? Natürlich haben diejenigen Ärzte, welche überhaupt nur fähig sind, pathologische Symptome zu würdigen, für diese Modalitäten wenig Verwendung. Aber eins ist sicher, sie können ohne diese nicht so gute homöopathische Arbeit leisten wie mit ihnen.

„Große Hitze, der ganze Körper brennend heiß, besonders das Gesicht rot und heiß, dennoch kann der Patient sich nicht bewegen oder im geringsten entblößen, ohne zu frösteln.“ Dieser fieberhafte Zustand kommt häufig vor und weicht *Nux vomica* mit einer Promptheit, die das Herz eines Lippe erfreuen würde. Der Name des Fiebers macht nichts aus, ob entzündliches, remittierendes oder Halsschmerzen, Rheumatismus oder ein beliebiges örtliches Leiden begleitendes Fieber; wenn wir diese Indikationen haben, so können wir getrost dieses Mittel geben und werden uns selten in dem Erfolg getäuscht sehen. Ich habe Jahre gebraucht, um den Wert dieses Symptoms zu erkennen, weil ich nach der Schablone behandelte und dachte, daß *Aconitum, Belladonna* oder beide Mittel im Wechsel in allen Fällen gegeben werden müßten, wo hohes Fieber vorhanden war. Daher habe ich nun etwas Mitgefühl für junge Ärzte, die durch falsche Lehren zu demselben Irrtum verleitet worden sind. Aber zum Besten aller solchen sei hier gesagt, daß es einen viel besseren Weg gibt, nämlich: streng zu individualisieren, was nicht immer schwierig ist; das einzelne Mittel in potenzierter Form zu geben; ihm Zeit zu lassen zu wirken und die Reaktion abzuwarten, ehe man es wiederholt.

Selbstverständlich werden niedere Potenzen oft heilen, und zwar trotz Wechseln, Überdosieren und häufigem Wiederholen. Jedoch werden sie oft im Stich lassen und in der großen Mehrzahl der Fälle nicht erreichen, was den befriedigenden Resultaten des wahren Simillimum, des einzelnen Mittels und der Minimaldose einigermaßen gliche.

„Nach dem Essen saurer Geschmack (*Kalium bichromicum, Nux moschata*), ein oder zwei Stunden darauf Magendrücken mit hypochondrischer Stimmung, Sodbrennen, Gespanntheit um die Taille, muß die Kleidung lockern (*Lachesis, Calcium, Lycopodium*), verwirrt, kann zwei oder drei Stunden nach einer Mahlzeit geistig nicht tätig sein, Epigastrium aufgetrieben mit Magendrücken wie von einem Stein."

Dies ist eine Symptomengruppe, wie sie in den „Guiding Symptoms" gegeben ist. Unter den Verdauungsorganen werden sehr zahlreiche Symptome angegeben, aus denen erhellt, daß *Nux vomica* in der Tat einen sehr weiten Wirkungskreis bei Magenleiden hat. Aber es sind keine sehr charakteristischen und eigentümlichen Symptome aufzuführen, außer der besonderen Verschlimmerung der Magensymptome „ein oder zwei Stunden nach dem Essen" statt unmittelbar danach, wie dies bei *Nux moschata* und *Kalium bichromicum* der Fall ist. Das Drücken wie von einem Stein kommt auch unter *Bryonia* und *Pulsatilla* vor.

Mehr Gewicht mag auf die Ursache der Magen-, Leber- und Unterleibsbeschwerden gelegt werden, für welche *Nux vomica* das Mittel ist. Zum Beispiel Kaffee, alkoholische Getränke, Schwelgerei, Arzneimittelmißbrauch, Geschäftssorgen, sitzende Lebensweise, verkürzte Nachtruhe durch zu langes Aufbleiben (*Cocculus, Cuprum metallicum, Acidum nitricum*), zu gutes Leben usw. So finden wir, daß *Nux vomica* bei Beschwerden, die von diesen Ursachen herrühren, paßt, was in der Praxis vollauf bestätigt wird.

In allen diesen Fällen finden sich sehr oft die schon erwähnten so charakteristischen Mastdarmsymptome.

Wir dürfen *Nux vomica* nicht verlassen, ohne von seiner großen Wirksamkeit bei Kopf- und Rückenschmerzen zu sprechen.

Die Kopfschmerzen kommen oft in Verbindung mit Magen-, Leber-, Unterleibs- und Hämorrhoidalleiden vor. Hier entscheiden auch die Modalitäten, mehr als der Charakter des Schmerzes, die Wahl. Verschlimmerungen treten auf nach geistiger Anstrengung, Kummer oder Zorn; in der frischen Luft (entgegengesetzt *Pulsatilla*), morgens beim Erwachen, nach dem Essen, nach Mißbrauch von Kaffee oder Spirituosen, bei Magensäure, im Sonnenschein, vom Bücken, durch Helligkeit und Lärm, beim Bewegen oder Öffnen der Augen (*Bryonia*), durch Husten, zu gutes Leben, stark gewürzte Speisen, bei stürmischem Wetter, nach Arzneimißbrauch, durch Masturbation, Stuhlverstopfung oder Hämorrhoiden.

Diese Kopfschmerzen können auf einen einzelnen Teil des Kopfes beschränkt sein; die Patienten geben die verschiedensten Stellen des Kopfes als Sitz der Kopfschmerzen an; oft aber sagen sie, daß der ganze Kopf schmerzt.

Die Schmerzen im Rücken sind charakteristischer. Der Patient bekommt die Rückenschmerzen entweder im Bett und muß sich aufrichten, um sich umzuwenden, oder er dreht und krümmt den Körper im Stehen (*Sulfur*) (schlimmer im Sitzen haben *Cobaltum, Pulsatilla,* oder Sitzen ist besonders schmerzhaft *Rhus Toxicodendron, Zincum*). Der Schmerz sitzt meist in der Kreuzbeingegend, manchmal auch höher und findet sich oft (wie bei *Aesculus Hippocastanum*) in Verbindung mit Hämorrhoiden. *Aesculus* ist besonders <durch Gehen oder Bücken. Rückenschmerz durch Masturbation verursacht (*Cobaltum* < im Sitzen, *Staphisagria* nachts beim Liegen) findet eins seiner besten Mittel in *Nux vomica.* Wir müßten hier in eine Beschreibung der allgemeinen Wirkung von *Nux vomica* auf das Rückenmark, einschließlich der motorischen und sensorischen Zentren usw., abschweifen, aber das kann alles in anderen Werken nachgelesen werden. Wir wollen also *Nux vomica* verlassen, um nur bei Besprechung anderer Mittel zur Vergleichung darauf zurückzukommen. Beim Rückblick auf das, was wir geschrieben haben, gewinnen wir den Eindruck, daß einige zu der Meinung kommen könnten, daß wir den Wirkungskreis dieses wahrhaft großen Mittels zu eng begrenzt hätten: Es sei hier gesagt, daß wir nicht die Absicht haben, in diesem Werk über irgendein Mittel erschöpfend zu schreiben, sondern nur einige Hauptvorzüge und charakteristische Symptome hervorzuheben, um welche sich alles übrige dreht.

Um erschöpfend zu sein, würde eine vollständige Materia medica zu schreiben sein.

In der täglichen Praxis gibt es zwei Arten von Fällen, die jedem Arzt vorkommen. Der eine ist so, daß mit großer Sicherheit auf Erfolg nach den Symptomen, die als charakteristisch und eigentümlich verzeichnet sind (Organon 5. Aufl. S. 153), verordnet werden kann. Der andere ist derart, daß in dem ganzen Fall keine solchen Symptome auftreten; dann gibt es nur einen Weg, nämlich nach dem Mittel zu suchen, welches in seiner Pathogenese das enthält, was man das „tout ensemble“ des Falles nennt. Indessen hat die Mehrzahl der Fälle einige charakteristische oder Leitsymptome, die wie Leuchtfeuer hervorstechen und zu dem Studium des Mittels führen, das in seiner Pathogenese den ganzen Fall hat.

Pulsatilla

Stammpflanze: *Pulsatilla pratensis;* Kuhschelle

Die Disposition von *Pulsatilla* ist der von *Nux vomica* fast entgegengesetzt. *Nux vomica* wird das Männermittel und *Pulsatilla* das Frauenmittel genannt. Das will einfach sagen, daß die Beschwerden des einen öfter bei Männern, die des anderen öfter bei Frauen gefunden werden.

Nun prägen Sie sich die vorzügliche Charakteristik ein, die Hering von *Pulsatilla* gegeben hat: „Sanfte, freundliche und nachgiebige Anlage, jammert über alles; ist traurig und verzagt; weint um alles; kann vor lauter Weinen kaum ihre Symptome angeben.“ Und weiter: „Rötlich-blondes Haar, blaue Augen, bleiches Gesicht, neigt zu stillem Gram und Ergebenheit“ (*Silicea* ist die chronische *Pulsatilla*). Hier haben wir eine Schilderung des *Pulsatilla*-Temperaments, so treffend, wie man es mit Worten ausdrücken kann, und es ist Tatsache, daß, wenn Sie es bei einem Patienten finden, ganz abgesehen von dessen pathologischem Zustand, *Pulsatilla* fast sicher helfen wird, mit wenigen Ausnahmen. So lernen wir nicht zuviel Gewicht auf die pathologischen Zustände zu legen unter Vernachlässigung der allgemeinen Symptomatologie.

Pulsatilla ist ein Mittel von weitem Wirkungskreis. Farrington erwähnt seinen Gebrauch bei dreiundsiebzig verschiedenen Krankheitszuständen und hat sie durchaus nicht alle erschöpft; und wenn Sie *Pulsatilla* in Hughes Arzneiwirkungslehre studieren, werden Sie bemerken, daß er, obgleich er das Mittel bei vielen Krankheiten empfiehlt, nicht soviel vom pathologischen Standpunkt aus besonders bei den Prüfungen des Mittels spricht und sprechen kann, wie er es bei vielen anderen Mitteln tut. Der Versuch, sich entweder als ausschließlichen Pathologen oder Symptomatologen hinzustellen, erscheint mir töricht. Pathologie und Symptomatologie sind gleich wertvoll und sind untrennbar; keine kann ausgeschlossen werden. Pathologie ist das, was der Arzt sagen kann (zuweilen), Symptomatologie das, was der Patient sagen kann.

Es gibt einen anderen Zustand bei *Pulsatilla*, der als charakteristisch angesehen werden kann und den Hering in seinen Aufzeichnungen nicht erwähnt, nämlich Veränderlichkeit der Symptome (*Ignatia*, *Nux moschata*). Alles, was Hering sagt, war: „Wandernde Schmerzen, springen schnell von einem Teil zum anderen, auch mit Anschwellung und Röte der Gelenke." Nun, wenn dies bei Rheumatismus vorkommt (*Manganum aceticum*, *Lac caninum*, *Kalium bichromicum*, *Kalmia latifolia*) und besonders bei dem *Pulsatilla*-Temperament, so können wir mit diesem Mittel Wunder von Heilungen verrichten. Aber dieses Springen oder diese Veränderlichkeit beschränkt sich nicht auf die Schmerzen, die entweder rheumatisch oder neuralgisch sein können, sondern findet sich auch in der ganzen Verfassung. Die Patientin ist jetzt reizbar, dann wieder weinerlich oder sanft und freundlich; aber eben wegen der Reizbarkeit kann sie leicht zum Weinen gebracht werden. Die Blutungen fließen und hören auf und fließen wieder, fortwährend wechselnd. Die Stühle bei Diarrhöe ändern beständig die Farbe: sie sind grün, gelb, weiß, wäßrig, schleimig, wie Guernsey es ausdrückt, „nicht zwei Stühle gleich" (*Sanicula*). Dies beobachtet man oft bei der sog. Cholera infantum oder Enterocolitis der Kinder bei heißem Wetter.

Manchmal kommen Patienten in die Sprechstunde, und wenn wir den Fall aufnehmen wollen, werden wir nicht klug daraus. Er ist gemischt. Die Beschwerden und Schmerzen sind bald hier, bald dort. Die Symptome sind kontradiktorisch, wie wir das bezeichnen. Dieser Zustand sollte immer die Aufmerksamkeit auf *Pulsatilla* lenken, welches den Fall oft aufklären und heilen wird. *Ignatia* hat ebenfalls diese fortwährend wechselnden, hysterischen und kontradiktorischen Symptome; beide sind hauptsächlich Frauenmittel.

Pulsatilla ist gleich *Nux vomica* ein großes Heilmittel für Verdauungsstörungen. Symptome: „Schlechter Geschmack im Munde, besonders frühmorgens, oder nichts schmeckt gut, oder überhaupt kein Geschmack." (*Bryonia*) hat schlechten Geschmack mit belegter Zunge und Durst; *Pulsatilla* keinen Durst.) „Große Trockenheit des Mundes morgens, ohne Durst. Verdorbener Magen durch Kuchen, Konditoreiwaren, schwere Nahrung, besonders fettes Schweinefleisch." (Ich würde sagen: im allgemeinen fette Speisen.) Dies sind zuverlässige Symptome, wie sie bei Hering gegeben sind, und sie haben wenig Ähnlichkeit mit den Symptomen von *Nux vomica*, die durch Fette nicht gestört wird, sondern sie im Gegenteil gern hat und verträgt. Bei *Nux vomica* passen am besten warme, bei *Pulsatilla* kalte Speisen. Der schlechte Geschmack im Mund ist dauernd, und der Verlust des Geschmacks ist ebenso häufig wie der des Geruchs. Wie seltsam, daß *Pulsatilla* trocknen Mund und keinen Durst, während *Mercurius* feuchten Mund und intensiven Durst als charakteristisch hat. Ich wüßte keinen befriedigenden pathologischen Grund dafür anzugeben. Ist es nicht schön, daß wir für ein derartiges Symptom nicht erst eine pathologische Erklärung finden müssen, ehe wir es zur Heilung unserer Patienten gebrauchen können? Sicherlich ist stets ein Grund für diese Dinge vorhanden; aber wir brauchen ihn nicht zu kennen, ehe wir das Symptom verwerten können.

Selbst ein krasser Anfänger könnte schwerlich die Symptome von *Pulsatilla* mit denen von *Nux vomica* verwechseln, und doch habe ich Ärzte gefunden, welche diese Mittel im Wechsel in Zwischenräumen von zwei oder drei Stunden verordneten.

Nachdem wir auf die Wirkung von *Pulsatilla* auf die Verdauungsorgane, die mit Schleimhäuten überzogen sind, aufmerksam gemacht haben, wollen wir nun darauf hinweisen, daß sie eine besondere Wirkung auf die schleimabsondernden Oberflächen im allgemeinen hat. Diese Eigentümlichkeit besteht in dem Charakter ihrer Ausflüsse. Sie sind dick, mild und gelblichgrün. Diese findet man bei Nasenkatarrh, Leukorrhöe, Auswurf, Gonorrhöe, bei Geschwüren, Augen- und Ohrenkrankheiten, kurz bei jedem Schleimausfluß des Körpers.

Der Auswurf von *Pulsatilla,* welcher dick, grünlich und mild ist, schmeckt bitter, während der von *Stannum* süß und der von *Kalium jodatum* und *Sepia* salzig ist. Eins von Schüßlers Gewebemitteln, *Kalium sulfuricum,* ähnelt *Pulsatilla* im Charakter seiner

Ausflüsse sehr, und nicht allein dies, sondern hat ebenfalls diese wandernden Schmerzen, Verschlimmerung am Abend und Besserung in kühler, frischer Luft. *Kalium jodatum* hat auch Besserung in der frischen Luft und Verschlimmerung im warmen Zimmer. Zu dem Symptom: grünliche Schleimhautabsonderungen, besonders beim Auswurf, wollen wir noch *Carbo vegetabilis, Lycopodium, Paris, Phosphorus* und *Sulfur* erwähnen. Natürlich muß die Wahl zwischen verschiedenen Mitteln, die ein Symptom gemeinsam haben, durch die anderen Symptome entschieden werden.

Ein Arzt in Albany wurde bei einem angeblichen Fall von Lungenschwindsucht zur Konsultation hinzugezogen. Der Fall lag in allopathischen Händen. Nach sorgfältiger Untersuchung des Falles wurde er gefragt: „Nun, was ist Ihre Diagnose, Doktor?“ „*Stannum*“, sagte der Arzt. „Was?“ „*Stannum*“, erwiderte der Arzt. *Stannum* war die Diagnose des Mittels, nicht der Krankheit. Es wurde gegeben und heilte den Patienten.

Nun kommen wir zu der kurativen Wirkung von *Pulsatilla* bei Leiden der weiblichen Geschlechtsorgane. Die Tatsache, daß sie eine so entscheidende Wirkung auf diese hat, eingerechnet die weibliche Disposition, ist ein weiterer Grund, warum sie ein Frauenmittel genannt wird, wie wir oben, als wir über Disposition und Temperament schrieben, sagten. „Katamenien zu spät und spärlich oder unterdrückt, hauptsächlich durch nasse Füße“ und „schmerzhafte Menstruation mit großer Unruhe, wälzt sich in jeder möglichen Richtung“; den veränderlichen Charakter des Monatsflusses haben wir schon erwähnt, nämlich er stockt und fließt, stockt und fließt wieder usw. So ebenfalls bei Menorrhagie.

Bei diesen Menstruationsstörungen von *Pulsatilla* ist die Unterdrückung durch Naßwerden oder Erkälten der Füße von allergrößter Bedeutung, und wenn Sie dagegen wirken, können Sie Ihre Patientin vor Schwindsucht bewahren. Nun geben Sie aber ja nicht Urtinktur von *Pulsatilla* in Zehntropfengaben, wie es die Manier derer ist, die nicht an potenzierte Mittel glauben. Sie können *Pulsatilla* in hohen, höheren und höchsten Potenzen geben und zuversichtlich den besten Erfolg erwarten. Ich habe die verzögerten Menses junger Mädchen mit dem *Pulsatilla*-Temperament prompt und normal erscheinen sehen unter der millionsten Potenz Swans und der hunderttausendsten Finkes (auch bei *Kalium carbonicum, Tuberculinum* und anderen Mitteln). So habe ich sie ebenfalls nach Unterdrückung durch dasselbe Mittel in tiefer Potenz wieder einsetzen sehen. Wenn Sie nun eine dieser hohen Potenzen in einem Fall von Regelstörung ohne Erfolg versuchen, so ziehen Sie nicht den voreiligen Schluß, daß ich mich geirrt habe; denn *Pulsatilla* ist nicht das einzige Mittel in solchen Fällen. Die Homöopathie wird zu oft da verantwortlich gemacht, wo die Schuld in der Einfalt des Behandelnden liegt. *Magnesium phosphoricum* wird mehr Fälle von schmerzhafter Menstruation lindern als *Pulsatilla* und ist auch kein Allheilmittel. Studieren Sie also Ihren Fall genau.

Aber zu guter Letzt liegt die Haupteigentümlichkeit dieses vortrefflichen Mittels in seiner Modalität: „Besser in kalter Luft und bei Anwendung von Kälte." Der Patient fühlt sich nicht nur überhaupt besser in frischer, kühler Luft und schlimmer im geschlossenen, warmen Zimmer, sondern auch örtliche Affektionen, wie z. B. Schwindel, Schmerz im Kopf, in den Augen, Ohren, Jucken der Augenlider, Husten, Schnupfen, Gesichtsschmerz, Zahnschmerz, Kolik, Wehen, Ischias, Geschwüre sind alle in frischer Luft besser. Diese Affektionen, die > in kalter Luft haben, werden auch besonders > beim Gehen oder langsamen Umherbewegen (*Ferrum*) in frischer oder kalter Luft. Erinnern Sie sich, daß *Pulsatilla* sowohl als *Rhus Toxicodendron* durch Bewegung gebessert wird, jedoch *Pulsatilla* in Kälte oder kühler, frischer Luft, während *Rhus Toxicodendron* Bewegung in warmer, trockner Luft braucht.

Bei *Pulsatilla* verschlimmert Wärmeanwendung, ein warmes Zimmer beklemmt; Bettwärme verschlimmert das Jucken (*Mercurius*) und die Frostbeulen; kalte Getränke werden behalten, warme erbrochen.

Auch andere Mittel haben Verschlimmerungen durch Wärme, doch steht *Pulsatilla* an der Spitze. Die Besserung durch Kälte oder kühle, frische Luft ist ebenso charakteristisch, wie sie es durch Wärme oder Hitze für *Arsenicum* ist.

Um nun unsere Bemerkungen über *Pulsatilla* abzuschließen, wollen wir eine kleine Auswahl von Leitsymptomen ohne einen besonderen Kommentar darüber geben.

„Leiden infolge von Eisenmißbrauch", „Chronische Leiden, die auf schlecht behandelte Fälle von Masern folgen", „Druck oder festes Binden bessert den Kopfschmerz" (*Argentum nitricum, Apis mellifica*). „Vermehrter Harndrang, < im Liegen", „Metastase von Gonorrhöe auf die Hoden", „Fröstelt bei Schmerzen, verlangt trotzdem ein kaltes Zimmer", „Einseitige Schweiße", „Entzündete Stellen bläulich" (*Lachesis, Tarantula*), „Pulsieren durch den ganzen Körper", „Metastase von Mumps auf Brüste oder Hoden". Wenn wir nicht bei jeder dieser lokalen Affektionen den Gemütszustand und die Modalitäten unseres Heilmittels finden, dürfen wir keine glänzende Heilung erwarten.

Bryonia

Stammpflanze: *Bryonia alba* und *dioica;* Zaunrübe

Wie bei *Pulsatilla,* so liegt auch bei *Bryonia* das Leitsymptom in ihrer „Modalität". Drei Worte drücken es aus: Verschlimmerung durch Bewegung.

Was wird durch Bewegung verschlimmert? Leiden fast aller Art. Wir wollen es nicht unternehmen, sie aufzuzählen. Alles, was Hering in dieser Hinsicht sagt, ist: „Gelenke rot, geschwollen, steif, mit stechendem Schmerz bei der leichtesten Bewegung", und das ist soweit richtig; es ist jedoch nur ein kleiner Teil von all den Leiden, die durch Bewegung verschlimmert werden.

Es macht nichts aus, wie die Krankheit heißt, — wenn der Patient sich viel besser fühlt beim Stilleliegen und bei der geringsten Bewegung sehr leidet, und je mehr und länger er sich bewegt, desto mehr leidet, so ist *Bryonia* das erste Mittel, an das zu denken ist, und es müßten sehr starke Gegenindikationen in anderer Richtung vorhanden sein, um es fallen zu lassen.

Ferner macht es auch nicht viel aus, welches Organ oder Gewebe der Sitz der Krankheit ist, Schleimhäute, seröse Häute oder Muskeln, es gilt die gleiche Regel.

Eine andere sehr wertvolle Modalität von *Bryonia* wird ebenfalls in drei Worten ausgedrückt: Besserung durch Druck. Dies ist der Grund, weshalb der Patient verlangt, auf der schmerzhaften Seite oder Stelle zu liegen. (Entgegengesetzt *Belladonna, Kalium carbonicum.*) Niemand kann den Wert dieser zwei Modalitäten sich vorstellen, wenn er sie nicht oft am Krankenbett erlebte und von der prompten Besserung nach dem Gebrauch von *Bryonia* Augenzeuge war.

Als ich über *Pulsatilla* schrieb, sahen wir die charakteristische Wirkung dieses Mittels auf die schleimabsondernden Oberflächen. Hier wirkt *Bryonia* ebenso charakteristisch, dennoch ist es so verschieden. Bei *Bryonia* ist es eine außerordentliche Trockenheit oder Mangel an Absonderung der Schleimhäute. Es fängt an den Lippen an, welche ausgedörrt, trocken und rissig sind, und erstreckt sich bis auf das Rectum und die Stühle, die hart und trocken, wie verbrannt sind. Derselbe Zustand ist zweifellos im Magen vorhanden, was der außerordentliche Durst beweist, welcher nur durch große Schlucke Wasser gestillt werden kann; ein kleiner Schluck genügt nicht.

Derselbe Zustand besteht in den Lungen und Bronchien, wodurch ein harter, trockner Husten hervorgerufen wird mit wenig oder keinem Auswurf und mit Wundheit und Schmerz in der Brust. (*Natrium sulfuricum* hat lockeren Husten mit Wundheit.) Der Urin ist spärlich und nur ausnahmsweise (oder wie ich es ausdrücken würde: als Reaktion) reichlich. Wir müssen bedenken, daß jedes Mittel eine doppelte Wirkung hat. Diese beiden Wirkungen werden als primäre und sekundäre bezeichnet. Ich meine, daß die sog. sekundäre Wirkung nur die Reaktion des Organismus gegen die erste, die sog. Erstwirkung des Mittels ist. Zum Beispiel, die eigentliche Wirkung von *Opium* ist: Schlaf oder Betäubung hervorzubringen, die Reaktion ist Schlaflosigkeit; von *Podophyllum, Aloe* usw. Abführen, die Reaktion Verstopfung. Ich meine, daß das wahre homöopathische Heilmittel mit den primären Wirkungen jedweden Mittels übereinstimmen muß, um die beste und gründlichste Heilung zu bewirken; wenn sich jedoch die sog. sekundären Symptome zeigen, nachdem die primären vorübergegangen sind, sollten wir sorgfältig nach all den Symptomen forschen, die den vorhandenen vorangegangen sind, und indem man sowohl die vergangenen als auch die gegenwärtigen ermittelt, trage man sie alle in das Krankheitsbild ein, dessen Gegenstück in dem

Mittel gefunden werden muß, das heilen soll. Jede andere Methode ist palliativ und nicht kurativ.

Bryonia hat auch eine sehr ausgeprägte Wirkung auf die serösen Häute. Es ist sehr nützlich in dem zweiten Stadium einer Entzündung, nachdem das Stadium eines serösen Ergusses eingetreten ist. In den meisten dieser Fälle ist das erste Stadium von Symptomen begleitet gewesen, die die Verordnung solcher Mittel wie *Aconitum, Belladonna, Ferrum phosphoricum* usw. erfordern, jedoch nicht immer, und hier lassen Sie mich die Aufmerksamkeit auf die sehr charakteristischen Schmerzen dieses Mittels lenken. Es sind stechende Schmerzen. Nun beachte man: die charakteristischen Schmerzen entzündlicher Erkrankungen der serösen Häute sind stechende Schmerzen; dies ist der Grund, durch den *Bryonia* dazu kommt, bei Pleuritis, Meningitis, Peritonitis, Perikarditis usw. solch ein königliches Heilmittel zu sein. Die dem Mittel entsprechenden subjektiven Symptome müssen sich dadurch vermindern und die objektiven müssen so gut wie sicher folgen. Nur ein Mittel kann gegen stechende Schmerzen *Bryonia* gleichkommen, nämlich *Kalium carbonicum.* (Stechende Schmerzen in der Brust werden hauptsächlich unter *Bryonia, Kalium carbonicum, Natrium muriaticum, Scilla* und *Mercurius vivus* gefunden.) Es besteht folgender Unterschied zwischen ihnen: die *Bryonia*-Stiche kommen oder verschlimmern sich bei der geringsten Bewegung, während die von *Kalium carbonicum* auftreten, ob sich der Patient bewegt oder nicht. (*Bryonia* $>$ durch Druck, *Kalium carbonicum* nicht.) Aber bei beiden Mitteln schreien die Patienten heftig auf vor Schmerzen. *Apis* hat Schmerzen, welche den Patienten heftig aufschreien lassen, aber es sind mehr stechende Schmerzen, wie von einem Bienenstich. Alle drei sind treffliche Mittel bei Ergüssen in seröse Höhlen, und man läßt jedem von ihnen *Sulfur* ebensogut vorangehen wie folgen.

Hier ist die passende Gelegenheit, um ein Wort über *Sulfur* als Zwischengabe zu sagen, wenn nämlich, wie wir es ausdrücken, „das scheinbar passende Mittel nicht wirkt". Einige würden Anstoß daran nehmen und fragen — und sie hätten ein Recht dazu —: wie steht es mit eurem „Similia" bei einer solchen Anwendung von *Sulfur*? Ich antworte: *Sulfur* ist ein Mittel von einem weiten Wirkungskreis und deckt solche Zustände und Symptome, welche die

Folge von Psora (schlechter Konstitution) sind, vollkommener als irgendein anderes Mittel. So deckt es sehr oft den durch Psora komplizierten Fall und heilt ihn entweder oder beseitigt die Komplikation, so daß die anderen Mittel wirken können. Aber merken Sie, *Sulfur* wird es nicht immer tun, und es sind andere antipsorische Mittel zu wählen. Es muß eben das Simillimum für den psorischen Zustand sein.

Bryonia steht bei Verdauungsstörungen neben *Nux vomica* und *Pulsatilla*. Alle drei Mittel haben ein Gefühl, als wenn ein Stein im Magen läge, *Bryonia* und *Nux vomica* mehr als *Pulsatilla*. *Bryonia* hat am meisten Durst, *Nux vomica* weniger und *Pulsatilla* wenig oder gar keinen. Alle haben schlechten Geschmack im Mund; *Bryonia* und *Pulsatilla* bitter, *Nux vomica* sauer. Alle haben Übelkeit und Erbrechen; *Bryonia* schlimmer durch Bewegung, so beim Aufstehen, *Nux vomica* nachmittags und nach Essen, *Pulsatilla* abends und ebenfalls nach Essen.

Die Magenstörungen von *Bryonia* kommen oft als Folge von Diätfehlern vor, besonders wenn warmes Wetter nach kaltem einsetzt; jene von *Nux vomica* durch fortgesetztes Überessen und Untätigkeit, von Arzneimittelmißbrauch, Kaffee, Tabak oder alkoholischen Getränken; *Pulsatilla* von zu üppigen Mahlzeiten, Backwerk, fetten Speisen, Eiscreme (im Übermaß): ein wenig Eiscreme tut dem *Pulsatilla*-Magen wohl, nur viel schadet.

Alle drei Mittel haben Anfälle von Diarrhöe, obgleich Verstopfung für *Bryonia* und *Nux vomica* höchst charakteristisch ist.

Bryonia-Diarrhöe ist schlimmer am Morgen, nach Bewegung und kommt oft infolge von Überhitzung im heißen Sommer vor. *Nux-vomica*-Diarrhöe kann ebenfalls am Morgen schlimmer sein, meistens wird sie durch Überessen hervorgerufen und kann einen ruhrartigen Charakter annehmen. Die *Pulsatilla*-Diarrhöe kommt aus den obenerwähnten Ursachen mehr nachts vor und ist von starkem Poltern in den Därmen begleitet.

Alle haben eine weiße, oft sehr stark belegte Zunge; doch wenn man die Ursachen dieser Magen- und Darmstörungen, Temperament und Modalitäten in Betracht zieht, so dürfte die Wahl des richtigen Mittels für jeden Fall nicht sehr schwierig sein.

Soweit es das Temperament betrifft, gleicht *Bryonia* der *Nux vomica,* aber *Bryonia* hat viel mehr von der „rheumatischen Diathese“. Beide geraten leicht in Erregung und Zorn und sind am häufigsten bei mageren Personen mit dunkler Gesichtsfarbe angezeigt. Beide werden im allgemeinen durch Bewegung verschlimmert, aber bei *Bryonia* ist dies viel mehr der Fall, während *Pulsatilla* wie *Rhus Toxicodendron* durch Bewegung gebessert wird.

Nun noch einige spezielle Indikationen für *Bryonia,* ehe wir sie verlassen:

Plötzliche Kopfschmerzen, als ob der Kopf zerspringen wollte, verschlimmert durch Bücken, Husten, Plätten, Öffnen oder Bewegen der Augen, Bewegung jeder Art, bei heißem Wetter. Übelkeit und Ohnmächtigwerden beim Aufstehen, gebessert durch Stilliegen.

Nasenbluten anstatt der Menses (vikariierende Menstruation), auch Blutspucken.

Mastitis, Brüste blaß, heiß, hart, schwer und schmerzhaft.

Unterdrückter Wochenfluß mit Kopfschmerz wie zum Zerspringen.

Zurücktreten der Milch, der Menses, der Masern oder des Scharlachausschlages, oder wenn alle diese nur langsam erscheinen; natürlich müssen noch andere *Bryonia*-Symptome vorhanden sein.

Häufiges Verlangen, einen tiefen Atemzug zu tun; muß die Lungen ausdehnen (*Cactus, Ignatia, Natrium sulfuricum*).

Trockner Husten, < nach Essen, bisweilen mit Erbrechen; < von Bewegen; < beim Eintritt aus der frischen Luft in ein warmes Zimmer (*Natrium carbonicum*).

Husten schmerzt in Kopf und Brust; hält sie mit den Händen (*Eupatorium perfoliatum, Natrium sulfuricum*).

Dies sind einige der besonderen Symptome, welche nicht unter eine allgemeine Rubrik eingereiht werden können und ausgezeichnete Leitsymptome für die Berücksichtigung von *Bryonia* sind, wenn sie sich mit den schon erwähnten allgemeineren Kennzeichen zusammen finden.

Die Schulmedizin weiß nicht, was sie durch Unkenntnis der Vorzüge dieses Mittels, die unsere Prüfungen und klinischen Anwendungen gezeigt haben, verloren hat; aber wir wissen, was wir gewonnen haben.

Antimonium crudum

Schwarzer Spießglanz

Dieses Mittel hat, wie die drei vorher besprochenen, eine starke Verwandtschaft zum Verdauungskanal. Sein Hauptkennzeichen ist eine dick belegte, weiße, sehr weiße, milchweiße Zunge.

Viele Mittel haben eine weiße Zunge, aber dieses eine steht allen voran. Es ist ebenfalls ein Hauptmagenmittel, und bei Störungen dieses Organs, die von Überessen herrühren, wo viel Übelkeit, Unbehagen und besonders die charakteristische Zunge vorhanden ist, hat man vor den drei bisher besprochenen Mitteln an dieses zu denken. Es kommt besonders bei frischen Magenstörungen in Betracht. Der Verdauungsprozeß stockt, das Aufstoßen schmeckt nach den Speisen, die der Patient aß, und der Leidende hat das Gefühl, daß er sich übergeben muß, ehe er eine Erleichterung erwarten kann. In solchen Fällen wird eine Gabe *Antimonium crudum,* auf die Zunge genommen, oft die Verdauungstätigkeit in Ordnung bringen, das Brechen verhindern und alle weiteren Beschwerden heben.

Diarrhöe kann oft auf diese Diätfehler folgen, besonders während der heißen Sommerzeit, und es besteht dann eine Eigentümlichkeit der Stühle darin, daß sie teils fest und teils flüssig sind, was beweist, daß die Verdauung in der ganzen Länge des Kanals nur eine teilweise war. *Antimonium crudum* und *Bryonia* streiten sich in Fällen von Sommerdiarrhöen um die Wahl; die Entscheidung muß unter Berücksichtigung aller Symptome getroffen werden.

Es gibt eine Form von Diarrhöe, welche mit Verstopfung abwechselt und die am häufigsten bei alten Leuten gefunden wird, wo *Antimonium crudum* das einzige Mittel ist. Ferner ist es besonders eins der besten Mittel gegen Schleimhämorrhoiden, bei denen das fortwährende Heraussickern von Schleim, der die Wäsche beschmutzt, für den Patienten sehr unangenehm ist.

Es gibt einige Gemütssymptome, die sehr eigentümlich sind: „die größte Traurigkeit und jammervolle Stimmung mit intermittierendem Fieber“, ferner „sentimentale Stimmung bei Mondschein, ekstatische Liebe“, und dann „das Kind verträgt es nicht, berührt oder angesehen zu werden“.

Über die beiden ersten Symptome kann ich aus Erfahrung oder Beobachtung nichts sagen, jedoch von dem letzten, daß es ein Juwel ist.

Oft bin ich bei gastrischem oder remittierendem Fieber, für die *Antimonium crudum* ein ausgezeichnetes Mittel ist, bloß durch diesen Gemütszustand zu seiner Anwendung geführt worden. Das Kind ist ärgerlich, will aber nicht wie bei *Chamomilla* herumgetragen und beruhigt werden, sondern wird bei jeder geringsten Beachtung schreien und weinen oder aufgebracht sein. Ein anderer Umstand, den ich in vielen dieser Fälle beobachtet habe, ist der, daß das Fieber nachts höher steigt und von großem Durst begleitet ist; die weiße Zunge ist fast immer vorhanden. Solche Kinder haben, selbst wenn sie sonst wohlauf sind, oft „wunde, aufgesprungene und schorfige Nasenlöcher und Mundwinkel".

Bei manchen Menschen findet sich ein eigentümlicher konstitutioneller Zustand, welcher dieses Mittel erfordert. Er äußert sich an den Extremitäten. Die Fingernägel wachsen gespalten, mit hornartigen Auswüchsen (*Silicea:* Nägel an Fingern und Zehen verkrüppelt; *Graphites:* Nägel werden dick, verkrüppelt; *Thuja:* Nägel spröde, bröcklig, verunstaltet), und wenn ein Nagel zufällig verletzt wird oder splittert, so heilt er nicht gehörig wieder, sondern wächst aus der Form. Ferner sind die Fußnägel spröde, kommen aus der Form oder verschrumpfen und wachsen überhaupt nicht. Die Füße sind auf den Sohlen mit Hühneraugen und Schwielen bedeckt, die sehr empfindlich sind; kann infolge dieser Empfindlichkeit kaum gehen. Einige der schlimmsten Fälle von chronischem Rheumatismus sind durch dieses Mittel geheilt worden, auf welches man durch die außerordentliche Empfindlichkeit der Sohlen gelenkt wurde. (*Baryum:* Sohlen werden wund durch Fußschweiß; *Pulsatilla:* Sohlen schmerzen und sind empfindlich; *Ledum:* Fersen und Sohlen sind beim Gehen empfindlich; *Medorrhinum:* kann nicht gehen, muß auf den Knien rutschen; *Lycopodium:* Sohlen geschwollen und schmerzhaft.) Hornige Auswüchse irgendwo auf der Haut lassen an *Antimonium crudum* denken.

Das Mittel ist am häufigsten am Anfang und am Ende des Lebens angezeigt, bei Kindern und bei alten Leuten.

Nun die eigentümlichen Modalitäten, welche besonders erwähnt zu werden verdienen. Erstens: Die Beschwerden werden oft durch Hitze und besonders durch Sonnenhitze hervorgerufen oder verschlimmert (*Bryonia, Glonoinum, Gelsemium, Natrium carbonicum*). Der Patient fühlt sich während warmen Wetters erschöpft; die Magenbeschwerden, wie Übelkeit, Erbrechen und Diarrhöe, stellen sich ein oder werden schlimmer; der Husten wird schlimmer, aber auch, wie bei *Bryonia,* schlimmer beim Eintritt in ein warmes Zimmer aus kalter Luft. Diese Leiden werden hauptsächlich von Sonnenschein verschlimmert (übrigens auch von strahlender Feuerhitze), so daß *Antimonium crudum* eine wichtige Stelle unter den Mitteln gegen die Schädigungen durch heißes Wetter einnimmt. Zweitens: Kaltbaden verschlimmert oder verursacht Beschwerden (*Rhus Toxicodendron, Sulfur*). „Kinder weinen, wenn sie in kaltem Wasser gewaschen oder gebadet werden"; kaltes Baden verursacht Kopfschmerz, Schnupfen, Magenkatarrh, Diarrhöe, Unterdrückung der Menses, Zahnschmerz usw. Wenn nun ein längst bestehender Fall vorkommt, bei dem der Patient den Anfang der Beschwerden dem Schwimmengehen oder In-das-Wasser-Fallen zuschreibt, so denken wir an *Antimonium crudum* und suchen nach weiteren Indikationen für dieses Mittel.

Dann noch einige verstreute Symptome, die ihr Mittel in *Antimonium crudum* gefunden haben: Kopiöse Blutung aus den Därmen mit festen Faeces vermengt; chronische Rötung der Augenlider; Zahnschmerzen von hohlen Zähnen, schlimmer nachts; Magenbeschwerden nach Saurem, saurem Wein, Essig usw.

Mercurius

Mercurius = *Mercurius solubilis Hahnemanni;* Hahnemannsches Quecksilber

Wie bei *Antimonium crudum,* so wird auch bei *Mercurius* das Leitsymptom im Munde beobachtet oder, wie ich lieber sagen möchte, die Leitsymptome; denn das Zahnfleisch ist geschwollen, schwammig, zuweilen blutend; die Zunge ist ebenfalls geschwollen, schlaff, zeigt die Eindrücke der Zähne (*Arsenicum, Chelidonium, Podophyllum, Rhus Toxicodendron* und *Stramonium*), gewöhnlich feucht, trotzdem mit heftigem

Durst; der ganze Mund ist feucht, mit Speichelfluß, der wie Seifenschmiere oder zähe ist, und der Geruch aus dem Mund ist sehr widerlich; Sie können ihn durch das ganze Zimmer riechen. Kein Mittel hat diesen Zustand in gleichem Grade; er findet sich bei vielen Leiden, und wenn eine Bestätigung der Wahrheit des „Similia" verlangt würde, so sollte die Heilkraft des *Mercurius* in den Fällen, wo er durch diese Symptome indiziert ist, befriedigen. Durch diese Symptome geleitet, habe ich meinen Patienten oft große Linderung verschafft und durch glänzende Kuren eines qualvollen Leidens, der Angina, das Vertrauen zur Homöopathie bestärkt. Natürlich kommen zu den obigen Symptomen stark angeschwollene Mandeln, die oft anscheinend an der Grenze der Eiterung stehen. Gerade hier lassen Sie mich davor warnen, *Mercurius* zu tief zu geben, denn wenn Sie es tun, wird es die Eiterung beschleunigen, anstatt sie zu vereiteln. Wenn jemand der Wirksamkeit sehr hoher Potenzen skeptisch gegenübersteht, so fordere ich ihn zu einem Versuch gerade in einem solchen Falle auf. Geben Sie eine einzige Gabe trocken auf die Zunge, oder wenn Sie den Anschein erwecken müssen, mehr zu tun, so lösen Sie ein Pulver in vier Eßlöffeln Wasser und geben Sie es in halbstündlichen Gaben. Dann warten Sie. Ich habe es viele Male versucht und bin überzeugt. Wenn der Patient das andere gewichtige Symptom von *Mercurius* hat, nämlich profusen Schweiß ohne Linderung des Leidens, so ist der Erfolg doppelt sicher. („Schweiß lindert" haben *Arsenicum, Natrium muriaticum, Psorinum.*)

Ich wünsche gerade hier, da es vielleicht die geeignetste Stelle ist, zu bestreiten, daß ich ein ausschließlicher Hochpotenzler bin. Die Gabenfrage ist und muß, glaube ich, eine offene bleiben, solange verschiedene Grade von Empfindlichkeit bei verschiedenen Krankheiten und Personen beobachtet werden. Ich habe so empfindliche *Aconitum*- und *Belladonna*-Temperamente gekannt, daß sie das Mittel nur in hohen und höchsten Potenzen nehmen konnten und dann nur in einzelnen Gaben mit langen Pausen. Warum sollte man das für unglaublich halten? Carpenter berichtet in seiner Physiologie von einer Person, die so empfindlich gegen *Mercurius* war, daß sie Speichelfluß bekam, wenn sie neben ihrem Manne schlief, der *Mercurius* genommen hatte. Ich habe die ganze Skala durchprobiert und weiß, daß sowohl hohe als niedere Potenzen in gewissen Fällen wirksam sind. Am meisten jedoch hat mich die Wirkung der hohen und höchsten Potenzen überzeugt. Das ist meine Meinung. Sie mögen anderer Ansicht sein, das ist Ihnen unbenommen.

Die Fiebersymptome von *Mercurius* sind bemerkenswert, besonders bei den Schweißen. Nach meiner Beobachtung ist auch der Frost eigenartig. Es ist kein Schüttelfrost, sondern es ist nur ein heraufsteigendes Frösteln. Oft, wenn dieses gespürt wird, ist es das erste Symptom einer Erkältung, und kümmert man sich nicht darum, so kann ein Schnupfen, Halsschmerz, Bronchitis oder selbst Lungenentzündung folgen; wird jedoch zeitig eine Gabe *Mercurius* genommen, so kann man allen solchen Beschwerden vorbeugen. Dieses Frostgefühl wird am häufigsten abends empfunden und steigert sich in der Nacht, wenn es nicht durch *Mercurius* gehoben wird. Es wechselt auch mit Hitzewallungen, wie *Arsenicum*. Es wird oft an einzelnen Stellen empfunden. Dann wird es auch bei Abszessen empfunden als Vorbote der Eiterbildung. Wenn sich schon reichlich Eiter gebildet hat, so ist das einzige, was *Mercurius* tun kann, seine Entleerung zu beschleunigen. Ist jedoch nur wenig oder gar keine Eiterbildung vorhanden, so wird oft eine Gabe von *Mercurius* in Hochpotenz die Bildung verhindern und ein profuser Schweiß mit Abnahme der Geschwulst und rasche Heilung der Krankheit folgen.

Nun aber die Schweiße. Sie sind sehr profus und verschaffen keine Linderung, wie es die Schweiße der entzündlichen Krankheiten gewöhnlich tun, sondern im Gegenteil, die Beschwerden nehmen mit dem Schweiß zu (*Tilia*). In welchen Krankheiten wird dieser Zustand beobachtet? Er kann fast bei jeder Krankheit gefunden werden: bei Halsschmerz, Bronchitis, Lungenentzündung, Pleuritis, Bauchfellentzündung, Abszessen, Rheumatismus und bei vielen anderen. Kurz: in jeder Krankheit, bei welcher dieses profuse und beständige Schwitzen vorhanden ist, ist *Mercurius* das erste Mittel, an welches man zu denken hat.

Schlimmer nachts und besonders in der Bettwärme ist ein anderes sicheres Kennzeichen von *Mercurius* (*Ledum palustre*). Es gibt eine lange Reihe von Mitteln, die Verschlimmerung nachts haben, aber nicht so viele durch Bettwärme. Ich habe viele Hautkrankheiten von verschiedenen Namen, durch diese Modalität geleitet, geheilt. Die Drüsen und Knochen werden von diesem Mittel stark beeinflußt. Die Drüsenanschwellungen sind kalt, neigen zu Eiterung und haben das vorher erwähnte Frostgefühl. Auch sie zeigen ebenso wie Knochenschmerzen bei Exostosen und Karies nächtliche Verschlimmerung durch Bettwärme.

Die Schleimhäute sind überall affiziert, ihre Ausflüsse sind zuerst dünn und wundmachend, vom Nasenkatarrh an bis zu den diarrhoischen oder dysenterischen Entleerungen. Später werden sie dicker und milde wie die *Pulsatilla*-Ausflüsse. Diese werden nachts ebenfalls schlimmer, selbst bei Leukorrhöe.

Hahnemann stellte *Mercurius* an erste Stelle gegen Syphilis, wie er es mit *Sulfur* gegen Psora und mit *Thuja* gegen Sykosis tat, und zweifellos mit Recht, denn *Mercurius* mit seinen verschiedenen Formen deckt symptomatologisch mehr Fälle dieser Krankheit als irgendein anderes Mittel; jedoch muß daran erinnert werden, daß *Mercurius* ebensowenig ein Universalheilmittel für Syphilis ist wie *Sulfur* für Psora und *Thuja* für Sykosis, sonst würde Similia similibus nicht zu Recht bestehen. Der vorliegende Fall muß *Mercurius* ähnlich sein, sonst ist das Mittel nicht „darin", sondern es ist irgendein anderes Mittel. Die Erfahrung bestätigt dies vollauf und beweist die Wahrheit des Gesetzes „Similia similibus".

Mercurius (sublimatus) corrosivus

Quecksilberchlorid

Da wir bei Merkur sind, können wir auch die verschiedenen Verbindungen dieses Stoffes erwähnen. *Mercurius solubilis* und *vivus* sind fast so gleich, daß bei denselben Indikationen einige das eine, einige das andere Präparat gebrauchen. Von einigen wird behauptet, *vivus* passe besser für Männer und *solubilis* für Frauen. Ich habe das nicht finden können, doch meine ich, daß *M. solubilis* besser bei Hautkrankheiten wirkt. Von *Mercurius corrosivus* ist anzuführen, daß es bei Tenesmus des Rectums vor allen anderen Mitteln den Vorrang hat. Dieser Tenesmus ist beständig. Stuhlentleerung lindert ihn nicht, und hierdurch unterscheidet er sich von *Nux vomica* bei Dysenterie. Er hat auch heftigen Tenesmus der Blase und kann hier mit *Cantharis, Capsicum* und *Nux vomica,* besonders bei Dysenterie, konkurrieren. Die Wahl muß durch die übrigen Symptome entschieden werden.

Dieser heftige Tenesmus kann im Rectum beginnen und sich nach der Blase ausdehnen oder umgekehrt.

Mercurius corrosivus ist ein sehr wirksames Mittel bei Gonorrhöe im zweiten Stadium, wenn der grünliche Ausfluß anfängt und das Brennen und der Tenesmus fortdauert. Er scheint einigen Ruf bei der Brightschen Krankheit erlangt zu haben. Ich habe mit ihm hierin keine Erfahrung, glaube aber wohl, daß er dabei nützen kann. falls er durch die Symptome angezeigt ist.

Er scheint nach dem Zeugnis anderer ein brauchbares Mittel bei katarrhalischen Affektionen der Augen und der Nase zu sein. Auch hierfür kann ich kein Zeugnis ablegen, möchte aber nicht etwa deshalb Zweifel daran hegen. Ich wünsche nicht meine eigenen Erfahrungen denen anderer voranzustellen. Wir sind Mitarbeiter. Trage jeder das Seine zu dem allgemeinen Bestand der medizinischen Wissenschaft bei, damit jedermann unbehindert nach Bedarf daraus schöpfen kann!

Mercurius cyanatus

Quecksilbercyanid

Dr. Beck in Monthey in der Schweiz (glaube ich) machte zuerst auf den großen Wert dieses Mittels bei der so sehr gefürchteten Diphtherie aufmerksam. von Villers behauptete, erstaunliche Erfolge damit in Deutschland gehabt zu haben, indem er (wenn ich mich recht erinnere) nur zwei Prozent der damit behandelten Fälle verlor. Er empfahl die 30. Potenz; andere haben die 6. angewendet und nehmen gleich gute Resultate für sich in Anspruch. Es gibt, soweit ich finden kann, keine sehr deutlichen, charakteristischen Symptome für seine Wahl. Es scheint seine Wirkung auf die ganze Mundhöhle zu erstrecken. Dr. T. F. Allen veröffentlichte eine gute Kur damit und behauptet, daß er dieses Merkurpräparat wegen der außerordentlichen Entkräftung gab; er schreibt die Wirkung dem Cyan in ihm zu. Das scheint einleuchtend. Allein ich meine, wir müssen weiter forschen, um seine wahren Kennzeichen herauszubringen. Es gibt einen chronischen Zustand des Halses, bei welchem ich das Mittel sehr wirksam gefunden habe, und zwar bei Rednern. Im Halse besteht ein rohes, wundes Gefühl, und bei der Untersuchung zeigen die Schleimhäute ein schwer geschädigtes Aussehen wie vor geschwürigem Zerfall. Sie sind nicht granuliert, erscheinen jedoch stellenweise roh, wie von Epithel entblößt. Ich vergaß zu bemerken, daß das Sprechen den Patienten schmerzt und auch Heiserkeit besteht. Das ist alles, was ich von diesem Mittel weiß, aber ich glaube, daß es wohl wert ist, geprüft und studiert zu werden.

Mercurius jodatus flavus

Gelbes Quecksilberjodür

ist ein Präparat, das ein sehr zuverlässiges und hervorragendes Symptom hat, nämlich: „Zunge dick belegt, an der Basis gelb." Die Spitze und die Ränder können rot oder blaß sein und Eindrücke der Zähne zeigen, wie bei den anderen Merkurpräparaten. Natürlich haben andere Mittel ebenfalls eine an der Basis gelb belegte Zunge, wie *Kalium bichromicum, Natrium phosphoricum* und *Chelidonium,* so daß dieses Symptom nicht ausschließlich *Mercurius jodatus flavus* anzeigen würde, jedoch meine ich, zuversichtlich sagen zu können, daß dieses Mittel es im höchsten Grade hat.

Bei für *Mercurius jodatus flavus* passenden Fällen von Diphtherie beginnt die Anschwellung im Hals und die Bildung von Häuten auf der rechten Seite, wie bei *Lycopodium,* und gewöhnlich sind stinkender Atem und die welke Zunge, welche Zahneindrücke zeigt, vorhanden. Haben Sie nun den dicken, gelben Belag an der Zungenbasis, so brauchen Sie nicht zu zaudern, das Mittel zu verordnen. In bezug auf die Dosis habe ich gute Resultate von der 3. Verreibung bis zur C. M. (100 000.) Potenz gesehen. Für meine Person ziehe ich hohe Potenzen vor und habe reichliche Gelegenheit gehabt, all die verschiedenen Potenzen zu prüfen. Wenn Sie so voreingenommen sind, daß Sie nichts über der 12. geben können, weil Sie unter dem Mikroskop das Mittel nicht zu entdecken vermögen, geben Sie es nicht zu lange; lassen Sie es bei einigen Gaben bewenden und geben Sie den Reaktionskräften Gelegenheit zur Auswirkung.

Diphtherie ist jedoch nicht die einzige Krankheit, bei welcher die gelbe Zungenbasis eine Anzeige für den Gebrauch dieses Mittels ist. Magen- und Leberstörungen rufen auf der Zunge oft dieselbe Erscheinung hervor. Es ist auch ein gutes Mittel bei Hunterschem Schanker, und seiner richtigen Anwendung folgen keine sekundären Symptome nach. Hier muß es hoch gegeben werden.

China

Stammpflanze: *Cinchona succirubra;* Chinarinde

Dieses Mittel wird von beiden Schulen in der Medizin gegen Schwächezustände und große Hinfälligkeit gebraucht. Die Schulmedizin verschreibt es, wie sie es immer tut, aus allgemeinen Grundsätzen gegen alle Fälle von Entkräftung als Tonikum. Der Homöopathie blieb es vorbehalten, ihm hier die richtige Stelle anzuweisen. Hahnemann sagt: „Schwäche und andere Beschwerden nach Verlust von Blut oder anderen Säften, wie Milch, Speichel, Ausfluß, Samen usw.“ Ich möchte hinzufügen: durch starke Eiterungen und lange anhaltende Diarrhöe. Wenn die Entleerung plötzlich erfolgte, wie durch einen Blutsturz aus der Gebärmutter, den Lungen, den Därmen oder der Nase, kann Ohnmacht, Verlust des Sehvermögens, Klingen in den Ohren usw. eintreten. Bei diesem Stand der Dinge haben wir in *China* einen „wirklichen Freund“, und es sollte in häufig wiederholten, nicht zu tiefen Potenzen gegeben werden, bis die Reaktion eintritt, dann in längeren Zeitabständen, wie es die Umstände erfordern. Wenn die Schwäche die Folge eines langsamen und lange fortgesetzten zehrenden Einflusses ist, müssen die Symptome, die es indizieren, in der Materia medica gesucht werden. Unser Raum verbietet, sie hier aufzuführen, jedoch sind die hervorragendsten unter ihnen: blasses, gelbliches Gesicht, eingesunkene Augen mit dunklen Ringen, klopfende Kopfschmerzen, Nachtschweiße, leichtes Schwitzen nach der geringsten Bewegung oder Anstrengung. Wenn ein Patient in sehr entkräftetem Zustand zu uns kommt, so ist es immer gut, an *China* zu denken und sorgfältig nach der schwächenden Ursache zu forschen; denn wenn es eine Frau ist, kann sie an sehr profusem Weißfluß leiden, den sie aus Schamgefühl nicht erwähnen will, oder ein junger oder gar verheirateter Mann kann an Samenverlusten leiden, worüber er nicht sprechen würde, ohne dazu ermutigt zu sein.

Ferner hat dieses Mittel sein Anwendungsgebiet bei Störungen des Verdauungskanals. Es hat Appetitverlust, doch ist Heißhunger charakteristischer. Es ist ein wichtiges Mittel bei Flatulenz, und man hat oft die Wahl zwischen ihm, *Carbo vegetabilis* und *Lycopodium.* H. N. Guernsey drückt es ziemlich richtig mit diesen Worten aus: „Unbehagliche Auftreibung des Bauches mit dem Verlangen aufzustoßen, oder ein Gefühl, als wenn der Bauch vollgepackt wäre, durch Aufstoßen nicht im geringsten erleichtert.“ Solche Patienten leiden an langsamer Verdauung und an Zuständen, daß es ihnen scheint, als wenn alle Nahrung zu Gas würde. Sie fühlen sich so voll und beklemmt, daß sie kaum atmen können, und doch werden sie zur Essenszeit hungrig.

Daß der Verdauungsprozeß ernstlich beeinträchtigt ist, zeigt die Neigung zur Diarrhöe, besonders nach Obstgenuß. Die Entleerungen sind wäßrig, gelb, bräunlich oder hell gefärbt und unverdaut und, was bei anderen Mitteln gewöhnlich nicht der Fall ist, sie sind schmerzlos. Die Stühle sind von starkem Blähungsabgang begleitet (*Calcium phosphoricum*). Dies steht in Übereinstimmung mit dem allgemeinen Blähungszustand der Därme. Dieser Zustand des Abdomens mit begleitender Diarrhöe wird oft bei Kindern beobachtet, die schwach und blaß sind, mit dunklen Ringen unter den Augen. Hier ist *China* das Mittel, nicht *Cina* nach der Würmertheorie, und es ist erstaunlich, in wie kurzer Zeit Besserung erfolgt.

Nun zu *China* als Mittel gegen periodisch auftretende Erscheinungen. Sein weitverbreiteter Gebrauch durch die alte Schule und auch bei den Laien als Universalmittel bei allen sog. Malariakrankheiten ist ein Fluch der Menschheit. Daß es ein wichtiges Mittel gegen periodische Affektionen, wenn durch die Symptome angezeigt ist, ob sie von Malaria stammen oder nicht, ist richtig. Dasselbe gilt von *Eupatorium perfoliatum, Ipecacuanha, Natrium muriaticum,*

Arsenicum album und einem Heer anderer Mittel. Affektionen, die, ohne gerade Malaria zu sein, einen Tag um den anderen schlimmer werden, sollten die Aufmerksamkeit auf *China* lenken.

Ich erinnere mich an einen schlimmen Fall von entzündlichem Rheumatismus, der von einem eklektischen Arzt mit örtlichen Anwendungen behandelt worden war, bis die Krankheit nach dem Herzen getrieben worden war, und den ich durch *China* schnell besserte, zu deren Wahl ich durch die einen Tag um den anderen eintretende Verschlimmerung der Symptome geleitet wurde. Natürlich waren noch andere Indikationen für das Mittel vorhanden, aber dieses war der Schlüssel zur Lösung des Falles.

Diejenigen, welche sich auf *China* und seine Alkaloïde als Allheilmittel gegen Intermittens verlassen, werden überall auf ihrem Wege Enttäuschungen erleben; denn während es vielfach Anfälle zu unterdrücken vermag, wohnt ihm doch in verhältnismäßig wenigen Fällen die Kraft inne zu heilen. Wie oft habe ich einen wieder und wieder damit unterdrückten Fall ebensooft während $1^1/_2$ Jahren zurückkehren sehen, den ich mit einer einzigen Verordnung von *Eupatorium perfoliatum, Natrium muriaticum* oder *Arsenicum album* heilte. Bei all seinen gerühmten Wirkungen gegen Malariaaffektionen, besonders Wechselfieber, sind die Indikationen für seine Anwendung nicht so klargelegt wie für viele andere Mittel.

Ich hatte einmal drei Fälle von Wechselfieber in einer Familie, die in demselben Hause und denselben Einflüssen ausgesetzt lebten. *Chinin* versagte bei jedem von ihnen, und für jeden Fall war ein anderes, nach den Symptomen des homöopathischen Heilgesetzes indiziertes Mittel erforderlich, welches prompt heilte. Die betreffenden Mittel waren *Eupatorium perfoliatum, Ignatia* und *Capsicum.* Nun, ein guter Homöopath kann Ihnen die Leitsymptome dieser drei Mittel nennen. Das ist Wissenschaft.

Welches sind nun die besten Mittel für das, was *Chinin*-Kachexie genannt wird? Hier, wie immer, müssen wir antworten: das jeweils indizierte. *Ipecacuanha, Arsenicum, Natrium muriaticum, Pulsatilla* und *Ferrum* sind oft indiziert, aber sie decken ebensowenig alle Fälle, wie *Hepar sulfuris, Acidum nitricum* oder *Kalium jodatum* alle Fälle von chronischen Merkurialvergiftungen. Es ist Unsinn — schlimmer als Unsinn —, es ist Rückfall in die Methode der alten

Schule, zu sagen: ich gab *Nux vomica,* weil der Patient Pfefferminztee genommen hatte, oder *Pulsatilla* gegen *Chinin,* oder *Kalium jodatum* gegen *Mercurius.* Wir verordnen *Aconitum* nicht, weil der Patient Fieber hat (die alte Schule tut es), sondern weil der Patient mit dem Fieber andere Symptome hat, welche uns in den Stand setzen, zwischen *Aconitum* und vielen anderen Mitteln, die ebenfalls Fieber haben, zu wählen, und dies mit Ausschluß aller übrigen. Das ist wiederum Wissenschaft.

China ist eins der besten Mittel bei chronischen Leberleiden. Es besteht Schmerz im rechten Hypochondrium; die Leber kann oft unter den Rippen angeschwollen und hart gefühlt werden und ist empfindlich gegen Berührung. Die Haut und die Sklera sind gelb, der Urin ist dunkel gefärbt, die Stühle wegen Mangel der gehörigen Gallenabsonderung hell. Wenn wir nun zu all diesem die für dieses Mittel so charakteristischen Bauchsymptome zum Teil oder alle haben, wird *China* ausgezeichnete Dienste leisten. Es ist gleich gut bei Milzleiden, welche den Milzbeschwerden nach *Chinin*-Mißbrauch genau gleichen. Ich habe gefunden, daß bei diesen Leiden die 200. bessere Dienste tut als tiefere Potenzen.

Ich möchte zu dem, was schon über *China* bei Hämorrhagien gesagt worden ist, noch hinzufügen, daß die Blutungen aus jeder Öffnung des Körpers kommen können. *Carbo vegetabilis, Ferrum, Crotalus horridus, Phosphorus* und *Acidum sulfuricum* sind hier ebenfalls zu beachten.

China hat außerordentliche Empfindlichkeit des Nervensystems. Die Spezialsinne scheinen zu scharf, der Geist ist unangenehm affiziert, und nichts ist für dieses Mittel charakteristischer als die außerordentliche Empfindlichkeit gegen Berührung (*Asa foetida, Hepar sulfuris* und *Lachesis*). Es affiziert die Haut am ganzen Körper, selbst die Haare tun weh (wie die Patienten sagen), weil beim Bewegen der Haare die empfindliche Kopfhaut schmerzt, und bei alledem ist es eine eigentümliche Sache, daß, während die leichteste Berührung die Schmerzen an der erkrankten Stelle bis zum äußersten Grade steigert, starker Druck lindert. Das scheint unmöglich, ist aber nichtsdestoweniger wahr. Die Empfindlichkeit ist so groß, daß ein die Stelle treffender Luftzug heftige Beschwerden verursachen kann.

Plumbum hat ebenfalls diese äußerste Überempfindlichkeit, und ich heilte einmal einen sehr hartnäckigen Fall von postdiphtherischer Lähmung, wobei ich zu seiner Verordnung durch dieses Symptom geleitet wurde. *Capsicum* hat sie auch. Der Patient kann deswegen das Rasieren kaum ertragen.

Carbo vegetabilis

Holzkohle

Bei unseren Bemerkungen über *China* sagten wir, daß bei bestehender Flatulenz die Wahl oft zwischen *China, Carbo vegetabilis* und *Lycopodium* liegt. *Carbo vegetabilis* steht neben *China* bei Schwächezuständen. Die Schwäche von *Carbo vegetabilis* wird von keinem anderen Mittel übertroffen. Dieses Mittel bildet mit *Arsenicum* und *Acidum muriaticum* ein Trio, welches nach den bekannten Indikationen manchen Patienten dem Rachen des Todes entrissen hat. Das Symptombild von *Carbo vegetabilis:* Lebenskräfte fast erschöpft, Außenseite des Körpers kalt, besonders von den Knien bis zu den Füßen, liegt reglos, wie tot, da; Atem kalt, Puls aussetzend, fadenförmig, kalter Schweiß an den Gliedern. Dies ist wahrlich ein hoffnungsloser Zustand. Dann kommt zu diesen Symptomen hinzu: Stagnation des Blutes in den Kapillaren, bläuliches Aussehen, Kälte und Ekchymosen (Hautblutungen) verursachend; Patient ist so schwach, daß er nicht atmen kann, ohne daß ihm fortwährend Luft zugefächelt wird. Keucht: „Luft! Luft!“ *Carbo vegetabilis* hat solche Fälle gerettet. Dies ist das Bild eines Typhusfalles, und in einem Fall sahen wir noch Blutung von dunklem, zersetztem, ungeronnenem Blut hinzutreten: Patient konnte wegen des zusammengebrochenen Zustandes nichts genießen, das Blut sickerte aus dem Zahnfleisch und aus den Nasenlöchern, dabei eine unbeschreibliche Blässe, nicht nur des hippokratischen Gesichtes, sondern auch des ganzen Körpers; dennoch stellte *Carbo vegetabilis* die Gesundheit wieder her, und noch dazu bei einer bejahrten Frau. Ich habe hier, so wahrheitsgetreu wie ich vermag, die erstaunliche Wirkung dieses Mittels in einem solch hoffnungslosen Fall geschildert. Natürlich kann kein

Mittel Tote erwecken, und seien die Indikationen bei dem Sterbenden noch so deutlich, aber kein Mittel kommt dem näher als *Carbo*. Die Schulmedizin weiß jedoch wenig oder nichts darüber, und wird niemals etwas davon wissen, solange sie sich nicht zu seiner Anwendung in homöopathischer Form und nach homöopathischen Indikationen verstehen wird.

Der Wirkungskreis dieses Mittels ist keineswegs auf Zustände von Schwäche bei akuten Krankheiten beschränkt. Um eine Vorstellung von seinem Gebrauch, wenn er durch Symptome bei chronischen Leiden angezeigt ist, zu geben, kann ich nichts Besseres tun, als Henry N. Guernsey zitieren: „Keine richtigere Bemerkung wurde jemals geschrieben, als daß *Carbo vegetabilis* besonders für kachektische Individuen paßt, deren Lebenskräfte geschwächt worden sind. Diese Bemerkung wird besonders verständlich, wenn man sie im Licht jener Fälle betrachtet, bei denen die Krankheit durch den schwächenden Einfluß irgendeiner früheren Störung im Körpersystem eingewurzelt zu sein scheint (*Psorinum*). So z. B. sagt uns der Patient, daß, seitdem er in der Kindheit Keuchhusten gehabt habe, er an Asthma leide; er hat Verdauungsstörungen seit einem Trinkgelage, das vor einigen Jahren stattfand; er ist niemals wohl gewesen seit der Zeit, wo er sich schwer überanstrengt hatte (*Rhus Toxicodendron, Calcium carbonicum*); die Anstrengung selbst scheint nicht der Grund zu sein, aber seine jetzigen Beschwerden sind alle erschienen, seitdem sie stattfand; er erlitt vor einigen Jahren eine Verletzung, von welcher jetzt keine Spur mehr sichtbar ist, und dennoch leitet er seine jetzigen Beschwerden von der Zeit her, als sich der Unfall zutrug; oder weiter: er ist feuchter, heißer Luft ausgesetzt gewesen, und seine jetzigen Beschwerden sind die Folge davon. Der Arzt wird gut tun, in ähnlichen Fällen, die zahlreich sind und sehr ungleichartige Erscheinungen darbieten können, an *Carbo vegetabilis* zu denken, und da diese Umstände auf *Carbo vegetabilis* hinweisen, wird es sich aller Wahrscheinlichkeit nach als das passende Mittel erweisen, was dazu dienen wird, die Übereinstimmung der übrigen Symptome des Falles mit dem des Mittels zu bestätigen.“ Dieses Zitat stammt aus der Feder eines unserer besten Praktiker, und ich glaube, ich tue recht daran, es ganz wiederzugeben.

Dieses Mittel scheint auf die ganzen Verdauungswege in hohem Grade einzuwirken und den oben geschilderten heruntergekommenen und geschwächten Zustand hervorzurufen. Das Zahnfleisch entartet, wird schwammig, blutet beim Berühren oder daran Saugen oder schiebt sich von den Zähnen zurück und ist sehr empfindlich oder wund beim Kauen, selbst schon beim starken Zusammendrücken der Zähne. Der Magen wird ebenfalls schwach. Säure und Sodbrennen sind häufig, die einfachste Nahrung bekommt schlecht, besonders fette Speisen. Hier ist *Carbo vegetabilis* erfolgreich, wenn *Pulsatilla* versagt.

Den bemerkenswertesten und wertvollsten Dienst leistet dieses Mittel durch seine Eigenschaft, Beschwerden von übermäßigen Blähungen im Magen zu lindern. „Starke Anhäufung von Blähungen im Magen." „Der Magen ist voll und gespannt von Gasen." Heftiger Magenschmerz mit Gasauftreibung, schlimmer besonders beim Niederlegen, sollte immer die Aufmerksamkeit auf dieses Mittel lenken. All dies kann bei verschiedenen Leiden vorkommen, die sich von einer einfachen Verdauungsstörung bis zu unheilbarem Magenkrebs erstrecken. Für letzteren Fall und selbst für nicht so schwere Fälle könnten wir hinzugefügt haben: Brennen im Magen. Diese Flatulenz entwickelt sich auch im Bauche, aber in den *Carbo-vegetabilis*-Fällen ist sie im oberen Teil am lästigsten; sie kann sich jedoch derart verbreiten, daß allgemeiner Meteorismus entsteht, hauptsächlich bei Typhus, Dysenterie usw.

Am Kehlkopf verursacht und heilt es starke Heiserkeit, welche charakteristisch schlimmer in der feuchten Luft ist, hauptsächlich abends. Sie kann auch am Morgen sehr schlimm sein (wenn die Luft feucht ist), aber für diese Morgenheiserkeit paßt öfter *Causticum*. Dieser Zustand kann sich ausbreiten und heftiger werden, bis er die Bronchien erreicht. Dies ist besonders bei älteren Leuten mit erschöpfter Konstitution der Fall, wo das venöse System vorherrscht. Es ist ein vortreffliches Mittel gegen Bronchialkatarrh und Asthma alter Leute in sehr hoffnungslosen Fällen, wo der Patient dem Tode nahe scheint. Hier ist manchmal die Wahl zwischen diesem Mittel und *China* zu treffen.

In der Brust besteht zuweilen „Brennen wie von glühender Kohle" und ferner „schwach, Ermüdungsgefühl in der Brust", wobei man in der Wahl zwischen *Carbo vegetabilis, Acidum phos-*

phoricum, Stannum und *Sulfur* schwanken kann. Es hat sich in hoffnungslosen Fällen von Pneumonie als sehr wirksames Mittel erwiesen und kommt ganz selbstverständlich an die Reihe, sofern *Tartarus emeticus* die Lungen des Patienten nicht von den großen Mengen lockeren Schleimes zu befreien vermochte und Cyanose und Lähmung aus Schwäche drohen. Seine Sputa pflegen übelriechend zu sein, mit kaltem Schweiß und Atem und dem charakteristischen Zustand, der das Zufächeln von Luft verlangt.

Ehe wir das Mittel verlassen, möchte ich noch seine Wirkung auf Blutungen hervorheben, welche aus Lungen, Nase, Magen, Gedärm, Blase oder irgendeiner Schleimhautoberfläche erfolgen können. Kein Mittel kann bei heruntergekommenen, stark geschwächten Konstitutionen seine Stelle ersetzen; die Schleimhäute, aus denen das Blut heraussickert, scheinen zu schwach und schwammig zu sein, um das Blut darin halten zu können. Ihre Lebensfähigkeit ist mit der Nervenkraft des Patienten erloschen. Das Gesicht und die Haut des Patienten sind, schon ehe die Blutung auftritt, sehr blaß. *China* und *Carbo vegetabilis* sind zweifellos komplementär: sie ergänzen sich und folgen gut aufeinander.

Lycopodium

Stammpflanze: *Lycopodium clavatum;* Bärlappsporen

Dieses Mittel bildet mit *Sulfur* und *Calcium* das leitende Trio von Hahnemanns antipsorischen Mitteln. Sie wirken alle sehr tief. Jedes findet seine Ähnlichkeit bei einer bestimmten Klasse von Leuten oder Temperamenten. *Lycopodium* wirkt in jedem Alter günstig, hauptsächlich aber auf alte Leute und Kinder. Es wirkt auf Personen von scharfem Verstand, aber schwacher Entwicklung der Muskeln; auf magere Personen, die zu Lungen- und Leberleiden neigen. Solche Leute pflegen an Harnsäure-Diathese zu leiden, für welche es ebenfalls ein treffliches Mittel ist. Der *Lycopodium*-Patient ist blaß, eingefallen mit frühzeitigen Furchen im Gesicht, er sieht älter aus, als er ist. Die Kinder sind schwach mit wohlgebildeten Köpfen, aber schwächlichen, kränklichen Körpern. Sie sind reizbar, und wenn sie krank sind und aus dem Schlafe geweckt werden, sind sie verdrießlich, stoßen mit den Füßen, schreien und stoßen Wärterin oder Eltern weg. Der Wert dieser Temperamentmittel wird von denen, die den wahren Geist der uns eigenen Heilkunst nicht verstehen, nicht gewürdigt; wenn er erfaßt ist, kann der erfahrene Beobachter oft das Bild des richtigen Mittels im Gesicht und Körperbau seiner Patienten erkennen, ehe dieser ein Wort spricht. Ein Mittel muß nicht nur gut geprüft sein, sondern ausgedehnte klinische Anwendung und Beobachtung sind notwendig, um den richtigen Umfang seiner Brauchbarkeit zu enthüllen.

Lycopodium ist eins aus dem Trio der Mittel gegen Blähungen, von denen die anderen zwei *Carbo vegetabilis* und *China* sind. Bei *Lycopodium* scheint eine fast fortwährende gasige Gärung im Unterleib vor sich zu gehen, wodurch ein lautes Knurren und Poltern hervorgerufen wird. Man merke: während bei *China* der ganze Bauch aufgebläht ist, ist dies bei *Carbo vegetabilis* vorzüglich in den oberen, bei *Lycopodium* in den unteren Teilen der Fall. Bei *Lycopodium* pflegt dieser Blähungszustand in Verbindung mit chronischem Leberleiden vorzukommen. Ferner wird dieses Rumoren von Blähungen oft hauptsächlich in der Gegend der Flexura sigmoidea des Kolons oder im linken Hypochondrium beobachtet.

Bei diesem Mittel wird ein Gefühl von Sattheit, das mit einer eigentümlichen Art von Hungergefühl abwechselt, beobachtet. Der Patient setzt sich sehr hungrig zu Tisch, aber nach einigen Bissen ist er völlig gesättigt und fühlt sich unbehaglich voll, „zu voll, um sprechen zu können“. Dieser Wechsel von Hunger und Sattheit wird so auffallend bei keinem anderen Mittel gefunden.

Verstopfung kommt bei *Lycopodium* vor, und es kann dabei, wie bei *Nux vomica,* häufiger und vergeblicher Stuhldrang vorhanden sein; aber während er bei *Nux vomica* durch unregelmäßige peristaltische Tätigkeit verursacht wird, scheint er bei *Lycopodium* durch krampfhaftes Zusammenziehen des Afters verursacht zu werden, das den Stuhlgang verhindert und heftigen Schmerz hervorruft.

An *Lycopodium* ist bei Afterbeschwerden, verbunden mit chronischen Leberleiden, besonders wenn viel Blähungen vorhanden sind, zu denken.

Lycopodium ist bei rechtsseitigen Brüchen von Nutzen. Es hat lange bestehende Fälle ohne Hilfe eines Bruchbandes geheilt.

Die Leberleiden von *Lycopodium* pflegen mehr atrophischer Art zu sein, während jene von *China* hypertrophisch sind; beide sind in ihrem Wirkungskreis gleich dienlich.

Lycopodium hat eine beinahe, wenn nicht ganz so hervorragende Wirkung auf die Harnorgane wie auf die Leber. Es ist das Hauptmittel bei „rotem Sand im Urin". Dies ist nicht das einfache rötliche Sediment, welches gewöhnlich als „ziegelmehlartiges Sediment" bezeichnet und unter verschiedenen Mitteln gefunden wird, sondern es ist tatsächlich ein sandiges, grießiges Sediment, das sich auf dem Grund des sonst vollkommen klaren Urins absetzt. Wenn dieser Zustand nicht beseitigt wird, haben wir, früher oder später, Nierensteine oder Grießbildungen und qualvolle Anfälle von Nierenkolik. Bei Kindern findet man diesen Sand bisweilen nach heftigen Schreianfällen in den Windeln; bei Erwachsenen tritt heftiger Schmerz im Rücken in der Nierengegend auf, der sich nach Entleerung des sandhaltigen Urins bessert. (Vergleiche *Borax, Sarsaparilla* und *Sanicula.*) Kein Mittel hilft in diesen Fällen prompter und dauernder als *Lycopodium.*

Lycopodium ist auch eins unserer besten Mittel gegen Impotenz (*Agnus castus*). Junge Männer werden durch Onanie oder geschlechtliche Ausschweifungen impotent. Der Penis wird klein, kalt und erschlafft. Das Verlangen ist so stark wie immer, vielleicht noch stärker, aber es kann ihm nicht entsprochen werden (*Selenium, Caladium*). Ich habe anscheinend hoffnungslose Fälle solcher Art durch die Anwendung dieses Mittels geheilt, durch hohe einzelne Gaben in Pausen von einer Woche oder mehr. Geben Sie es niedrig, wenn Sie wollen, aber machen Sie mir keine Vorwürfe, wenn Sie keinen Erfolg haben.

Lycopodium affiziert die rechte Seite am meisten, oder wenigstens beginnen die Beschwerden auf der rechten Seite. Mehr als einmal habe ich bei Patienten, die oft an Angina litten, Anschwellung und Vereiterung der Mandeln durch eine zeitige Gabe dieses Mittels verhindert. Tatsächlich habe ich mit *Lachesis, Lycopodium, Lac caninum* und *Phytolacca* solche Erfolge gehabt, daß Leute, die mich sonst für weiter nichts brauchten, nach den Pulvern kamen, die Halsentzündung so schnell heilen. Bei Diphtherie, wenn die Krankheit in der Nase oder rechten Mandel beginnt und sich nach links ausbreitet, denken Sie an *Lycopodium,* aber beachten Sie, daß *Mercurius jodatus flavus* ebenfalls auf der rechten Seite anfängt; jedoch besteht keine Schwierigkeit bei der Wahl zwischen beiden. (*Brom*-Diphtherie fängt unten an und geht aufwärts, gerade das Gegenteil von *Lycopodium.*) Schmerzen im Unterleib, in der Gegend der Eierstöcke und der Gebärmutter beginnen ebenfalls auf der rechten Seite und verlaufen von rechts nach links; der rechte Fuß wird kalt, während der andere warm bleibt, Ausschläge beginnen auf der rechten und wandern nach der linken Seite hinüber. Bei Ischias ist es dasselbe. Jede Beschwerde, die rechts anfängt und nach links geht, läßt mich an *Lycopodium* denken. Das Thema „Körperseiten“ ist von größerer Wichtigkeit, als manche meinen. Mittel haben eine Verwandtschaft zu einzelnen Teilen, Organen und selbst Seiten des Körpers.

Auf die Atmungsorgane hat dieses Mittel ebenfalls einen starken Einfluß. Es ist eins unserer besten Mittel gegen chronischen, trocknen Nasenkatarrh, bei welchem die Nase vollständig verstopft ist, so daß der Patient durch den Mund atmen muß, besonders nachts. Hier liegt die Wahl oft zwischen diesem Mittel, *Ammonium carbonicum* und *Hepar sulfuris;* die übrigen Symptome bestimmen natürlich die Wahl. Bei kleinen Kindern kommt teilweise *Sambucus* mit in Betracht.

Lycopodium hat oft vernachlässigte, schlecht behandelte oder unvollkommen geheilte Fälle von Lungenentzündung vor dem Übergang in Schwindsucht bewahrt; selbst wenn es zum letzten Stadium des akuten Prozesses gekommen ist, die Entzündung in der rechten Lunge sitzt und Komplikationen von seiten der Leber aufgetreten sind. Die Krankheit hat das erste oder kongestive Stadium und gewöhnlich das Stadium der Hepatisation durchlaufen oder befindet sich im letzten Teil dieses Stadiums und ist nahe daran, eine günstige Wendung zu nehmen durch Eintritt in das dritte Stadium, das Lösungsstadium. Gerade hier kommen viele Todesfälle vor, indem weder genügender Auswurf noch Resorption des Exsudates stattfindet. Es besteht ungemeine Atembeklemmung, der Husten klingt, als wenn das ganze Lungenparenchym erweicht wäre; selbst das Auswerfen ganzer Mundvoll von Schleim gewährt keine Erleichterung, der Atem ist kurz, und die Nasenflügel bewegen sich fächerartig. Jetzt ist der Zeitpunkt, wo *Lycopodium* Wunder tut. Ebenso unentbehrlich ist es, wenn dieses Stadium noch nicht vollkommen durchlaufen ist, der Patient noch hustet, starkes Rasseln in der Brust hat und eine sehr dicke, gelbe, eitrige oder grünlichgelbe (zuweilen übelriechende) Masse auswirft, die ihm salzig schmeckt. Hier kann die Wahl zwischen diesem Mittel und *Sulfur, Kalium jodatum* oder *Silicea* zu treffen sein. Die zeitlich charakteristische Verschlimmerung dieses Mittels ist von nachmittags 4 bis 8 Uhr. *Colocynthis* hat auch von 4 bis 9 Uhr Verschlimmerung, aber nur der Leibschmerzen und *Helleborus niger* des Kopfschmerzes bei Schnupfen; jedoch die 4-bis-8-Uhr-Verschlimmerungen von *Lycopodium* sind ganz allgemein und nicht auf irgendein Symptom oder irgendeine Symptomengruppe beschränkt.

Lycopodium wirkt tief auf das Sensorium. Wir sehen beim Studieren seiner Pathogenese, der Prüfungssymptome, daß es lähmend wirkt. Dies wird hauptsächlich bei typhusartigen Zuständen beobachtet. Der Patient liegt betäubt da, die Augen reagieren nicht auf Licht; der Unterkiefer fällt herab, anscheinend von bevorstehender Lähmung des Gehirns. Dieser Zustand kann im vorgeschrittenen Stadium vieler verschiedener akuter Krankheiten beobachtet werden, so bei Cerebrospinalmeningitis, Typhus, Lungenentzündung usw. Aber diese Depression des Sensoriums findet sich auch in chronischer Form. Sie erinnern sich, was über das Mittel bei Impotenz alter Männer gesagt wurde. Wenn Sie eine entsprechende Schwäche im Sensorium alter Leute antreffen: das Gedächtnis läßt nach, sie gebrauchen falsche Worte, um sich auszudrücken, verwechseln im allgemeinen die Dinge beim Schreiben, Buchstabieren, kurz, sie sind wegen Nachlassens der Verstandeskraft zu gewöhnlicher geistiger Tätigkeit unfähig, so denken Sie an *Lycopodium.* Hier können ferner *Anacardium, Phosphorus, Baryum* oder *Opium* in Vergleich kommen, auch *Acidum picrinicum* und *Agnus castus.*

Es könnte noch viel über dieses wundervolle Polychrest geschrieben werden, aber ich habe das Wichtigste gegeben. Seine stärksten Heilkräfte entwickelt es nicht unter der 12. Potenz. Daher wissen weder die Schulmedizin noch die Homöopathen, die sich ausschließlich an tiefe Potenzen halten, viel davon. Wie *Carbo vegetabilis, Silicea* und *Sulfur* entfaltet es nur durch die Potenzierung Hahnemanns seine besten Kräfte; „prüft alles und behaltet das Beste!"

Sulfur

Schwefelblüte

Ich komme nun zu einem Versuch, einen Begriff von dem Wirkungskreis von Hahnemanns König der Antipsorica zu geben. Ich fühle an dieser Stelle keine Verpflichtung, mich in eine Verteidigung von Hahnemanns Psoratheorie gegen die einzulassen, die sie verwerfen, weil sie sie nicht verstehen. Für die, welche sie verstehen und Gewinn daraus ziehen, ist eine solche Verteidigung unnötig. Die Wahrheit steht fest (für jene, die Hahnemanns Regeln für den Gebrauch von *Sulfur* einer Prüfung unterzogen haben), daß er die Kraft hat, gewissen Hindernissen für die gewöhnliche Wirkung der Mittel, welche durch die Symptome angezeigt sind oder es wenigstens zu sein scheinen, zu begegnen und sie zu überwinden. Das ist der Grund, warum die Indikation, wie sie in den Büchern niedergelegt ist, lautet: „Wenn anscheinend angezeigte Mittel nicht anschlagen, gebrauche *Sulfur*", weil Psora das Hindernis ist, welches zu überwinden ist. Wenn Sie mich nun fragen: Was ist Psora? so antworte ich im richtigen Yankeestil: Was ist Skrofulose? Vielleicht ist Psora Skrofulose oder Skrofulose ist Psora. Nenne es so oder anders. Jedenfalls ist es vorhanden, ein Etwas mit Namen oder namenlos, was erkannt werden muß und die sog. akuten Krankheiten kompliziert. Nun, es gibt nichts so sehr Verwunderliches dabei. Syphilis macht dasselbe. Einmal erworben oder ererbt, kommt es nicht darauf an, welche gewöhnliche akute Krankheit erscheint, wir müssen uns zuweilen von ihrer Behandlung abwenden, um dem alten Feind ein Beruhigungsmittel zu geben, ehe wir die akute Affektion überwinden können. So ist es mit *Sulfur* und Psora. Das Aufstellen von Theorien und Philosophien, wie gelehrt es auch klingt, macht nichts aus; sie fallen in sich zusammen, wenn ihnen Tatsachen gegenüberstehen.

Was nun das Symptom: „Wenn bei sorgfältig gewählten Mitteln eine günstige Wirkung ausbleibt usw.“ betrifft, so ist es zu allgemein gefaßt, wie wir schon von einem ähnlichen Leitmotiv bei Besprechung der *Nux vomica* sagten. Es ist darunter nicht zu verstehen, daß *Sulfur* das einzige Mittel ist, welches imstande ist, psorische Komplikationen zu heben, sondern einfach, daß *Sulfur* wahrscheinlich hier öfter angezeigt sein wird, weil es die gewöhnlichen Manifestationen von Psora in seiner Pathogenese öfter als irgendein anderes Mittel deckt. Es gibt Antipsorica, wie *Psoricum, Causticum, Graphites* usw., die möglicherweise anstatt *Sulfur* gebraucht werden müssen. Und wir wissen, nach demselben Gesetz, das uns jederzeit zur richtigen Mittelwahl führt, welches wir zu wählen haben. Ein anderer Umstand darf nicht vergessen werden. All die antipsorischen Mittel haben außer ihrer antipsorischen Wirkung ihren eigenen besonderen Wirkungskreis, und oft wird das genaue Studium eines Falles, bei dem andere Mittel, als wir vermuteten, wegen Psora versagten, offenbaren, daß das antipsorische Mittel, unabhängig von irgendeinem psorischen Element, von Anfang an das wahre Simillimum war.

Wollte man den ganzen Wirkungskreis von *Sulfur* durchgehen, so würde einfach seine ganze Symptomatologie zu geben sein. Das ist aber nicht der Zweck dieser Aufzeichnungen, sondern wir können nur den roten Faden zeigen, der den sorgfältigen Praktiker bei seinen weiteren Studien in der Arzneimittellehre leiten soll.

Eins der Hauptsymptome dieses Mittels wird unter der Rubrik „Gefühl“ gefunden, nämlich Brennen. Brennen auf dem Scheitel (äußerer und innerer Kopf); Brennen in den Augen, stechender Schmerz; brennendes Wasser aus der Nase; Brennen im Gesicht ohne Röte; brennender Schmerz in der Zunge; brennende Blasen im Mund; Halsschmerz mit heftigem Brennen und Trockenheit, erst rechts, dann links; Brennen im Magen; Brennen und Druck im Rectum; Brennen und Jucken bei Hämorrhoiden; Brennen im After; Brennen in der Harnröhre; Brennen in der Scheide, kaum imstande, sich ruhig zu verhalten; Brustwarzen brennen wie Feuer; Brennen in der Brust, welches zum Gesicht aufsteigt; Brennen zwischen den Schulterblättern (*Phosphorus* und *Lycopodium*);

Brennen der Hände; Brennen der Füße, streckt sie aus dem Bett, um sie abzukühlen; heiße Röte und Brennen überall; brennende Haut am ganzen Körper; juckende Ausschläge brennen nach Kratzen.

Nach dem Lesen einer so langen Liste von Brennen bei den geheilten und charakteristischen Symptomen des *Sulfur* kann man sich nicht wundern, daß man sich die Hölle mit diesem Stoff geheizt vorstellt, denn bei seiner Pathogenese hat es den Anschein, als ob er ewig brenne. *Arsenicum album, Phosphorus* und *Sulfur* stehen in unserer Arzneimittellehre an der Spitze der „Brenner". Diese brennenden Empfindungen werden sowohl in akuten wie in chronischen Krankheiten gefunden. Natürlich gibt es verschiedene andere Mittel, die dieses Symptom in einem hohen Grade haben und gewählt werden müssen, wenn andere Symptome hinzutreten, die das Ähnlichkeitsbild vervollständigen. Unter diesen sind in erster Linie zu nennen: *Aconitum, Agaricus, Apis, Belladonna, Cantharis, Capsicum, Carbo animalis* und *Acidum phosphoricum.* Ich meine, *Arsenicum* leitet in allen akuten Krankheiten, während *Sulfur* in chronischen Affektionen leitet. Wir als Homöopathen können den Wert der Empfindungen gar nicht genug schätzen.

Die Wirkung des *Sulfur* auf den Kreislauf besteht darin, örtliche Kongestionen und eine chronische Neigung dazu zu verursachen und zu heilen. Mit anderen Worten, es scheint die Wirkung zu haben, bei Personen, die mit solchen örtlichen Kongestionen oder Entzündungen behaftet sind, den Kreislauf auszugleichen. Diese entweder akuten oder chronischen Kongestionen können sich in Furunkeln, Geschwülsten, Finger- oder Nagelgeschwüren, Unterleibs- oder Pfortader-Kongestionen manifestieren, und im letzten Fall ist es besonders angezeigt, wenn sie von unterdrückten Hämorrhoiden verursacht werden; von derselben Ursache können Kongestionen nach dem Kopf herrühren. Die Brust wird kongestioniert, was heftige Atembeschwerden verursacht; fühlt sich so beklemmt, daß er das Öffnen von Türen und Fenstern verlangt. Dieser Blutandrang scheint die ganze Brust zu erfüllen; das Herz, mit einem Gefühl „zu voll", schlägt und arbeitet, als wenn es versuchte, sich der Last zu entledigen.

Die Körperöffnungen sind rot, wie von Blut strotzend. Die Lippen sind rot wie Zinnober, die Ohren sehr rot, Augenlider rot, After rot, Harnröhre rot. All dies sind offenbare Indikationen für *Sulfur*. Dies stimmt besonders, wenn diese Symptome irgendeinem Ausschlag oder einer Hautkrankheit folgen oder die Folge von deren Unterdrückung oder ihrem Verschwinden sind. Wenn innere Affektionen nach außen auf die Oberfläche wirken, besteht gewöhnlich kein Grund zur Beunruhigung; wenn sie aber den anderen Weg gehen, dann heißt es aufpassen, dann droht Gefahr. Keiner soll mir erzählen, daß keine Beziehung der Haut zu inneren Störungen besteht. Ich habe zuviel davon gesehen und habe viele derartige Fälle geheilt, wo ein Wiederhervorrufen der Hautkrankheit das innere Leiden, welches die Folge des Verschwindens oder der Unterdrückung der ersteren war, beseitigte.

Ein Umstand bei *Sulfur* wird von den Berufsgenossen im allgemeinen oft unterschätzt, nämlich seine absorbierende Wirkung. Diese kommt zur Geltung, nachdem das Exsudationsstadium eingesetzt hat, oder selbst später, wenn dieses Stadium vorüber ist und die Folgen des entzündlichen Prozesses beseitigt werden müssen, wie Anschwellung der Gelenke bei Rheumatismus, Exsudate in den serösen Säcken der Pleura, der Hirnhäute, des Bauchfelles usw. *Bryonia* ist eins der Mittel, an die in diesen Fällen zuerst gedacht wird; auch haben wir ein anderes Mittel, das hier eine eigene Rolle spielt, nämlich *Kalium chloratum;* jedoch wenn der Fall durch Psora kompliziert wird und besonders, wenn das charakteristische Brennen sehr hervortritt, wird ziemlich sicher *Sulfur* nötig sein, ehe der Fall erledigt ist. *Bryonia* und *Sulfur* ergänzen einander; aber natürlich müssen die Symptome entscheiden. Gerade hier mag es gut sein, von der *Sulfur* innewohnenden Kraft, fehlende oder mangelhafte Reaktion wachzurufen oder anzuregen, zu sprechen. Ihr erstes Mittel war gut gewählt und schien dem Patienten einigermaßen zu helfen; aber es kommt ein Rückfall, die Krankheit zieht sich hin oder schreitet nur langsam der völligen Genesung entgegen, und zwar infolge Daniederliegen der Lebenskraft, wie Hahnemann sagen würde. Das kann an Psora liegen oder auch nicht. Nun geben Sie eine Gabe *Sulfur* und lassen sie in akuten Fällen einige Stunden, in chronischen Fällen einige Tage wirken. Dann können Sie zu Ihrem ersten Mittel zurückkehren und werden Erfolge erhalten, die vor der Verabreichung von *Sulfur* nicht zu erreichen waren. Das Mittel klärt den Fall auf und verhindert das Chronischwerden oder eine zu langsame, ungenügende Genesung.

Kein Mittel hat eine allgemeinere, positivere und ausdauerndere Wirkung auf die Haut als *Sulfur*. Mit oder ohne Ausschlag sind Jucken und Brennen die charakteristischen Empfindungen, welche die Hautsymptome begleiten. Wenn jemand an der juckenerzeugenden Wirkung von *Sulfur* zweifelt, so lassen Sie ihn ein oder zwei Tage in dem Bleichraum einer Besenfabrik arbeiten. Ich habe das Experiment gemacht.

Die Beziehung von Schwefel zur Haut ist so stark, daß er darauf aus zu sein scheint, alles Innere an die Oberfläche herauszutreiben. Besonders ist dies richtig, wenn es etwas betrifft, was naturgemäß dorthin gehört. Vor 25 Jahren hatte ich einen Fall, der dies erläutert. Eine unverheiratete Dame war 14 Jahre lang krank gewesen. Ihr Leiden schien sich auf den Magen zu konzentrieren, so daß sie während dieser langen Zeit nichts als ein wenig Grahambrot und Milch genießen konnte, kaum genügend, um das Leben zu erhalten; und in der früheren Zeit ihrer Krankheit war es ihr lange Zeit nur möglich, einen Teelöffel voll Milch auf einmal zu nehmen. Sie war fast buchstäblich ein wandelndes Skelett. Ich fand nach vielen Fragen und einigen vergeblichen Versuchen, ihren Zustand zu bessern, daß sie vor ungefähr 15 Jahren ein Ekzem am Nacken und Hinterkopf durch eine Salbe unterdrückt hatte. Sie rühmte, daß sie seitdem niemals eine Spur davon gesehen habe. Ich gab der Dame *Sulfur* D 200, und drei Wochen später war der Ausschlag völlig wiederhergestellt und die Magenbeschwerden waren vollständig gehoben.

Nun, wie steht es mit der Beziehung der Haut zu inneren Leiden? Ich kann aus meiner Praxis über eine ganze Anzahl von ebenso überzeugenden Fällen berichten, welche mit *Sulfur, Arsenicum, Causticum* oder anderen Mitteln geheilt wurden. Eins muß erkannt und darf niemals aus dem Auge verloren werden, nämlich daß die Symptome ihren Wert haben, ganz gleich, ob wir eine pathologische Erklärung für sie geben können oder nicht. Hier sind einige dieser Art aus der Pathogenese von *Sulfur*:

„Besonders wirksam bei mageren Leuten mit Hängeschultern, die gebückt gehen oder sitzen. Stehen ist für sie die allerunbequemste Stellung."

„Schmutzige, unreinliche Leute, zu Hautleiden geneigt."

„Kinder können das Waschen und Baden nicht vertragen."

„Wollüstiges Jucken; Kratzen lindert; nachher Brennen."

„Beständig wiederkehrende Beschwerden."

„Kongestion einzelner Stellen."

„Herzschmerzen, die sich nach dem Rücken ausbreiten."

„Skrofulöse (psorische) chronische Krankheiten als Folge unterdrückter Ausschläge."

„Ausflüsse aus jeder Öffnung scharf, wundmachend und rötend."

„Widerlicher Körpergeruch trotz häufigen Badens."

„Heiße Wallungen mit kurzen Ohnmachtsanfällen oder vorübergehende Schwäche mit leichtem Schweiß und Ohnmachtsanwandlungen."

„Schwach, häufig kleine Ohnmachtsanfälle während des Tages."

„Brennen in den Füßen, sucht eine kühle Stelle für sie zu finden, streckt sie aus dem Bett, um sie abzukühlen (*Chamomilla, Medorrhinum, Sanicula*)."

„Erstickungsgefühl, verlangt offene Türen und Fenster, besonders nachts."

„Diarrhöe nach Mitternacht; schmerzlos, treibt am frühen Morgen aus dem Bett, als wenn die Därme zu schwach dazu wären, ihren Inhalt zu behalten."

„Schlaffes, leeres, mattes, schwaches Gefühl im Magen gegen 11 Uhr vormittags."

„Weiße Zunge mit sehr roter Spitze und roten Rändern."

„Brennendrote Lippen, als wenn das Blut heraustreten wollte (*Tuberculinum*)."

„Hitze auf dem Scheitel; kalte Füße; häufiges Erröten."

Jeder wahre Homöopath kennt den Wert dieser und vieler anderer Symptome dieses Mittels. Niemand sonst würdigt sie; und nur wer *Sulfur* in hoher Potenz anwendet, kann seine volle Heilkraft erfahren.

Calcium carbonicum (Hahnemanni)

Hahnemannscher Kohlensaurer Kalk (aus Austernschalen)

Dies ist ein weiteres von Hahnemanns Konstitutionsmitteln, von welchem Farrington sagt: „Kann fast in jeder Krankheitsform zur Anwendung kommen.“

Das Temperament von *Calcium* ist ganz und gar verschieden von dem von *Sulfur*. Sie erinnern sich des mageren, gebeugten *Sulfur*-Patienten. *Calcium* ist im Gegenteil das, was nicht besser als mit dem von Henry N. Guernsey gebrauchten Ausdruck bezeichnet werden kann, nämlich ein leukophlegmatisches Temperament.

Der *Calcium*-Patient leidet an konstitutioneller Fettsucht oder neigt dazu. Die Hautfarbe ist weiß, wäßrig oder kreidebleich. Er ist träge veranlagt (besonders Kinder), schwerfällig und langsam in seinen Bewegungen. Der *Sulfur*-Patient ist fast gerade das Gegenteil, schnell, sehnig, nervös, lebhaft. Bei *Calcium* ist nichts von dem galligen, dunkelfarbigen, gelblichen Aussehen, das wir bei *Lycopodium* finden. Diese drei Mittel, *Calcium, Sulfur* und *Lycopodium*, sind ein Trio, von dem jedes in vielen Personen der ganzen Menschheit sein Gegenstück findet. Natürlich finden wir die Neigung zu Fettleibigkeit auch unter anderen Mitteln, wie z. B. unter *Graphites,* aber diese Fettleibigkeit finden wir fast immer in Begleitung der für *Graphites* charakteristischen Hautkrankheiten. Zuweilen scheinen wir einen Zustand zu finden, der in irgendeinem Zuge jedem der Mittel gleicht, z. B. der Fettleibigkeit von *Calcium* und der Neigung zu Ausschlägen von *Sulfur*. Das mag so zusammenstimmen, daß sich ein Fall ergibt, der durch *Hepar sulfuris* gedeckt werden wird. Für solche Fälle ist es schwieriger, das vollkommene Simillimum zu finden. Wenn wir jedoch einen reinen *Calcium-, Sulfur-* oder *Lycopodium*-Patienten finden, dann haben wir die unschätzbare Gelegenheit, einen glänzenden Erfolg zu erzielen.

Stoffwechselstörung ist eins der Übel, welche die Anwendung dieses Mittels verlangen.

„Späte Entwicklung der Knochengewebe mit Anschwellungen der Lymphdrüsen.“

„Verkrümmung der Knochen, besonders des Rückgrates und der langen Knochen.“

„Mißgestaltete verkrümmte Extremitäten.“

„Knochenerweichung; Fontanellen bleiben zu lange offen bei sehr großem Schädel.“

Diese Symptome sind aus „Herings Leitsymptomen“ zitiert und weisen auf eine mangelhafte oder unvollkommene Ernährung der Knochen. Sie sind unregelmäßig oder ungleich ernährt. Ein Teil der Wirbelsäule z. B. ist normal ernährt, während der andere unterernährt ist. Während diese unregelmäßige Knochenentwicklung vor sich geht, leiden die Weichteile an Überernährung. Daher finden wir in der Pathogenese: „Neigung zu Fettleibigkeit, besonders bei Kindern und jungen Leuten.“

„Stoffwechselstörungen mit Neigung zu Drüsenvergrößerung.“

„Adenoide Vegetationen; Polypen (in Nase, Ohren, Blase, Uterus usw.).“

Dies ist ein gutes Bild von der allgemeinen oder konstitutionellen Anwendung von *Calcium carbonicum,* und es bleibt noch übrig, einige charakteristische oder besondere Symptome, welche zu seiner Wahl führen, zu geben.

Als wir über *Sulfur* schrieben, hoben wir die Empfindung des Brennens besonders hervor. Für *Calcium* ist das Gegenteil charakteristisch, nämlich Kälte (*Cistus*).

„Kalte, feuchte Füße.“

„Gefühl in den Füßen und Beinen, als wenn sie kalte, feuchte Strümpfe anhätte.“

„Kalte Beine mit Nachtschweißen.“

„Innerliches und äußerliches Kältegefühl an verschiedenen Teilen des Kopfes, als wenn ein Stück Eis daran läge, mit blassem, gedunsenem Gesicht.“

„Sie fühlt eine Art innerlicher Kälte.“

„Widerwillen gegen frische Luft, der leichteste kühle Luftzug geht ihr durch und durch.“

Alles dieses ist das gerade Gegenteil von *Sulfur,* und eine Verwechslung der beiden scheint unmöglich.

Kältegefühl in einzelnen Teilen sollte stets *Calcium* ins Gedächtnis rufen, ebensogut wie allgemeine Kälte (*Cistus, Heloderma*).

Die profusen Kopfschweiße großköpfiger Kinder mit offenen Fotanellen sind das Hauptsymptom von *Calcium,* das sich auch bei keinem anderen Mittel so ausgeprägt findet. Der Schweiß ist so übermäßig, daß er während des Schlafes von Kopf und Gesicht herabrollt und die Kissen weitherum durchnäßt. Viele kleine Kinder sind bei Hydrocephalus, Zahnung, Rachitis, Marasmus, Eklampsie, Cholera infantum usw. vom Tode gerettet worden, wo dieses Schweißsymptom das Leitsymptom für die Anwendung von *Calcium* war. Es ist ferner, wenn die anderen Symptome passen, besonders angezeigt bei Schweißen der männlichen Geschlechtsteile, des Genicks, der Brust, der Achsel, der Hände, der Knie, der Füße usw. Partielle Schweiße. Es ist auch häufig ein Mittel gegen Nachtschweiße, wenn sie in Verbindung mit Schwindsucht oder anderen entkräftenden Krankheiten vorkommen. Für alle diese Schweiße von *Calcium* ist es charakteristisch, daß die Haut dabei kalt ist, besonders die der unteren Extremitäten.

Calcium hat charakteristische Symptome von seiten des Verdauungskanals; z. B., daß alles in der ganzen Länge des Kanals sauer ist: Saures Aufstoßen, saures Erbrechen geronnerer Milch (*Aethusa*), saure Diarrhöe. Sogar ein saurer Geruch des ganzen Körpers findet sich.

Dann gibt es ein eigentümliches Appetitssymptom, das oft bestätigt worden ist: „Verlangen nach Eiern, hauptsächlich bei Kindern in der Krankheit oder während der Genesung. Der Magen ist äußerlich geschwollen oder erscheint ausgedehnt und steht wie eine umgekehrte Untertasse hervor. Der Unterleib ist durch das harte und geschwollene Mesenterium ebenfalls sehr aufgetrieben, selbst wenn der übrige Körper abgemagert ist.“

Die Diarrhöe, welche nach Farbe und Konsistenz verschieden sein kann, ist nachmittags schlimmer. Der Patient fühlt sich gewöhnlich bei Verstopfung besser.

Calcium hat keine so ausgeprägte und konstante Wirkung auf die Haut wie *Sulfur,* ist jedoch unentbehrlich bei Hautleiden, welche von irgendeiner konstitutionellen Dyskrasie abzuhängen scheinen, die sich mit ihrer Allgemeinwirkung deckt, z. B. bei Ekzem des Kopfes oder Milchschorf der Kinder des *Calcium*-Typus. Hier kann natürlich kein Mittel seine Stelle vertreten. In der Tat verschwinden alle Hautleiden bei *Calcium*-Patienten, wenn der Körper durch ihre Wirkung in Ordnung gebracht ist, was also zeigt, daß die Hautleiden nur sekundär waren. Die Haut der *Calcium*-Patienten ist gewöhnlich kalt, weich und schlaff.

Wir dürfen es nicht unterlassen, die Wirkung von *Calcium carbonicum* auf die Respirationsorgane zu erwähnen, und zwar, weil seine Anwendung bei der gefürchteten Lungenschwindsucht von großer Wichtigkeit ist. Ob es nun richtig ist, daß, wie Prof. Bennet meint, diese Krankheit hauptsächlich von mangelhafter Ernährung oder, wie Virchow glaubt, durch Entzündung kommt oder nach Professor Rindfleischs Theorie zu den Infektionskrankheiten gehört, oder was immer ihre primäre Ursache sein mag, wir wissen, daß *Calcium carbonicum,* wenn es durch Temperament und Symptome angezeigt ist, eins der wirksamsten Mittel zur Heilung dieser Krankheit ist, wenn es in dem Stadium, in dem überhaupt noch Heilung möglich ist, angewendet wird.

In sehr vielen Fällen kommen im Anfangsstadium *Sulfur* oder *Calcium* in Betracht. Da wir schon die leitenden Indikationen von *Sulfur* gegeben haben, wollen wir jetzt einige für *Calcium* anführen:

„Leukophlegmatisches Temperament."

„Mittlerer und oberer Teil der rechten Lunge" (*Sulfur* oberer linker).

„Kurzatmigkeit beim Gehen, besonders beim Steigen."

„Schmerzlose Heiserkeit, < am Morgen."

„Hauptsächlich bei Frauen, welche stets eine zu frühe und profuse Menstruation und gewöhnlich kalte Füße bis zu den Knien haben."

„Neigung zu Durchfall, < nachmittags."

„Fehlender Appetit, fortschreitende Abmagerung."

Dieses sind einige der hervorragenden Indikationen, nach denen viele Fälle geheilt worden sind. Natürlich ist gewöhnlich Husten dabei, welcher fest oder locker sein kann; doch beruht die Wahl des Mittels hauptsächlich auf den anderen Symptomen. Dieses Mittel bei dieser Krankheit und der Erfolg, der seine Anwendung krönt, ist eine der Illustrationen für die Richtigkeit von Herings Ratschlag: „Behandelt den Patienten, nicht die Krankheit!"

Calcium phosphoricum

Calciumphosphat

Da wir gerade bei dem Thema *Calcium* sind, wollen wir gleich auch diese andere Verbindung abhandeln.

Der Phosphor in diesem Präparat scheint das Temperament des Kalks zu verwandeln, denn während er seine vortreffliche heilende Wirkung bei langsamem Knochenwachstum beibehält, wirkt er in dieser Verbindung am besten bei mageren Typen statt bei fetten, so daß wir, wenn wir ein kränkliches Kind finden, dessen Fontanellen zu lange offen bleiben oder, nachdem sie einmal geschlossen waren, sich wieder öffnen, und wenn das Kind mager und anämisch ist, an dieses Mittel denken.

Wir würden auch bei einem dieser armen Wesen an *Silicea* denken; aber bei *Calcium phosphoricum* ist der schweißige Kopf kein hervorragendes Symptom, während es bei *Silicea* sehr deutlich der Fall ist. *Calcium phosphoricum* hat ebenfalls ein sehr eigentümliches Gelüste: der kleine Patient verlangt anstatt nach Eiern nach Schinkenschwarte, ein sehr absonderliches, aber echtes Symptom. (*Magnesium carbonicum,* Verlangen nach Fleisch bei skrofulösen Kindern.)

Diarrhöe ist sehr bezeichnend, mit grünen, „spritzenden" Stühlen, d. h. solchen, welche infolge starker Blähungen mit lautem, sprudelndem Geräusch entleert werden. Ich habe in solchen Fällen einige sehr schöne Heilungen erzielt, wo wenig Hoffnung für das Kind bestand und Krämpfe zu drohen schienen. Die kleinen Patienten waren verschrumpft, abgezehrt und sehr anämisch. Marasmus. *Calcium phosphoricum* ist ein ausgezeichnetes Mittel bei rheumatischen Beschwerden, $<$ im Frühling und Herbst, besonders wenn die Luft durch schmelzenden Schnee feucht und kalt ist.

Calcium phosphoricum ist ein treffliches Mittel bei Knochenbrüchen zur Beförderung der Kallusbildung (ebenso *Symphytum*).

Ich habe *Calcium phosphoricum* bei Kopfschmerzen anämischer Schulmädchen sehr dienlich gefunden. Hier haben wir zuweilen zwischen diesem Mittel und *Natrium muriaticum* zu wählen.

Fühlt die Beschwerden mehr bei Darandenken (*Acidum oxalicum, Helonias*).

Silicea

Kieselsäure

ist ein weiteres unschätzbares Konstitutionsmittel, welches ebenfalls von geringem oder keinem Nutzen ist, wenn es nicht durch den Hahnemannschen Potenzierungsprozeß aufgeschlossen ist. Gleich *Calcium* ist es besonders dienlich bei schweißköpfigen Kindern (*Sanicula*) mit mangelhafter Assimilation. *Silicea* ist nicht wie *Calcium* bei fetten, trägen, fettleibigen Patienten, die stellenweise überernährt, stellenweise unterernährt sind, angezeigt, sondern bei überempfindlichen, nicht aus Mangel an Nahrung, vielmehr infolge von unvollkommener Assimilation (allgemein) Unterernährten. Das *Silicea*-Kind ist nirgends unnatürlich stark, ausgenommen sein „Dickbauch", eine Folge des erkrankten Mesenteriums. Seine Glieder sind abgemagert, seine Augen eingesunken und sein Gesicht hager und alt aussehend. Es nimmt an Größe und Kraft nicht zu, lernt spät laufen, kurz, wenn es auch nicht wirklich bettlägerig ist, so scheint doch alles, soweit es Wachstum und Entwicklung betrifft, stillzustehen. Wenn nun dieser Zustand der Dinge anhält, so werden die Därme verstopft, und zwar ist es eine absonderliche Verstopfung. Der kleine Bursche drückt und preßt, der Stuhl tritt teilweise heraus und schlüpft dann zurück (*Sanicula* und *Thuja*), als ob die allgemeine Schwäche des Patienten die austreibende Kraft des Rectums beeinträchtigte; oder es kann ein hartnäckiger Durchfall auftreten, besonders während der Zahnung oder bei heißem Sommerwetter. Die Stühle sind veränderlich, aber *Pulsatilla* hilft nicht; alle Arten und Farben durchfälliger Stühle treten auf. Das Kind nimmt genug Nahrung zu sich, jedoch, ob sie erbrochen oder behalten wird, magert es weiter ab und wird schwächer und schwächer, bis es an Entkräftung stirbt, wenn nicht *Silicea* diesem Verlauf Einhalt tut. Viele solcher Kinder habe ich mit diesem Mittel nicht nur gerettet, sondern sie dauernd gesund gemacht. Ich habe es stets in 30. Potenz und höher angewandt und kann daher über niedere Potenzen nicht sprechen. (*Silicea* hat auch Verstopfung < vor und während der Menstruation.)

Silicea gehört zu unseren vorzüglichsten Mitteln gegen Entzündungen, welche in Eiterung übergehen. Es scheint keinen besonderen Unterschied zu machen, ob die Eiterung Weichteile oder

Knochen ergreift, denn es ist bei Drüsen- und Knocheneiterung gleich wirksam. Es scheint für ein späteres Stadium zu passen als *Hepar sulfuris* oder *Calcium sulfuricum,* welche den Ausfluß schon gebildeten Eiters beschleunigen, während *Silicea* für die Heilung paßt, nachdem der Eiterausfluß stattgefunden hat. Tiefsitzende Eiterungen des Zellgewebes, einschließlich der Sehnen und Bänder, fallen ebenfalls in den Bereich seiner Heilkräfte. In diesen Fällen ist die Konstitution des Patienten ein wichtiger Anhalt für die Wahl dieses Mittels. Der *Silicea*-Patient ist schwächlich, mit zarter Haut, blassem Gesicht, schlaffen Muskeln. Selbst die Gemüts- und Nervensymptome fallen unter das allgemeine Bild der „Schwäche". Er ist nervös und gereizt, schwach, verzagt, nachgiebig, unentschlossen, mutlos (*Pulsatilla*). In solchen Fällen ist *Silicea* großartig. Ich gebrauche den Ausdruck ungern, aber die Schulmedizin würde sagen: „es baut die Patienten auf", und das scheint wirklich so; denn unter seiner Wirkung heben sich die Lebensgeister des Patienten, Hoffnung lebt wieder auf, die Schwäche und Depression weichen einem Gefühl von wiederkehrender Kraft und Gesundheit. Es hat nichts zu bedeuten, ob die Eiterungen in den schon genannten Geweben, in den Lungen, in dem Darmkanal oder in den Brüsten oder sonstwo vorhanden sind, die Wirkung ist dieselbe, und der Besserung des örtlichen Leidens folgt gewöhnlich eine Besserung des Allgemeinzustandes. Dieser Schwächezustand scheint das ganze Nervensystem anzugreifen, indem es auf das Rückenmark wirkt, und so finden wir jene cerebrospinalen Kopfschmerzen oder Kopfschmerzen, die im Genick beginnen und über den Kopf bis in die Augen gehen, wobei *Silicea* so nützlich ist. Schwindel geht ebenfalls vom Nacken zum Kopf hinauf, <von in die Höhe sehen (*Pulsatilla*).

Es scheint an Nervenkraft zu fehlen, um äußeren, niederdrückenden Einflüssen zu widerstehen. Der Patient friert oder, wie Hering es ausdrückt, es besteht „Mangel an Lebenswärme, selbst wenn er sich Bewegung macht". Er ist gegen kalte Luft empfindlich, erkältet sich sehr leicht, besonders mit bloßem Kopf oder bloßen Füßen. Hingegen tritt Linderung ein durch „Umhüllen des Kopfes" (*Magnesium muriaticum*) oder — mit anderen Worten — durch Ersatz der natürlichen Wärme durch künstliche.

Ich habe einige Male *Silicea*-Kinder gefunden, welche an epilepsieartigen Krämpfen litten, die sich bei Neumond verschlimmerten. Einige Gaben *Silicea* D 200 brachten sie in Ordnung.

Silicea-Patienten sind oft mit widerlichem Fußschweiß behaftet (*Sanicula, Psorinum, Graphites*), der durch Kaltwerden der Füße leicht unterdrückt wird. Solcher Unterdrückung muß abgeholfen, der Fußschweiß wieder hervorgerufen und durch geeignete Mittel geheilt werden, wenn nicht oft ernste Folgen daraus erwachsen sollen, wie Konvulsionen und Rückenmarksstörungen, selbst Rückenmarksdarre. *Silicea* ist das Mittel, solche Schweiße wieder hervorzurufen und zu heilen, indem es die Zustände, von denen die Schweiße abhängen, bessert (*Baryum carbonicum, Graphites, Psorinum, Sanicula*).

Der *Silicea*-Patient verlangt magnetisiert zu werden und findet hierdurch Linderung (*Phosphorus*).

Dies ist eins von den Mitteln, wie *Sepia, Lachesis, Lycopodium* und andere, von denen die Schulmedizin wenig oder nichts weiß, weil ihre Hauptvorzüge erst in Potenzen über der 12. zutage treten.

Silicea ist die *Pulsatilla* der chronischen Krankheiten.

Aconitum

Stammpflanze: *Aconitum Napellus;* Sturmhut, Eisenhut

Wir wollen uns nun zu der Gruppe von Mitteln wenden, die ich die Trias der Unruhemittel nenne, nämlich: *Aconitum, Arsenicum* und *Rhus Toxicodendron.*

Alle sind gleich unruhig, und doch sind sie so verschieden, daß die Wahl zwischen ihnen nicht schwerfällt. Die Ruhelosigkeit von *Aconitum* wird am häufigsten bei hochgradigen Entzündungsfiebern beobachtet. Es gibt kein besseres Bild in wenig Worten von dem *Aconitum*-Fieber als das von Hering: „Hitze mit Durst, harter, voller, frequenter Puls; ängstliche, nicht zu beruhigende Ungeduld, außer sich, wirft sich in Todesangst hin und her."

Die weitverbreitete Sitte, bei entzündlichen Erkrankungen *Aconitum* und *Belladonna* im Wechsel zu geben, ist ganz sinnlos. Beide Mittel können nicht gleichzeitig angezeigt sein, und wenn ihrer Verordnung eine gute Wirkung folgte, so können Sie sicher sein, daß das angezeigte heilte, trotz der hindernden Wirkung des anderen, oder daß der Patient ohne Hilfe beider genas. Es gibt viele Fälle dieser Art, wo der Arzt sich selbst zu einer Kunstheilung beglückwünscht, die in Wahrheit nur eine Selbstheilung war, die keinen Dank verdient. Werfen wir einen kurzen Blick auf die diagnostischen Unterschiede zwischen diesen beiden Mitteln.

Beide haben starke Hitze der Haut. Aber für *Aconitum* ist trockne, heiße Haut ohne Schweiß bezeichnend; *Belladonna* hat sogar noch stärkere Hitze der Körperoberfläche, aber Schweiß an bedeckten Teilen. *Aconitum* wirft sich in Aufregung umher mit großer Todesfurcht; *Belladonna* hat oft Halbbetäubung mit Zuckungen und Gliederwerfen im Schlafe. *Aconitum* hat stärkere Beschwerden am Herzen und in der Brust; bei *Belladonna* scheint sich alles im Kopf zu konzentrieren. *Aconitum* hat Todesfurcht ohne starkes Delirium, *Belladonna* Furcht vor eingebildeten Dingen mit Delirium. In dieser Weise könnten wir noch weiter mit Unterscheidungspunkten fortfahren. Keiner, der etwas von der homöopathischen Heilkunst versteht, wird diese beiden Mittel jemals abwechselnd geben.

Aconitum ist auch ein großes Schmerz-Heilmittel. Wenn wir die drei in dieser Hinsicht leitenden Mittel nennen sollten, so würden es *Aconitum, Chamomilla* und *Coffea* sein. Die *Aconit*-Schmerzen sind stets von der diesem Mittel eigentümlichen äußersten Unruhe, Angst und Furcht begleitet. Der Patient wirft sich vor Schmerzen umher, „kann die Schmerzen nicht ertragen, verträgt weder berührt zu werden noch unbedeckt zu sein“. Nun gut, sagen Sie, alle Mittel haben Schmerzen. Nicht alle, und nicht viele so intensive Schmerzen. *Opium* und *Stramonium* haben häufiger Schmerzlosigkeit als Schmerz. Die *Aconit*-Schmerzen sind unerträglich und gewöhnlich schlimmer gegen Abend und nachts. Dann haben wir oft damit wechselnd oder manchmal selbst in Verbindung mit den Schmerzen Taubheitsgefühl, Kribbeln oder Ameisenlaufen.

Hierin gleicht es *Rhus Toxicodendron;* aber bei *Aconitum* herrschen die Schmerzen vor, während bei *Rhus Toxicodendron* das Taubheitsgefühl mit dumpfen Schmerzen und Empfindlichkeit dominiert. Die Schmerzen von *Aconitum* sind reißende, schneidende Schmerzen, die den Patienten zur Verzweiflung treiben. Gerade hier können wir gut vom Leitsymptom dieses Mittels sprechen, denn es ist beinahe stets vorhanden, wenn *Aconitum* deutlich angezeigt ist. Ein einziges Wort drückt es aus: Angst — besonders Todesangst, aber auch Angst, über die Straße zu gehen, Angst, in Gesellschaft zu gehen, Angst, daß sich etwas ereigne; stets ist eine unbeschreibliche, grundlose Angst vorhanden. Kein Mittel hat es in einem solchen Grade wie dieses eine. Es ist ebensosehr die Angst wie der Schmerz, die den Patienten mit dieser qualvollen Unruhe erfüllen. Die *Arsenicum*-Unruhe wird von äußerster Erschöpfung und herabgesetzter Lebenskraft begleitet. Der *Rhus-Toxicodendron*-Patient muß sich bewegen, da ihm die Bewegung zeitweilige Linderung verschafft. Der *Arsenicum*-Patient wird von Stelle zu Stelle getrieben, ohne dadurch Linderung zu finden. Weder *Aconitum* noch *Arsenicum* erzielt Besserung durch Bewegung, noch hat *Arsenicum* Angst, wie *Aconitum,* wenigstens nicht in solchem Grade.

Als Fiebermittel ist *Aconitum* sehr mißbraucht worden. Selbst die alte Schule erstaunte über die Erfolge der ihrer sog. antiphlogistischen so sehr überlegenen homöopathischen Behandlung, und da sie *Aconitum* so sehr empfohlen und häufig bei entzündlichen Erkrankungen angewandt fand, schloß sie in ihrer üblichen Art zu denken, daß *Aconitum* in ihre pathologische Uniform gezwängt und bei allen Arten von Fieber benutzt werden könnte, einfach weil es Fieber war. Aber man fand bald, daß es, so dienlich es in manchen Fällen von Entzündungsfiebern sein mochte, bei typhösen Fiebern von keinem Nutzen war. So war eine Verallgemeinerung vom pathologischen Standpunkte aus wieder zum Mißlingen verurteilt, wie es immer sein muß. Aber auch viele sog. Homöopathen sind in den gleichen Irrtum verfallen durch die Schlußfolgerung, daß *Aconitum* stets das Heilmittel in Fällen mit hohem Fieber sei, weil es in einigen Fällen mit hohem Fieber geholfen hatte. Sie verfielen sogar in die Gewohnheit, dieses Mittel schablonenmäßig im ersten Stadium aller entzündlichen Erkrankungen zu verschreiben, und ließen weitere, für den ganzen Fall geeignetere Mittel darauf folgen. Wenn *Aconitum* das einzige Heilmittel wäre, das Entzündungsfieber hat, dann wäre dieser Weg wohl der beste, einen Fall, den wir heilen wollen, anzugehen. Dunham schreibt: „*Aconitum* ist niemals zuerst zu geben, um das Fieber zu unterdrücken, und dann irgendein anderes Mittel, ‚um den Fall zu treffen', niemals ist es mit anderen Mitteln im Wechsel zu geben zu dem Zweck, wie oft behauptet wird, das Fieber zu bewältigen. Wenn das Fieber von der Art ist, daß *Aconitum* erforderlich ist, so ist kein anderes Mittel nötig. Wenn andere Mittel angezeigt erscheinen, soll eins gesucht werden, welches für das Fieber ebensogut paßt; denn viele Mittel, außer *Aconitum,* erzeugen Fieber, jedes nach seiner Weise." — Wahre Worte, und wenn man sie liest als einer, der ihre Wahrheit geprüft hat, so möchte man in Erinnerung an ihren großen Urheber ausrufen: „Wenngleich er tot ist, spricht er noch zu uns."

Aconitum hat zwei sehr wichtige Modalitäten, nämlich schlimmer von Schreck und trockner, kalter Luft. Wir haben die Wichtigkeit der Angst von *Aconitum* als ein Symptom, welches mit akuten, entzündlichen Leiden verbunden ist, schon erwähnt. Es ist nicht minder ein Mittel gegen Leiden, welche von Schreck entstanden sind, entweder sofort oder erst später. Der Patient hat im Dunkeln einen Schreck bekommen und ist seitdem stets furchtsam im Dunkeln. Schreck kann Schwindel oder Ohnmacht, Zittern, Fehlgeburt oder Ausbleiben der Menstruation verursachen; Gelbsucht kann dadurch herbeigeführt und chronisch werden.' Es gibt andere Mittel gegen Schreck; die hervorragendsten darunter sind: *Opium, Ignatia, Veratrum album.*

Nun die trockne, kalte Luft. Kein anderes Mittel hat ausgeprägter akute Entzündungen, welche durch trockne, kalte Luft entstehen. Neunzehn unter zwanzig Fällen von Krupp, die durch die Einwirkung trockner, kalter Luft entstehen, werden durch *Aconitum* geheilt werden. Ich lebe in einer Gegend, wo Krupp sehr häufig auftritt, und habe reichlich Gelegenheit gehabt, dies zu bestätigen. Pleuritis, Lungenentzündung und Rheumatismus fallen ebenfalls unter diese Rubrik, und sie sind, wie zu erwarten, fast ausnahmslos von dem für dieses Mittel bezeichnenden hohen Fieber, der Angst, Unruhe und Furcht begleitet. Jede örtliche Kongestion oder Entzündung, die von der Einwirkung trockner, kalter Luft herrührt, fällt ebenfalls darunter, immer vorausgesetzt, daß die anderen Symptome damit übereinstimmen. Die anderen Mittel, bei denen trockne Luft verschlimmert, sind *Bryonia, Causticum,*

Hepar sulfuris und *Nux vomica.* Verschlimmerung bei feuchtem Wetter haben: *Dulcamara, Nux moschata, Natrium sulfuricum* und *Rhus Toxicodendron.* Solche Dinge soll man sich merken; denn eine bestimmte Indikation ist mehr wert als zwei oder drei unsichere.

Arsenicum album

Weißes Arsenik

Kein Mittel hat mehr Unruhe als dieses. Die *Aconit*-Unruhe tritt in den ersten Stadien entzündlicher Erkrankungen mit hohem Fieber ein; *Arsenicum* in den späteren Stadien, nachdem die Kräfte des Patienten sehr gesunken sind, oder bei den niederen Graden der typhösen Fieber. Der *Aconit*-Patient wirft sich in Schmerz und Angst hin und her. Der *Arsenicum*-Patient ist zu schwach, sich hin und her zu werfen, wozu ihn Angst und Unruhe treiben möchten. Er kann sich nicht umherbewegen wie er möchte, verlangt jedoch von einer Stelle zur anderen, von Bett zu Bett gebracht zu werden, während ihn die leichteste Anstrengung seinerseits furchtbar erschöpft. Er hat Todesfurcht, aber nicht die Angst wie bei *Aconitum*, sondern mehr eine Besorgnis und ein Gefühl, daß es nutzlos sei, Arznei zu nehmen, denn es gehe zum Sterben und er sei unheilbar.

Die geistige Unruhe ist ebenso stark wie die körperliche. Er hat Angstanfälle, die ihn nachts aus dem Bett treiben. Selbst wenn kein Schmerz besteht, verlangt er fortwährend die Stelle zu wechseln und geht, wenn er kräftig genug ist, selbst umher, aus keinem anderen Grunde als weil er sich nicht ruhig verhalten kann. In Fällen, die dieses Mittel erfordern, bemerkt man oft, als erste wohltätige Wirkung, ein Abnehmen der Beängstigung: der Patient liegt ruhig, der Schmerz ist zwar nicht viel geringer, aber er macht ihn nicht so unruhig — er kann ihn besser ertragen. Dies ist ein gutes Zeichen, und gewöhnlich folgt eine Besserung aller Symptome. Was es für eine Krankheit ist, macht wenig aus, — wenn diese beständige Unruhe und besonders die große Schwäche ebenfalls vorhanden ist, vergessen Sie *Arsenicum* nicht.

Arsenicum steht an der Spitze aller Mittel, welche die Empfindung Brennen haben, besonders bei akuten Krankheiten. Es ist jedoch keineswegs auf akute Krankheiten beschränkt, sondern wird oft bei chronischen Leiden, die bösartig sind oder zur Bösartigkeit neigen, gefunden. *Sulfur* dürfte es vielleicht im Brennen bei chronischen Leiden übertreffen. Es gibt kaum ein Organ oder Gewebe des menschlichen Körpers, wo dieses Brennen von *Arsenicum* nicht zu finden ist. Dieses Brennen wird, so befremdlich es erscheinen mag, durch Hitze bedeutend gebessert, und zwar sowohl durch örtliche Wärmeanwendung als auch durch strahlende Ofenhitze oder allgemeine Zimmerwärme. (Dies ist das gerade Gegenteil von *Secale cornutum*; denn während die Stelle an sich kalt ist, brennt sie dennoch, heiße Umschläge aber sind unerträglich, selbst Bedeckung verträgt sie nicht.) Bei Rachenkatarrh mit wundmachendem Schnupfen bessern heiße Anwendungen das Brennen sowohl im Halse als auch in der Nase. Das Brennen im Hals wird durch heißes Essen oder heiße Getränke besser. Dies ist die Hauptmodalität, welche es uns ermöglicht, zwischen diesem Mittel und *Cepa* und *Mercurius* zu wählen; denn alle drei haben Fließschnupfen. Ich hatte einst einen Fall von sehr heftigen Magenschmerzen, hervorgerufen durch Unterdrückung eines Ekzems an der Hand. Ich wußte nichts von der Unterdrückung, verordnete aber, weil die Schmerzen gegen Mitternacht auftraten, bis gegen 3 Uhr morgens anhielten, während welcher Zeit die Patientin in heftigen Schmerzen durch die Zimmer lief, und dabei heftiges Brennen im Magen bestand, *Arsenicum*. Nachdem sie *Arsenicum* genommen hatte, kam nur noch ein leichter Anfall; aber als ich sie besuchte, fragte sie: „Doktor, kann das Mittel Salzfluß hervorrufen?“ Da fand ich heraus, daß das Ekzem durch Anwendung einer Salbe unterdrückt worden war, und sagte ihr, daß sie die Magenschmerzen jederzeit wieder hervorrufen könne, wenn sie nämlich den Ausschlag wieder unterdrückte. Das wollte sie natürlich nicht.

Arsenicum ist eins unserer besten Mittel gegen Fieber mit typhusartigem Charakter. Es ist so nützlich, daß Baehr sagt: „Seitdem wir wissen, daß *Arsenicum* mehr als jedes andere Mittel für die schlimmsten Formen von Infektionskrankheiten paßt, scheint es unrecht, seine Verordnung hinauszuschieben, bis die es anzeigenden Symptome ihren bösartigsten Grad erreicht haben“, und weiter: „wir raten daher, *Arsenicum* viel häufiger, als es gewöhnlich der Fall ist, schon zu Anfang eines Anfalles zu geben und nicht erst zu warten, bis sich die Krankheit in ihrer gefährlichsten Form völlig entwickelt hat." Ich halte dies für keine richtige Schlußfolgerung und keinen guten Rat, denn ich habe niemals irgendeine Regel gefunden, nach der ich von Anfang an hätte unterscheiden können, daß ein Fall später einen gefährlichen oder bösartigen Charakter annehmen würde, der immer die Anwendung von *Arsenicum* erfordern würde. Während wir nicht zu warten brauchen, bis ein Fall den „bösartigsten" Grad erreicht hat, der *Arsenicum* erfordert, würde es anderseits nicht gerechtfertigt sein, *Arsenicum* oder irgendein anderes Mittel in der Vorausnahme eines Zustandes, der niemals einzutreten braucht, zu verordnen. *Arsenicum* ist nicht das einzige Mittel, das diese bösartigen Fälle zu heilen vermag, und woher sollen wir wissen, ob nicht *Acidum muriaticum* oder *Carbo vegetabilis* das Mittel sein wird, wenn der Fall entwickelt ist? Es gibt keine andere zuverlässige oder wissenschaftliche Regel, als den Fall in allen Stadien der Krankheit mit dem jeweils angezeigten Mittel zu behandeln, ohne den Versuch zu machen, voraussichtliche Zustände oder zukünftige Möglichkeiten zu behandeln.

Es ist hier nicht der Ort, um alle Anzeigen für *Arsenicum* bei typhusartigen Krankheitszuständen zu geben, da es zuviel Raum einnehmen würde und sie in Raue, Lilienthal oder jedem guten Lehrbuch gefunden werden können. — *Arsenicum* ist ferner eins unserer besten Mittel bei Wechselfieber, besonders nach *Chinin*-Mißbrauch. Strenge Individualisierung ist hier wie anderwärts nötig.

Arsenicum wirkt stark auf den ganzen Verdauungskanal von den Lippen bis zum After. Die Lippen sind trocken, ausgedörrt und aufgesprungen, so daß sie der Patient oft leckt, um sie zu befeuchten. Die Zunge sieht sehr verschieden aus. Sie kann trocken und rot sein, mit erhabenen Papillen, oder rot mit Zahneindrücken an den Rändern, oder weiß wie Kreide oder weiße Farbe, oder trocken, braun oder schwarz, besonders bei typhusartigen Zuständen. Der Mund ist trocken oder mit Schwämmchen besetzt, geschwürig oder brandig. Der Schlund desgleichen. Der Durst ist unbeschreiblich stark, doch sonderbarerweise kann der Patient trotzdem nur ein klein wenig Wasser auf einmal zu sich nehmen. Der Magen ist so reizbar, daß die geringste Aufnahme von Speisen oder Getränken Beschwerden und Schmerzen verursacht oder unmittelbar Erbrechen erregt oder Stuhlgang oder beides zugleich. Kalte Getränke, Eiswasser oder besonders Speiseeis sind unzuträglich und erzeugen Beschwerden. Das Erbrochene kann Wasser, Schleim mit Galle, Blut oder kaffeesatzähnliche Masse sein.

Die Magenschmerzen sind fürchterlich und werden durch die geringste Aufnahme fester oder flüssiger Nahrung verschlimmert, besonders durch kalte Sachen. Die Leibschmerzen sind ebenfalls heftig und veranlassen den Patienten, sich in allen möglichen Lagen und Richtungen zu drehen und zu winden. Diarrhöe mit allerhand Stühlen, von einfach wäßrigen bis schwarzen, blutigen und entsetzlich stinkenden, und endlich am Ende des Darmtraktes finden wir Hämorrhoiden. Bei jedem dieser Leiden, irgendwo am ganzen Verdauungskanal und von der leichtesten Reizung an bis zu den heftigsten, entzündlichen und bösartigen Formen einer Erkrankung, werden wir stets das charakteristische Brennen dieses Mittels, in höherem oder geringerem Grade, vorfinden, dazu die nicht minder charakteristische Besserung durch Hitze und weiter, wenn auch nicht so ausnahmslos, Verschlimmerung gegen Mitternacht.

Der Wirkungskreis von *Arsenicum* erstreckt sich auch auf Erkrankungen der Atmungsorgane. Zuerst steht es bei akutem Schnupfen in erster Linie, wo man oft die Wahl zwischen diesem Mittel, *Cepa* und *Mercurius* hat. *Arsenicum* hat Fließschnupfen, welcher die Lippen und Nasenflügel ätzt, und mehr Brennen als die beiden anderen Mittel. Oft folgt es gut nach *Mercurius*, wenn dieses Mittel nur teilweise bessert.

Arsenicum ist bei vielen Lungenleiden besonders wirksam, bei denen sehr starke Atembeklemmungen bestehen. Die Atmung ist pfeifend mit Husten und schaumigem Auswurf. Der Patient kann nicht liegen, muß aufrecht sitzen, um zu atmen, und ist nicht imstande sich zu bewegen, ohne völlig außer Atem zu kommen. Die Luftwege scheinen verengt zu sein. *Arsenicum* ist besonders dienlich bei asthmatischen Leiden, welche durch unterdrückte Ausschläge verursacht oder verschlimmert werden, wie Lungenentzündung durch zurückgetretene Masern oder selbst chronische Lungenleiden durch unterdrücktes Ekzem. Ich erinnere mich eines Asthmafalles, der schon seit Jahren bestand, zu welchem ich gegen Mitternacht gerufen wurde, weil man befürchtete, die Patientin könne bis zum Morgen sterben; ich fand, daß ihre Anfälle immer gegen 1 Uhr nachts kamen, gab *Arsenicum* D 30 und heilte sie damit vollständig.

Das Symptom von Rollin R. Gregg: „schneidender, festsitzender oder schießender Schmerz in der Spitze und durch das obere Drittel der rechten Lunge“, ist ein Juwel und hat mich in den Stand gesetzt, eine Anzahl Fälle von hartnäckigen Lungenleiden zu heilen. Im letzten Stadium von Lungenentzündung alter Leute, mit brandigem Auswurf, hat dieses Mittel, wenn die übrigen Symptome entsprachen, oft das Leben gerettet. Das Brennen wird auch hier häufig wie anderwärts gefunden. *Arsenicum* ist auch eins unserer besten Mittel bei Brustfellergüssen.

Arsenicum wirkt ferner tiefgreifend auf das Nervensystem ein. Zu der charakteristischen Unruhe, von der wir so viel gesprochen haben, kommt eine große Erschöpfung hinzu. Diese Erschöpfung ist bei den meisten Krankheiten, bei akuten wie bei chronischen, bei denen *Arsenicum* angezeigt ist, vorhanden. So paßt in typhusähnlichen Krankheitszuständen kein Mittel besser für die Erschöpfung. *Carbo vegetabilis* und *Acidum muriaticum* gleichen ihm; sie unterscheiden sich dadurch, daß der *Arsenicum*-Patient sich fortwährend bewegen oder bewegt sein will, während bei den beiden anderen Mitteln ähnliche Lebenszeichen fast völlig fehlen. Selbst wenn der *Arsenicum*-Patient nicht ans Bett gefesselt ist, so ist er bei akuten oder chronischen Krankheiten so schwach, daß er von der geringsten Anstrengung erschöpft ist und sich legen muß. Zuweilen stellt sich dieser äußerste Grad von Erschöpfung sehr rasch ein. Weiter ist es eine allgemeine Erschöpfung, keine örtliche, wie das Schwächegefühl in der Brust von *Acidum phosphoricum*, *Stannum* und *Sulfur*, oder im Unterleib wie *Phosphorus*, oder im Magen wie *Ignatia*, *Hydrastis* und *Sepia*. Nun, ich weiß nicht, wie ich den Wert von Erschöpfung als ein *Arsenicum*-Symptom deutlicher machen kann.

Wenn wir zu den Geweben kommen, finden wir, daß unser Mittel fast überall wirksam ist.

Es greift das Blut an, indem es sepsisähnliche Veränderungen, Exantheme, Ekchymosen, Petechien usw. erzeugt.

Es greift die Adern an, Varicen brennen wie Feuer, <nachts.

Es greift die serösen Häute an, erzeugt reichliche seröse Exsudate.

Es greift die Drüsen an, welche verhärten oder eitern.

Es greift die Knochenhaut an.

Es greift die Gelenke an; verursacht blasse Anschwellungen, brennende Schmerzen usw.

Es erzeugt entzündliche Anschwellungen mit brennenden, lanzinierenden Schmerzen.

Es erregt allgemeine Hautwassersucht, Haut blaß, wachs- oder erdfarben, starker Durst (*Apis* durstlos).

Es verursacht schnelle Abmagerung, Atrophie der Kinder.

Es verursacht Geschwürbildungen, die sich beständig in die Breite ausdehnen. Die Geschwüre brennen wie Feuer, Schmerz selbst während des Schlafes, der Eiterausfluß kann reichlich oder spärlich sein, die Basis blau, schwarz oder speckig.

Karbunkel brennen wie Feuer; kalte, blaue Haut, trocken wie Pergament, schält sich in großen Schuppen ab.

„Kalter Brand“; die Stellen sehen schwarz aus oder brennen wie Feuer.

„Gangrän“ >von Hitze (<: *Secale*).

„Pergament“artige Trockenheit oder trockne, schuppige Haut.

Die Hautleiden dieses Mittels sind meist trocken und schuppig und fast stets brennend.

Es ist ein ausgezeichnetes Mittel gegen Leiden, die auf zurückgetretene oder unterdrückte Exantheme, wie auch auf unterdrückte chronische Ekzeme usw. zurückzuführen sind.

Es ist unmöglich und nicht der Zweck dieses Werkes, alle die Gewebsleiden, bei welchen dieses Mittel dienlich ist, auch nur mit Namen zu erwähnen.

Trotzdem ist *Arsenicum* kein Allheilmittel. Es muß, wie jedes andere Mittel, durch seine Symptome nach dem Ähnlichkeitsgesetz angezeigt sein. Seine Hauptsymptome sind Unruhe, Brennen, Erschöpfung und mitternächtliche Verschlimmerung.

Rhus Toxicodendron

Stammpflanze: *Rhus Toxicodendron;* Giftsumach

Dies ist das dritte Mittel unserer sog. Unruhe-Trias. Die Unruhe von *Rhus* kommt dadurch zustande, daß die Heftigkeit der Schmerzen durch Bewegung zeitweilig gelindert wird. Es hat auch noch eine innere Unruhe, die rein nervös ist und die den Patienten treibt, sich fortwährend zu bewegen, auch ohne daß ein besonderer Schmerz vorhanden ist, diese Unruhe ist jedoch nicht annähernd so hochgradig wie die von *Aconitum* und *Arsenicum.*

Wie bei *Bryonia,* so werden auch hier bei *Rhus* die Leitsymptome in seiner Modalität gefunden. Die Verschlimmerung durch Bewegung bei dem ersteren ist nicht weniger bezeichnend als die Verschlimmerung durch Ruhe des letzteren. Der Patient wendet und wirft sich bei *Rhus* von einer Seite zur anderen, ganz in derselben Weise wie bei *Aconitum* und *Arsenicum.* Bei *Rhus* lindert der Wechsel, während dies bei den anderen beiden nicht der Fall ist. Bei *Bryonia* leidet der Patient um so mehr, je mehr er sich bewegt, während er bei *Rhus* sich um so wohler fühlt, je mehr und je länger er sich bewegt, bis er erschöpft ist. Bei akuten Krankheiten, wie Scharlach und Typhus, und selbst in dem Hitzestadium des Wechselfiebers scheint beständige Bewegung die einzige Linderung für den Patienten zu sein. In chronischen Krankheiten, wie chronischem Rheumatismus, muß sich der Patient bewegen und empfindet anfangs Schmerzen; aber wenn er mit dem Bewegen fortfährt oder, wie er sich ausdrückt, „wenn er geschmeidig geworden ist“, fühlt er sich besser. Jedoch kann er weder bei akuten noch bei chronischen Krankheiten behaglich liegen, denn die Schmerzen kommen wieder, und er muß sich wieder bewegen, selbst wenn es ihn zuerst schmerzt. Die Schmerzen, die die Unruhe von *Rhus* veranlassen, sind nicht so peinigend wie die von *Aconitum* und *Arsenicum,* auch ist weder die Erschöpfung so stark wie bei *Arsenicum,* noch die Aufregung so stark wie bei *Aconitum. Rhus* und *Arsenicum* sind oft bei typhusähnlichen Krankheitszuständen angezeigt, *Aconitum* selten oder niemals, jedoch alle drei sind in gleicher Weise Unruhemittel.

Wenn *Arsenicum* bei echtem Typhus, wie einige glauben, an der Spitze der Reihe steht, weil es am häufigsten angezeigt ist, so kann

Rhus in allen anderen Krankheiten, die typhusähnliche Symptome aufweisen, ebenso starke Ansprüche erheben. Die wörtliche Bedeutung des Ausdruckes oder des Wortes Typhus ist Nebel, Betäubung. In allen Typhusformen, als Cerebral-, Abdominal- und Pneumotyphus bekannt, wird *Rhus* ebenso häufig wie irgendein anderes Mittel angezeigt sein. Wann immer bei Fieber oder selbst bei entzündlichen Krankheiten das Bewußtsein sich trübt (benebelt) oder Betäubung eintritt, mit murmelnden Delirien, trockner Zunge usw., so denken wir an *Rhus*. Eine trockne oder dunkel belegte Zunge mit einem dreieckigen roten Fleck auf der Spitze ist eine Hauptanzeige für dieses Mittel. Dieser Zustand des Bewußtseins und der Zunge kann bei Ruhr, Bauchfellentzündung, Lungenentzündung, Scharlach, Rheumatismus, Diphtherie, Gallen-, Remittensfieber, typhusähnlichen Krankheitszuständen usw. gefunden werden. Name und Sitz der Krankheit machen, wenn diese Symptome da sind, nichts aus. Die Betäubung, welche bei diesen Krankheiten *Rhus* erfordert, ist nicht so tief wie die, welche *Hyoscyamus* oder *Opium* erheischt, sondern stimmt mehr überein mit Mitteln wie *Baptisia, Nux moschata, Lachesis* oder *Acidum phosphoricum*. Auch ist das Delirium nicht so heftig wie dasjenige, welches Mittel wie *Belladonna, Hyoscyamus* und *Stramonium* erfordert. Sowohl die Betäubung wie das Delirium sind von milder Form, aber gleichmäßig und anhaltend. Natürlich ist die Unruhe von *Rhus* vorhanden, und der Patient wendet und dreht sich von einer Seite zur anderen, ohne davon oder von dem, was um ihn herum vorgeht, etwas zu wissen. Er wird Fragen beantworten und vielleicht richtig beantworten, aber nachher weiß er, solange er krank ist, nichts davon, und dieser Zustand kann Tage oder Wochen anhalten.

Rhus, Baptisia und *Arnica* ähneln einander sehr, so daß die Wahl manchmal schwer ist; wir werden bei der Besprechung der beiden letzteren ihre Unterscheidung klarzumachen versuchen.

Husten im Stadium des Frostes bei Wechselfieber ist ein Symptom, das uns von Dunham gegeben wurde und das ich als sehr zuverlässig bestätigen kann.

Rhus wirkt hauptsächlich auf die fibrösen Muskel- und Zellgewebe. Die Muskeln sind steif und schmerzhaft. Dies kann ein

Zeichen von Rheumatismus sein, oder es kann durch Anstrengung, durch schweres Heben oder irgendeine starke Muskelanstrengung herbeigeführt oder auch durch Einwirkung von Kälte, namentlich feuchter Kälte, hervorgerufen sein.

Dieser durch Überanstrengung erzeugte Zustand braucht nicht auf die Muskeln beschränkt zu sein, sondern es können die Sehnen, Bänder und Häute der Gelenke mitergriffen sein. Verschiedene Leiden der Rückenmuskeln und selbst der Rückenmarkshäute können durch Verrenkung kommen oder auch durch Feuchtigkeit, wie Schlafen auf feuchtem Boden oder in Betten mit feuchtem Bettzeug oder von Durchnässung bei einem Platzregen, besonders wenn man geschwitzt hat. Tatsächlich ist *Rhus* eins unserer besten Mittel bei Lumbago. Es macht nicht viel aus, welche Muskeln angestrengt oder der Feuchtigkeit ausgesetzt wurden; sofern diese Lahmheit und Steifheit herbeigeführt wurde, bleibt das Mittel dasselbe, und wenn das Hauptsymptom „Lahmheit und Steifheit, sowie Schmerz bei Beginn der Bewegung nach Ruhe oder beim Aufstehen morgens, durch fortgesetzte Bewegung gebessert" vorhanden ist, so ist *Rhus* das erste Mittel, an das zu denken ist.

Rhus ist weiterhin oft ein Mittel gegen Drüsenanschwellungen, der Parotis- und Submaxillardrüsen während Scharlach, Phlegmone bei Diphtherie oder Orbital-Phlegmone.

Es ist auch ein hervorragendes Mittel bei Hautkrankheiten. Keiner, der eine *Rhus*-Vergiftung durchgemacht hat, wird daran zweifeln, daß *Rhus* die Wirkung hat, Hautkrankheiten hervorzurufen, und natürlich werden wir zufolge unseres Heilgesetzes erwarten, sie damit heilen zu können. Wir sind nicht enttäuscht worden. Der Ausschlag von *Rhus*-Vergiftung ist blasig. Erysipelas in der blasenförmigen Abart mit der Unruhe und den Bewußtseinssymptomen dieses Mittels wird schnell dadurch geheilt. So auch manche Formen des Scharlachs. Wenn wir jedoch die Haut gerötet, glatt und glänzend finden, mit hochgradigem Fieber und Delirium, würden wir mit *Rhus* nichts ausrichten, sondern da paßt *Belladonna* oder irgendein Mittel, das diese Form des Ausschlags usw. hat.

Apis, Cantharis, Lachesis, Ailanthus und andere haben jedes ihr besonderes Aussehen der Haut bei diesen akuten Exanthemen.

Dessenungeachtet muß man jedoch daran denken, daß die leitenden Anzeigen für ein Mittel nicht in den Hautsymptomen, sondern außerhalb dieses Gebietes liegen.

Wenn bei Variola der Ausschlag sich blaugrau verfärbt und typhusähnliche Symptome hinzutreten, können wir auf eine gute Wirkung von *Rhus* rechnen. Wahrscheinlich wird kein Mittel bei Herpes Zoster häufiger dienlich gefunden als dieses.

Rhus ist bei chronischen Hautkrankheiten nicht minder wertvoll als bei akuten. Ekzeme mit Bläschenbildung werden häufig damit geheilt; dabei besteht heftiges Jucken, das durch Kratzen nicht besonders gelindert wird. In all solchen Fällen gelten natürlich die in der Konstitution begründeten Symptome ebensoviel wie die örtlichen. Was die Dosis betrifft, so habe ich sowohl hohe als tiefe angewendet und finde es in allen Abstufungen nützlich, jedoch habe ich mir auf meiner eigenen Potenziermaschine eine 1000. Potenz selbst hergestellt, welche mir so oft die besten Dienste geleistet hat, daß ich es nicht unterlassen kann, sie hier zu erwähnen.

Belladonna

Stammpflanze: *Atropa Belladonna;* Tollkirsche

Wir kommen nun zur Betrachtung der Mittel, die ich die Trias der Deliriummittel nenne, *Belladonna, Hyoscyamus* und *Stramonium.* Viele andere Mittel haben Delirium, aber diese drei verdienen an die Spitze gestellt zu werden. *Belladonna* kann ebensogut ein Kopfmittel genannt werden. Bei den meisten Beschwerden, wo dieses Mittel angezeigt ist, überwiegen die Kopfsymptome. Alles Blut scheint nach dem Kopf zu drängen (*Amylium nitrosum, Glonoinum, Melilotus*). Der Kopf ist heiß, während die Extremitäten kalt sind. Die Augen sind rot und blutunterlaufen. Das Gesicht ist ebenfalls rot, beinahe purpurrot. Die Halsschlagadern klopfen so stark, daß es deutlich sichtbar ist. Dabei besteht entweder heftiger Schmerz, Druck oder Gefühl von Vollsein, oder ein Zustand von Benommenheit. Es werden sehr heftige Delirien mit oder ohne jede Schmerzäußerung beobachtet. Dabei bildet sich der Patient ein, „Geister, schreckliche Gesichter, Tiere und Insekten zu sehen"; er fürchtet allerhand eingebildete Dinge und will ihnen entfliehen, bricht in Gelächter aus oder schreit und knirscht mit den Zähnen, beißt und schlägt um sich, kurz, er führt allerlei Gewaltakte aus und ist nur schwer zu bändigen. Kein Mittel hat so ausgesprochen heftiges Delirium wie *Belladonna.* Einer der charakteristischen Züge von *Belladonna* bei Delirium, im Vergleich zu den beiden anderen Mitteln, ist die schon erwähnte ausgesprochene, augenscheinliche Blutüberfüllung des Gehirns. In demselben Maße, wie das Klopfen der Halsschlagadern, die Hitze, die Röte und der Blutandrang im Gesicht und der Augenbindehaut vergehen, läßt das Delirium nach. *Belladonna* kann bei Delirium auch einmal blasses Gesicht haben, jedoch ist das eine Ausnahme. Selbst die Oberlippe ist mit Blut überfüllt und geschwollen.

Bei lokalisierten Entzündungen ist *Belladonna* im ersten Stadium ebenso häufig das Hauptmittel wie irgendein anderes. Es macht nichts aus, wo sie lokalisiert sind, ob im Kopf, Hals, in den Brüsten oder sonstwo, wenn sie nur plötzlich auftreten, einen schnellen Verlauf nehmen, rot sind, schmerzhaft und besonders klopfend. Es ist erstaunlich, wie viele rein örtliche Entzündungen, selbst ein Karbunkel oder Furunkel, das Allgemeinbefinden und den Kreislauf derart stören, daß sie das allgemeine Entzündungsfieber mit den charakteristischen Kopfsymptomen, für die *Belladonna* paßt, hervorrufen, und nicht minder erstaunlich, wie dieses Mittel den ganzen Zustand, sowohl örtlich wie im allgemeinen, beherrscht, wenn es angezeigt ist. Wie! rufen die Anhänger von örtlichen Anwendungen, *Belladonna* innerlich gegen einen Furunkel an der Hand oder am Fuß geben? Ja, in der Tat, nicht nur *Belladonna,* sondern *Mercurius, Hepar sulfuris, Tarantula* und viele andere, und dabei braucht man überhaupt keine örtliche Behandlung. Dieses Mittel ist nur in dem ersten, kongestiven oder aktiven Entzündungsstadium am Platze; dann aber, richtig angewendet, wird es häufig die ganze Sache beseitigen und gar nicht erst zu den weiteren Stadien kommen lassen, oder wenn doch, sie so mildern, daß sie verhältnismäßig harmlos verlaufen.

Belladonna ist eins unserer besten Mittel bei Kinderkrankheiten und nimmt es selbst mit *Chamomilla* auf. Sie kommen plötzlich, fast ohne Vorboten. Dieses plötzliche und heftige Auftreten von Fieber kommt zuweilen auch bei *Cina*-Fällen vor, jedoch ist dann

Wurmkrankheit damit verbunden. Das Kind ist in einer Minute wohl, in der nächsten krank; und in diesen Fällen ist es ein sehr charakteristisches Symptom, daß das Kind sehr heiß mit rotem Gesicht und wie benommen ist; es fährt jedoch alle Augenblicke in die Höhe oder zuckt im Schlafe zusammen, als wenn es in Krämpfe fallen wollte. Dieser Zustand wird bei Kindern oft beobachtet, und dann wirkt *Belladonna* wie „Öl auf stürmische See". Man merke: *Belladonna*-Entzündungen sind mehr auf eine Stelle beschränkt als die von *Aconitum*. Ich schilderte den Unterschied zwischen diesen beiden Mitteln bei Entzündungen und entzündlichen Fiebern, als ich *Aconitum* behandelte. Es ist nutzlos, sie im Wechsel zu geben. Manche tun es; aber dadurch, daß sie es tun, beweisen sie nur ihre Unwissenheit.

Die charakteristischen Allgemeinsymptome (Empfindungen, Zustände, Konstitutionen, Modalitäten betreffend), die sich bei den Kranken und den Prüfern in Übereinstimmung finden, sind nicht immer leicht zu verstehen. Der Versuch, sie vom pathologischen Standpunkte aus zu erklären, ist nicht immer möglich oder notwendig, selbst wenn es möglich wäre. Sie einfach als Tatsache anzunehmen, ist oft vernünftiger, als lange zu warten und dann zu merken, daß sie unauffindbar sind. Auf Grund dessen, was wir wissen, zu verordnen, ist besser als zu warten, weil wir es nicht erklären oder keinen Grund dafür angeben können. Z. B. ist nicht leicht zu sagen, warum „die Schmerzen von *Belladonna* plötzlich erscheinen und nach einiger Zeit ebenso plötzlich, wie sie kamen, verschwinden", während jene von *Stannum* „allmählich bis zum höchsten Grad zunehmen und ebenso allmählich sich vermindern", oder bei *Acidum sulfuricum* „langsam beginnen und sich plötzlich vermindern" oder „allmählich heftiger werden und plötzlich aufhören"; aber es ist so, und die Annahme dieser Tatsachen setzt den homöopathischen Praktiker in den Stand, seinen Patienten zu heilen, ob er sie erklären kann oder nicht. Sicherlich haben diese Symptome ihre pathologische Begründung, wenn wir sie nur geben könnten; aber indem wir nach unserem Ähnlichkeitsgesetz handeln, können wir unsere Patienten heilen und sind nicht ratlos und ohne Wegweiser, solange wir sie noch nicht deuten können. Wir wissen, daß diese Symptome die natürliche Äußerung des pathologischen Zustandes sind und daß die Verordnung eines Mittels, welches imstande ist, eine ähnliche Reaktion hervorzurufen, den Patienten heilt. Was ist weiter nötig? Entweder ist das richtig, oder aber die Homöopathie ist Humbug.

Die einfache, vollauf bewiesene Tatsache, daß ein Mittel, dessen Symptome mit den Symptomen des Patienten übereinstimmen, ihn heilt (wenn eine Heilung überhaupt möglich ist), wobei es auf die Pathologie nicht ankommt, ist eine der größten Entdeckungen wissenschaftlicher Forschung. Lang lebe der Name Hahnemanns, des Entdeckers!

Nach dem bisher Gesagten dürften Sie erwarten, daß dieses Mittel gut sein wird gegen kongestive Kopfschmerzen, und es ist in der Tat so, und nicht nur gegen diese, sondern auch gegen neuralgische Kopfschmerzen. Klopfende Schmerzen mit dem schon erwähnten augenscheinlichen Blutandrang nach dem Kopf. *Belladonna*-Kopfschmerzen, ob kongestive oder neuralgische, werden schlimmer durch Sichnachvornneigen, Hinunterbeugen oder Niederlegen, durch alles, was den Patienten aus seiner aufrechten Lage bringt. „Schlimmer durch Niederlegen" scheint in der Tat ein sehr zuverlässiges allgemeines Symptom zu sein. Der ältere Lippe erzählte mir einst einen Fall von einer schon lange bestehenden schmerzhaften, verdächtigen Vergrößerung oder Anschwellung der Brust, welche, wie er sich ausdrückte, ein Fall wie für den Chirurgen geschaffen zu sein schien (Krebs) und die durch wenige Gaben *Belladonna,* auf welche er durch dieses Symptom, Schmerzen durch Niederlegen sehr verschlimmert, kam, völlig geheilt wurde. Seitdem habe ich dieses Symptom in vielen verschiedenartigen Fällen beobachtet und bestätigt. Ich will mich nicht dabei aufhalten, alle Symptome, die bei *Belladonna*-Kopfschmerzen vorhanden sein können, anzuführen.

Kein Mittel hat ausgedehntere Beziehung zum Hals. Das Brennen, die Trockenheit (*Sabadilla*), das Gefühl von Zusammenschnüren (beständiges Verlangen zu schlucken, um das Trockenheitsgefühl zu lindern, *Lyssinum*), mit oder ohne Anschwellung des Gaumens und der Mandeln, sind zuweilen sehr heftig. Ich war einst bei einem Vergiftungsfall zugegen, bei dem diese Symptome furchtbar qualvoll waren.

Es gibt zwei sehr charakteristische Symptome in der Bauchgegend, nämlich: „Empfindlichkeit des Bauches, durch die leichteste Erschütterung verschlimmert, z. B. beim Gehen oder Auftreten, oder selbst durch die Erschütterung des Bettes oder Stuhles“ und „Drängen nach unten, als wenn der Bauchinhalt durch die Vulva herausgepreßt würde, <morgens.“ Dieses letzte Symptom wird auch unter anderen Mitteln gefunden, besonders *Lilium tigrinum* und *Sepia.* Bei *Belladonna* ist mit diesem Drängen nach abwärts häufig ein Schmerz im Rücken verbunden, „als wollte er brechen“. „Auffahren und Zucken im Schlaf“ oder beim Einschlafen ist charakteristisch; ebenso auch: „schläfrig, aber kann nicht schlafen“ und „stöhnt im Schlaf“.

Der *Belladonna*-Patient verlangt den Kopf einzuhüllen oder zu bedecken; erkältet sich im bloßen Kopf oder nach dem Haarschneiden (*Silicea*) (*Glonoinum* kann die Kopfbedeckung nicht vertragen).

Gleichmäßige, glatte, glänzende Scharlachröte der Haut, so heiß, daß in der anfühlenden Hand ein brennendes Gefühl entsteht, ist sehr charakteristisch (H. N. Guernsey).

Konvulsionen werden mit anderen *Belladonna*-Symptomen unter diesem Mittel sehr häufig gefunden.

Ich habe mich bemüht, hier einen Umriß dieses wichtigen Mittels zu geben. Es könnte nichts schaden, einen ganzen Band über seine Heilkräfte zu schreiben. Kein Mittel würde schwerer als dieses vermißt werden, wenn es aus unserer großen Materia medica gestrichen würde; doch wir müssen es hier verlassen und schreiten zu

Hyoscyamus

Stammpflanze: *Hyoscyamus niger;* Bilsenkraut

welches wie *Belladonna* Delirium hat, jedoch hochgradiges mit geringerem wechselnd. Bei *Belladonna* herrscht die heftige Form vor, während die ruhige oder benommene Art die Ausnahme ist. Bei *Hyoscyamus* ist es gerade umgekehrt. Die Benommenheit herrscht vor, mit gelegentlichen Ausbrüchen der heftigen Form. Das Gesicht des *Belladonna*-Patienten ist rot, das des *Hyoscyamus*-Patienten bleich und eingefallen. Der *Hyoscyamus*-Patient ist schwach und die Schwäche nimmt zu. Seine heftigen Deliriumausbrüche können wegen der Schwäche nicht lange anhalten. Dies ist weder bei *Belladonna* noch bei *Stramonium* so sehr der Fall. Die *Hyoscyamus*-Patienten können mit heftigen Deliriumausbrüchen beginnen; diese werden jedoch milder und weniger häufig, und die Betäubung nimmt zu, bis völlige Bewußtlosigkeit eintritt, so daß es manchmal schwierig ist, zwischen diesem Mittel und *Opium* zu wählen.

Der Fall nimmt schnell typhusähnliche Symptome an. Die Zunge wird trocken und steif, das Bewußtsein so getrübt, daß, wenn es auch gelingt, den Patienten so weit zu ermuntern, daß er auf Fragen richtig anwortet, er doch gleich darauf wieder in seinen Betäubungszustand verfällt. Dieser bewußtlose Zustand kann selbst bei weit geöffneten Augen anhalten, die im Zimmer herumstieren, aber nichts sehen als Flocken, nach welchen der Patient langt und greift; zupft am Bettzeug, murmelt undeutlich oder sagt stundenlang kein Wort. Die Zähne sind mit Unreinigkeiten überzogen, der Unterkiefer sinkt herab; Stuhl und Urin gehen unwillkürlich ab; also das völlige Bild großer Erschöpfung des Geistes und Körpers. Dieses ist ein Krankenbild von *Hyoscyamus,* wie wir es oft bei Typhus oder typhusähnlicher Lungenentzündung (wo es das beste mir bekannte Mittel ist), bei Scharlach und anderen Erkrankungen finden. Es ist ein vortreffliches Mittel, aber von engerem Wirkungskreise als *Belladonna.*

Hyoscyamus ist nicht nur ein wichtiges Mittel bei den erwähnten akuten Krankheiten, sondern auch eins der brauchbarsten bei chronischen Manien. Wenn das akute Delirium in die ruhige Form, Manie genannt, übergeht, ist dieses Mittel weitaus am zuverlässigsten. Es ist hier viel häufiger von Nutzen als *Belladonna.* Ferner, wenn die Manie nach einer akuten Krankheit auftritt, ist es noch eins unserer Hauptmittel. In diesen Formen von Manie gibt es einige sehr bestimmte Symptome, die es erfordern, z. B.: der Patient ist sehr argwöhnisch, will die Arznei nicht nehmen, weil er glaubt, man wolle ihn vergiften, oder meint, irgendein Anschlag sei gegen ihn geplant. Er ist eifersüchtig auf andere, oder die erste Ursache des Anfalls ist Eifersucht. Ferner nimmt die Manie oft eine laszive Form an. Der Patient deckt sich auf und entblößt sich, singt und schwatzt verliebtes Zeug. Bei dieser Form von Manie steht *Hyoscyamus* an der Spitze aller Mittel. Der Patient neigt, wie beim akuten Delirium, zu abwechselnd gelinden und heftigen Manifestationen; zu einer Zeit so sanft und ängstlich, daß er sich vor jedermann verbergen möchte, ist er dann wieder so heftig, daß er angreift, schlägt, kratzt und jeden, der in seinen Bereich kommt, zu verletzen sucht.

Bei der *Hyoscyamus*-Manie ist der Kranke gewöhnlich schwach, und so paßt dieses Mittel besonders bei Manie infolge von Altersschwäche. Natürlich ist es aber in jedem Alter brauchbar, wenn es durch die Symptome angezeigt ist.

Die nervösen Manifestationen dieses Mittels sind nicht auf Gehirnsymptome beschränkt, sondern scheinen das ganze System zu umfassen. Wie H. N. Guernsey sagt: „Jeder Muskel im Körper zuckt, von den Augen bis zu den Zehen.“ Dies ist eine Hauptanzeige für seinen Gebrauch bei Konvulsionen, ob epileptisch oder nicht. Die Krämpfe sind gewöhnlich klonische, nicht tonische wie bei *Nux vomica* oder *Strychninum*. Auch sind sie nicht so heftig wie bei *Cicuta virosa*, jedoch ist das allgemeine Muskelzucken bei Konvulsionen charakteristisch, wie es das Sehnenhüpfen bei Typhus ist.

Hyoscyamus ist bei einer Form von trocknem Husten, der sich beim Niederlegen verschlimmert und beim Aufsitzen bessert, sehr brauchbar. Hier ist es besonders bei alten Leuten sehr dienlich. Ich habe schon auf seine große Brauchbarkeit bei Lungenentzündung hingewiesen und möchte hervorheben, daß ich es für das Hauptmittel bei der typhösen Form dieser Erkrankung halte. Wenigstens hat es für mich Wunder verrichtet.

Es ist ebenfalls bei der typhösen Form des Scharlachs sehr nützlich und ergänzt in jenen Fällen *Rhus Toxicodendron*. Ich gebe die beiden Mittel niemals im Wechsel, sondern setze, wenn die Benommenheit und das Delirium trotz *Rhus* zunehmen, *Rhus* einen oder zwei Tage aus und gebe *Hyoscyamus*, das den Fall so weit zu bessern pflegt, daß *Rhus* wieder in Anwendung kommen und ihn glücklich zu Ende führen kann. Dies ist der einzige Fall von Wechselgaben, dessen ich mich jemals schuldig gemacht habe. Es ist das wie bei Hahnemann, wenn er bei Fiebern *Bryonia* und *Rhus* im Wechsel gab.

Stramonium

Stammpflanze: *Datura Stramonium;* Stechapfel

Das letzte der Trias ist vorzüglich das Mittel für hochgradiges Delirium, welches sich von den beiden anderen hauptsächlich durch den Grad der Heftigkeit unterscheidet.

Die Raserei ist manchmal furchtbar. Singen, Lachen, Grinsen, Pfeifen, Schreien, kläglich Beten oder gräßlich Fluchen und mehr als bei allen anderen Mitteln Geschwätzigkeit. Ferner wirft sich der Patient in alle möglichen Lagen, die seinem veränderlichen Delirium entsprechen, kreuzweise, lang ausgestreckt, rollt sich wie eine Kugel zusammen oder macht sich steif, oder fährt plötzlich mit dem Kopf aus den Kissen in die Höhe. Die Gegenstände erscheinen ihm verkehrt und schief.

Der ganze innere Mund ist wie roh; die Zunge kann nach einer Weile steif oder gelähmt werden. Stühle locker, schwärzlich, riechen wie Aas, oder kein Stuhl und Urin. Später kann vollständiger Verlust des Gesichts, des Gehörs und der Sprache eintreten, mit erweiterten, starren Pupillen und profusem Schweiß, der aber keine Linderung verschafft. Der Tod ist der notwendige Abschluß dieser Szene, wenn nicht *Stramonium* hilft.

Von allen Mitteln hat *Stramonium* am meisten Geschwätzigkeit.

Hyoscyamus hat am meisten gefühllose Betäubung.

Belladonna steht in dieser Hinsicht in der Mitte zwischen beiden.

Stramonium wirft sich umher, fährt mit dem Kopf aus den Kissen auf.

Hyoscyamus zuckt, zupft, langt in die Luft, liegt sonst aber ziemlich still.

Belladonna fährt hoch oder springt auf beim Einschlafen oder Erwachen.

Alle haben zeitweise das Verlangen zu entfliehen.

Derselbe Zustand des Geistes und Sensoriums wird bei chronischen und akuten Manien gefunden. Ich habe mehrere solcher Fälle geheilt. Einer betraf eine ungefähr 30jährige Dame, welche sich auf einem Ausfluge in der Sonne überhitzt hatte. Sie war ein angesehenes Mitglied der Presbyterianerkirche, hielt sich aber für verloren und ließ mich sechs Morgen hintereinander rufen, um sie sterben zu sehen. Verloren, verloren, verloren, ewig verloren! war ihr Thema, und sie bat den Geistlichen, den Arzt und jedermann, für sie und mit ihr zu beten, sprach Tag und Nacht darüber. Ich mußte sie in ihrem Zimmer isolieren, denn sie wollte keinen Augenblick schlafen oder irgendeinen anderen schlafen lassen.

Sie bildete sich ein, ihr Kopf sei so dick wie ein Scheffelmaß, und ließ mich ihre Beine untersuchen, von denen sie behauptete, sie seien so groß wie eine Kirche. Nachdem ich sie etliche Wochen mit *Glonoinum, Lachesis, Natrium carbonicum* und anderen auf Grund der Ursache gewählten Mitteln ohne die geringste Besserung ihres Zustandes behandelt hatte, gab ich ihr *Stramonium,* welches ihre Symptome deckte, und nach 24 Stunden war jede Spur der Manie vergangen. Ohne die Ermutigung, die ich dem Ehemann gab, daß ich sie heilen könnte, wäre sie in das Utica-Asyl gebracht worden, wohin ihren Freunden von Allopathen geraten worden war sie zu bringen. Ich gab ihr die 6. Potenz.

Ich heilte später einen ebenso schlimmen Fall mit der 100. Potenz und könnte über andere ebenso bemerkenswerte Heilerfahrungen berichten, aber wozu das?

Nach den hauptsächlichsten Anwendungen dieses Mittels will ich noch einige Symptome erwähnen, die sich als sehr zuverlässige Wegweiser erwiesen haben:

Wankt im Dunkeln oder mit geschlossenen Augen.

Augen weit geöffnet, hervortretend; glänzende, stark erweiterte Pupillen.

Verlangen nach Helligkeit und Gesellschaft.

Gesicht heiß und gerötet, umschriebene Wangenröte.

Konvulsionen, $<$ durch helles Licht.

Mund und Hals trocken (*Belladonna*).

Furcht vor Wasser und Widerwillen gegen alles Flüssige.

Metrorrhagie, mit den charakteristischen Geistessymptomen.

Heftiger Schmerz bei Hüftleiden oder Abszessen.

Eine Seite gelähmt, die andere in Zuckungen (*Belladonna*).

Völlige Schmerzlosigkeit (*Opium*).

Lachesis

Urstoff: Gift der *Lachesis muta* (Klapperschlange)

Dr. Constantin Hering gebührt die Ehre, die vortrefflichen, heilkräftigen Eigenschaften dieses Schlangengiftes enthüllt und eingeführt zu haben. Wenn er weiter nichts für die Heilkunde getan hätte, so würde ihm die Welt ewige Dankbarkeit schulden. Das allein würde ihn unsterblich machen. Er hat aber noch mehr Verdienste. Dessenungeachtet schrieb Chas. Hempel im ersten Bande seiner Materia medica: „Trotz aller gegenteiligen Anstrengungen hat sich meinem Geist allmählich die Überzeugung aufgedrängt, daß die angebliche Pathogenese von *Lachesis,* die aus Herings sonst verdienstvollen und höchst lobenswerten Arbeiten herrührt, eine große Täuschung ist und daß mit Ausnahme der Giftwirkungen, von welchen die Veröffentlichung reichlich durchsetzt ist, die Bewertung der Symptome unzuverlässig ist." Hempel modifiziert, glaube ich, in späteren Ausgaben seine Ansichten etwas.

Nun ist es interessant, zu bemerken, daß in Allens Enzyklopädie der reinen Arzneimittellehre die bestätigten und besonders die fettgedruckten Symptome fast durchweg Bestätigungen von Prüfungen sind, die mit der 30. Potenz gemacht wurden. Es ist auch bedeutsam, daß die Prüfungen von Hahnemanns Polychresten, die zumeist mit den höheren Potenzen angestellt wurden, zu den brauchbarsten und zuverlässigsten gehören, die wir heute haben. Einige haben das Vertrauen zu allen Mittelprüfungen, welche mit der 30. Potenz und höheren gemacht wurden, zu vernichten gesucht, und nicht allein das, sondern auch in die Heilkraft der 30. Potenz, selbst wenn die Prüfungen mit massiveren Gaben angestellt wurden. Bei uns, die wir den Wert dieser Potenzen kennen, erregen alle solche Anstrengungen nur Mitleid. Jedoch viele, die es nicht wissen, sind irregeführt und voreingenommen, so daß sie niemals wagen, selber Versuche damit zu machen. Zu all solchen sagen wir: verlaßt euch nicht auf irgend jemandes Wort, sondern prüft selber alle Dinge und „haltet an dem fest, was ihr als richtig befunden habt".

Lachesis ist ein Mittel von weitem Wirkungskreis. Es hat auf den Geist und das Sensorium eine Wirkung, die zwischen Erregung und Depression wechselt. Erläuternd für die erstere sind folgende

Symptome: „Schnelle Auffassung mit fast prophetischem Empfindungsvermögen, Ekstase, eine Art von Trance. Ungewöhnliche Redseligkeit mit schnellem Wechsel des Gegenstandes; springt plötzlich von einem Gedanken zum anderen.“ Diese Art von Erregung kann bei akuten und chronischen Krankheiten gefunden werden: bei Fieberdelirien oder bei einer länger dauernden Manie. Bei Depression findet sich: „Gedächtnisschwäche; macht Fehler beim Schreiben; Verwechslung der Zeit. Nachts Delirium, Murmeln; schläfrig; rotes Gesicht; langsames schwieriges Sprechen und herabgesunkener Unterkiefer. Fühlt sich sehr traurig, niedergeschlagen, unglücklich und im Gemüt bedrückt“, und dieser Zustand pflegt sich beim Erwachen morgens oder nach jedem Schlafen tags oder nachts zu verschlimmern. „Chronische Erkrankungen durch niederdrückende Ursachen, wie lange anhaltenden Kummer oder Sorgen.“ Dieser Depressionszustand des Mittels kann ebenfalls sowohl bei akuten als auch bei chronischen Krankheiten beobachtet werden. Ferner können diese entgegengesetzten Zustände bei derselben Person abwechselnd auftreten, und es ist eine bemerkenswerte Tatsache, daß die Schwankungen extrem sind. Natürlich sind die Ursachen dieser Geisteszustände verschieden, jedoch werden wir sie oft bei alten Säufern, bei Personen mit heruntergekommener Konstitution und bei den Beschwerden des klimakterischen Alters finden. Solche Fälle sind plötzlichen Anfällen von Versagen der Kräfte ausgesetzt sowie Ohnmachten, Schwindel von Blutandrang nach dem Kopf, der einen Schlaganfall verursacht, oder entgegengesetzten Symptomen, welche von plötzlicher Blutleere des Gehirns herrühren. Kurz, der Kreislauf ist bei *Lachesis*-Kranken sehr unbeständig. Dadurch ist es so wertvoll bei den plötzlichen Wallungen im Klimakterium.

Lachesis hat einige hervorragende Kopfsymptome, bei denen kein anderes Mittel an seine Stelle treten kann. Es ist ein vorzügliches Mittel gegen Kopfschmerzen nach Sonnenbestrahlung; natürlich läßt es sich nicht mit *Glonoinum* gegen die unmittelbaren Folgen eines Sonnenstiches vergleichen, jedoch schlägt es gut an, wenn die ersten Folgen durch jenes Mittel überwunden sind. Der Patient leidet jedesmal, wenn er sich der Sonnenhitze aussetzt, an Kopfschmerzen, und das Leiden ist chronisch geworden (*Natrium carbonicum*).

Ein anderes charakteristisches Symptom ist Schwere oder Druck auf den Scheitel (*Cactus, Glonoinum, Menyanthes*). Dieses findet man meist bei Frauenleiden in der Menopause, und in solchen Fällen ist zuweilen Brennen auf dem Scheitel damit verbunden. *Sulfur* hat dieses Symptom; aber wenn wir ihm in der Menopause begegnen, wird häufiger *Lachesis* das passende Mittel sein, wenn nicht wirklich deutliche Komplikationen vorhanden sind. *Lachesis* hat eine Mannigfaltigkeit von Kopfschmerzen, aber ich kenne nur zwei Characteristica, welche in der Praxis von großem Wert für mich waren, nämlich bei dem Kopfschmerz sehr blasses Gesicht und die Patientin schläft sich in den Kopfschmerz hinein, fürchtet sich schlafen zu gehen, weil sie mit solch schrecklichem Kopfschmerz erwacht. Diese beiden Symptome sind sehr wertvolle Anzeigen; wenn sie fehlen, würde ich meine Mittelwahl auf andere als die Kopfschmerzensymptome stützen. „Kopfschmerz, der sich bis in die Nase verbreitet, tritt meist bei akutem Katarrh auf, besonders wenn der Ausfluß unterdrückt worden ist oder nach dem Schlaf aufhört. Diese Art von Kopfschmerz findet man oft bei Heufieber mit häufigen und heftigen Niesanfällen. Wenn nun die Niesanfälle bei Heufieber nach Schlafen, selbst am Tage, sich entschieden verschlimmern, so kann *Lachesis* 2000 (Jenichen) die ganze Sache für die Saison beenden. Da ich selbst ein alter Heufieberkranker bin, so bin ich Autorität mit dieser Behauptung.

Wir kommen nun zur Wirkung von *Lachesis* auf den Verdauungskanal. Vor allem ist das Zahnfleisch häufig geschwollen und schwammig, leicht blutend; wenn dies der Fall ist, folgt *Lachesis* oft gut auf *Mercurius*. Wenn das Zahnfleisch blaurot wird, so ist dies eine verstärkte Anzeige für *Lachesis*. Ein charakteristisches Symptom von *Lachesis* findet man bei der Zunge, bei typhusartigen Erkrankungen, nämlich: streckt die Zunge nur sehr schwer hervor, sie ist sehr trocken, zittert und bleibt an den Unterzähnen hängen. Die Zunge zittert und wird nur schwer hervorgestreckt auch bei *Gelsemium*, aber sie ist da nicht so trocken wie bei *Lachesis*. Dies ist ein Zeichen großer Schwäche, jedoch bei *Gelsemium* kommt es im allerersten Anfang des Fiebers vor, während es bei *Lachesis* später eintritt. Bei *Lachesis* ist ein schlechter Geruch aus dem Munde vorhanden, der durchweg sehr trocken oder verschleimt sein kann. Hier gleicht es wieder *Mercurius*. *Lachesis* ist eins unserer besten Mittel gegen wunden Mund in dem letzten Stadium der Lungenschwindsucht. Dies ist zuweilen ein höchst qualvolles Symptom, und es ist oft sehr schwierig, Linderung zu verschaffen. Wenn *Lachesis* es bessern sollte, so fühlen sich die Patienten nach meiner Erfahrung tatsächlich auch in anderer Hinsicht so erleichtert, daß sie glauben, sie gehen nun ihrer Genesung entgegen. Dies veranlaßt mich zu der Bemerkung, daß in unheilbaren Fällen, bei denen nur noch zeitweilige Linderung übrigbleibt, wir in den homöopathisch angezeigten Arzneien das beste Mittel besitzen, diese Linderung zu verschaffen. Narcotica, Antidote, sog. Tonica und Stimulantia usw. können keinen Vergleich mit dem richtig angewendeten Simillimum aushalten, wenn es sich darum handelt, den Pfad zum unvermeidlichen Ende erträglich zu machen.

Lachesis hat seine Lorbeeren hauptsächlich bei Halsleiden geerntet. „Kehle und Nacken empfindlich gegen die leichteste Berührung oder äußeren Druck (*Sepia*), alles um die Kehle belästigt, selbst der Druck des Bettzeuges." Dies ist sehr charakteristisch. Eine andere Eigentümlichkeit ist, daß das Leerschlucken oder das Schlucken von Speichel und Flüssigkeiten viel mehr verschlimmert als das Schlucken von festen Speisen. Die Halsschmerzen strahlen bis in die Ohren aus. Dabei ist viel Schleim im Rachen, mit schmerzhaftem Räuspern. Bei Mandelentzündung und Diphtherie beginnt die Schwellung der Mandel auf der linken Seite und verbreitet sich nach rechts (*Sabadilla*). Die Schmerzen werden durch heiße Getränke verschlimmert (das Gegenteil: *Sabadilla*). Alle diese Symptome sind für *Lachesis* eigentümlich und pflegen durch Schlaf sehr viel schlimmer zu werden. Bei zu Mandelentzündung neigenden Personen, deren Beschwerden immer auf der linken Seite begannen, habe ich oft nicht allein den Anfall vereitelt, sondern auch die Veranlagung dazu geheilt.

Zuweilen nimmt der Hals ein gangränöses Aussehen an, und wenn die anderen Anzeichen vorhanden sind, so liegt darin eine weitere Anzeige für die Anwendung von *Lachesis*. Es ist eins von den Mitteln, an die man zuerst zu denken hat bei allen Krankheiten, die zunächst den Hals stärker zu affizieren scheinen, wie das bei Typhus, Lungenentzündung, Scharlach usw. vorkommt.

Wenn die Schleimhaut purpurrot oder bläulich wird, als wenn Absterben drohte, gibt es kein besseres Mittel als *Lachesis*. Es ist nicht nur ein ungewöhnlich wirksames Mittel gegen diese akuten Halsleiden, sondern auch gegen die chronischen Formen, bei denen dieselben Symptome vorhanden sind, selbst bei syphilitischen Halsleiden. Wir haben die große Empfindlichkeit des Halses gegen jegliche Berührung oder Druck nachdrücklich betont, aber damit ist es noch nicht abgetan; denn wie Lilienthal es ausdrückt, ist *Lachesis* ein großer Feind jedes Zusammenschnürenden. „Die Magengrube schmerzt bei Berührung, selbst bei dem Druck der Kleidung", „kann keinen Druck über den Hypochondrien vertragen". Im Bauch „schmerzhafte Aufgetriebenheit, Flatulenz, welche sehr belästigt, kann keinen Druck ertragen, die Hautnerven sind sehr empfindlich". „Muß die Kleider, besonders über dem Magen, sehr locker tragen, sie verursachen Beschwerden; muß selbst im Bett die Nachtkleider lockern, um Druck zu vermeiden; darf die Arme wegen des Druckes nicht über den Unterleib legen." „Der Uterus verträgt keine Berührung; muß von allem Druck befreit sein; hebt häufig die Kleider, die Unbehagen im Unterleib hervorrufen, auch wenn keine äußerliche Empfindlichkeit besteht." „Kehlkopf gegen die leichteste Berührung empfindlich, die Erstickungsgefühl verursacht, und Gefühl eines Klumpens in der Kehle." „In der Hitze, wie bei Blutwallungen, muß er die Kleider um den Hals lockern; Gefühl, als wenn sie die Blutzirkulation hemmten, mit einer Art Erstickungsgefühl." „Enge Halsbänder sind unerträglich." Ich konnte den Wert dieses Symptoms oder diese wichtige Modalität von *Lachesis,* Verschlimmerung durch Druck oder Zusammenschnüren, nicht besser ausdrücken, als indem ich die oben angeführten Symptome vollständig aus den „Guiding Symptoms" zitiere. Nach einer solchen Reihe oft bestätigter Symptome erscheint es überflüssig, noch mehr darüber zu sagen, um sie dem Gedächtnis eines jeden Arztes einzuprägen und ihm dafür Vertrauen zu erwecken. Nun, das Warum dieser fast beständigen Verschlimmerung durch Druck bei *Lachesis* und der fast ebenso beständigen Besserung durch denselben bei *Bryonia* zu erklären, überlasse ich jenen, die behaupten, dazu imstande zu sein. Ihre Unerklärbarkeit ist jedenfalls ein weiterer Beweis für den Wert der Modalitäten.

Lachesis hat einige eigentümliche Symptome von Stuhl und After. Es besteht Stuhldrang oder vielmehr ein Drängen nach unten im Rectum, das sich verschlimmert, wenn er versucht sich zu entleeren; es schmerzt dann so, daß er davon abstehen muß. Ein Gefühl besteht, als ob der After verschlossen wäre. Dies ist etwa wie der beständige oder vielmehr häufige, indes erfolglose Stuhldrang bei *Nux vomica,* oder wie das schmerzhafte Zusammenziehen von *Lycopodium,* welches entweder den Stuhlgang hindert oder nach einem unvollständigen oder unzulänglichen folgt. Ein anderes bemerkenswertes Symptom ist, daß die Stühle sehr übel riechen, ob sie geformt sind oder nicht. Dann haben wir unter *Lachesis* Darmblutungen von zersetztem Blut, was meist im Laufe erschöpfender akuter Erkrankungen, wie Typhus, vorkommt. Guernsey sagt darüber: „Flocken von zersetztem Blut, welche die Form und das Aussehen von vollkommen verkohltem Weizenstroh haben, in größeren oder kleineren flachen Stücken; Teile sind mehr oder weniger zerrieben.“ Ich habe solche Fälle angetroffen, in denen *Lachesis* sehr wirksam war, indem es nicht nur den Charakter der Stühle änderte, sondern im allgemeinen Besserung und schließlich Genesung herbeiführte.

Unser Mittel ist oft von großem Nutzen bei dem verbreiteten Leiden der Hämorrhoiden; auch hier besteht das zusammenziehende Gefühl, ob es äußere oder blinde Hämorrhoiden sind, zuweilen mit Klopfen und Hämmern oder, wie der Patient sich vielleicht ausdrückt, mit einem Gefühl, als ob kleine Hämmer im Rectum schlügen. Alle diese Symptome und noch viele andere sprechen für die Beziehung dieses Mittels zum After und Rectum, wie überhaupt für seine Wirksamkeit bei Erkrankungen des ganzen Verdauungskanals.

Es ist ebenfalls ein sehr wertvolles Mittel bei Erkrankungen der weiblichen Fortpflanzungsorgane. In erster Linie ist es vorzüglich ein Eierstockmittel und scheint vorzugsweise auf den linken Eierstock zu wirken. Es ist bei einfacher Neuralgie, sogar bei Tumoren, ja selbst bei Krebs des linken Eierstocks dienlich; dabei kann das Leiden im linken Eierstock beginnen und nach dem rechten hinübergehen (umgekehrt *Lycopodium*); anderseits können wir Neuralgie, Anschwellung, Verhärtung, Eiterung, Tumoren oder Krebs eines oder beider Eierstöcke haben. Seine Wirksamkeit bei

Gebärmutterleiden ist gleichfalls sehr bemerkenswert. Hier gibt es einen Zustand, der in den „Guiding Symptoms“ beschrieben wird und den ich während der Wechseljahre oft bestätigt fand: „Schmerzen in der Gebärmuttergegend nehmen zeitweise mehr und mehr zu, bis nach einem Blutfluß aus der Vagina Linderung eintritt; nach einigen Stunden oder Tagen dasselbe von neuem und so fort.“

In diesen Fällen haben Sie fast immer die für dieses Mittel so bezeichnende Überempfindlichkeit der Gebärmuttergegend gegen Druck oder leichteste Berührung. Die Gebärmutter fällt vor und ist zuweilen dauernd mit Blut überfüllt; hartnäckige Gebärmutterblutungen kommen wiederholt vor. Es finden sich heiße Wallungen, heißer Scheitel, blasses Gesicht und Ohnmächtigwerden, verschiedenartige Gebärmutterverlagerungen und Störungen im Kapillargefäßsystem — alles häufige Erscheinungen zur Zeit der Menopause — und vor allem Blutungen (siehe auch *Crotalus* und *Kreosotum*). Wahrscheinlich gibt es in der ganzen Arzneimittellehre keine drei Mittel, die bei den mit diesem Vorgang verbundenen Beschwerden so oft angezeigt sind wie *Lachesis*. (*Kreosotum* bei den postklimakterischen Erkrankungen.) — Oft ist es bei Krebs, entweder der Brüste oder der Gebärmutter, sehr dienlich. In beiden Fällen nimmt der Krebs ein bläuliches oder purpurfarbenes Aussehen an, auch kommt es, wenn er offen oder schwammig ist, leicht zum Erguß von dunklem oder zersetztem Blut. Im Fall von Blutungen werden die Schmerzen und Leiden, wie in dem Fall von Gebärmutterblutungen, zeitweilig dadurch gelindert. Wir würden bei der Behandlung dieser verschiedenen Eierstock- und Gebärmutterleiden ohne *Lachesis* ziemlich hilflos dastehen.

Die Atmungsorgane und die Brust fallen gleichfalls unter die Einwirkung dieses Mittels. Lähmung der Stimmbänder, mit Verlust der Stimme; der Kehlkopf ist gegen die geringste Berührung so empfindlich, daß sie Erstickungsgefühl verursacht. Es ist eins unserer besten Mittel in hoffnungslosen Fällen von Krupp, in denen der Zustand der Kinder durch Schlaf verschlimmert wird; scheint sich in die Verschlimmerung hineinzuschlafen. Stimmritzenkrampf; Gefühl, als liefe etwas vom Nacken nach dem Kehlkopf, den Atem hemmend. Es hat starke

Kurzatmigkeit beim Gehen, besonders bei alten Säufern und bei Herzleiden, wobei der folgende Zustand auf seine Anwendung hinweist: „Das geringste, was in die Nähe des Mundes oder der Nase kommt, stört das Atmen; der Patient reißt den Halskragen oder alles, was er um den Hals, die Kehle oder Brust hat, weg, weil es erstickend wirkt.

Asthma mit denselben Symptomen hat plötzliche Hitzewallungen oder Blutandrang; muß die Kleider lockern, um Ersticken zu verhüten; drohende Herz- oder Lungenlähmung; trockner, kurzer Husten, durch Berührung des Halses oder Kehlkopfes verschlimmert, auch Husten während des Schlafes, ohne darüber zu erwachen oder sich dessen bewußt zu werden. Hier heilt es oft sehr hartnäckige Fälle von Husten, nachdem *Chamomilla*, die ebenfalls diese Symptome hat, versagte. Gegen kurzen, trocknen Husten, der auf Herzleiden beruht, ist *Lachesis* oft sehr dienlich. Husten mit Schmerz im After oder Stechen in Hämorrhoidalknoten. Ein hervorragendes Mittel bei typhöser Lungenentzündung oder Typhus mit Lungenkomplikationen. In diesen Fällen achten Sie auf die *Lachesis*-Zunge.

Lachesis ist ferner eins unserer brauchbarsten Mittel bei Herzleiden, akuten und chronischen, wobei das eigentümliche Erstickungsgefühl, Husten und Verschlimmerung durch Beengung die Leitsymptome sind.

Kein Mittel wirkt tiefer auf das Nervensystem als *Lachesis*. In erster Linie verursacht es Zittern, nicht aus Schreck oder Erregung, sondern aus ungemeiner Schwäche. Hierin gleicht es *Gelsemium*. Beide haben heftiges Zittern der Zunge beim Versuch, sie hervorzustrecken. Bei beiden Mitteln zittert der ganze Körper; jedoch bei *Lachesis* fühlt der Patient sich so schwach, als wenn er zusammenbrechen müßte. Diese starke Erschöpfung besteht sowohl geistig wie körperlich und wird durch Ruhe oder Schlaf nicht besser, sondern ist im Gegenteil schlimmer morgens nach Schlafen. Bei dieser Erschöpfung sind oft Schmerzen oder andere Herzbeschwerden vorhanden; Übelkeit, blasses Gesicht, Schwindel. Wenn dies weitergeht, so kommt unvermutet das nächste Stadium, und eine Lähmung ist das Ende davon. Die Lähmung ist gewöhnlich linksseitig, wie die Mehrzahl der Leiden bei *Lachesis,* welches vorzüglich ein linksseitiges Mittel ist. Diese Lähmung kann die Folge eines Schlaganfalles sein oder einer Erschöpfung des Gehirns; ist das letztere der Fall, so ist noch große Hoffnung auf eine vollkommene Heilung durch eine verständige Anwendung von *Lachesis* vorhanden. Wenn aber die Schädigung bei einem Schlaganfall zu ausgedehnt und der Bluterguß zu groß ist, so besteht wenig Hoffnung; doch genasen einige scheinbar ganz hoffnungslose Fälle sogar dann noch. Es wird auch bei Epilepsie und Rückenmarksdarre empfohlen, aber ich habe niemals eine gute Wirkung davon gesehen.

Indessen habe ich es an anderer Stelle viel ausrichten sehen, nämlich bei Mattigkeit, Müdigkeit und Erschöpfung durch heißes Wetter. Es schmerzt nicht nur der Kopf, sondern der ganze Körper scheint durch die Sonnenhitze erschöpft zu sein (*Antimonium crudum, Gelsemium, Glonoinum, Natrium carbonicum, Natrium muriaticum*).

Schlimmer nach Schlaf, oder vielmehr: der Patient schläft sich in eine Verschlimmerung hinein, ist ein echtes Merkmal dieses Mittel, ungeachtet dessen, was die Gegner von *Lachesis* dazu sagen. In dieser Richtung gibt es ein besonderes Symptom, auf welches ich die Aufmerksamkeit lenken möchte, das ist: „Sobald der Patient einschlafen will, stockt die Atmung." So wird es von Hering beschrieben. Ich habe diesen Zustand öfter beobachtet; der Patient kann nicht richtig einschlafen, weil gerade beim Übergang in den Schlaf die Atmung aufhört und er nach Atem ringend erwacht. Dies findet man oft bei Herzleiden, funktionellen oder organischen, und es ist sehr qualvoll. *Grindelia robusta* hat ein ähnliches Symptom (ebenso *Digitalis*).

Ich hatte einmal einen Fall von sehr hartnäckiger Stuhlverstopfung bei einem alten Syphilitiker. Er hatte zuletzt sehr heftige Kolikanfälle bekommen. Die Schmerzen schienen sich durch den ganzen Unterleib hin zu ziehen und stellten sich stets nachts ein. Nachdem ich verschiedene Mittel versucht und schon den Mut verloren hatte, weil er nicht recht besser wurde, ließ er die Worte fallen: „Doktor, wenn ich mich nur immer wach halten könnte, so würde ich niemals einen Anfall haben." Ich sah ihn verblüfft an. „Ich meine“, sagte er, „daß ich in den Anfall hineinschlafe und damit erwache.“ Ich überließ ihm eine Dosis von *Lachesis* D 200. Er hat niemals wieder einen Schmerzanfall gehabt, seine Därme kamen von dem Tag an vollständig in Ordnung und blieben es. Ich könnte über mehrere Fälle berichten, in denen mich dieses Symptom bei der glücklichen Kur verschiedenartiger Beschwerden geleitet hat. Es genügt zu sagen, daß ich kein Bedenken trage, mein Zeugnis über den Wert dieses Symptoms dem der übrigen hinzuzufügen.

Ich glaube, ich habe genug über die verschiedenen Symptome von *Lachesis* gesagt, um zu zeigen, daß es eins der brauchbarsten Mittel bei Typhus ist. Ich will hier nur hinzufügen, daß es gewöhnlich in der zweiten oder dritten Woche der Krankheit angezeigt sein wird. Hierin liegt einer der Unterschiede zwischen diesem Mittel und *Gelsemium.* Denn das Zittern und die Schwäche kommen bei *Gelsemium* frühzeitig, und wenn es alsbald erkannt wird, kann *Gelsemium* die Krankheit auf einmal zum Stillstand bringen. Natürlich helfen die schon besprochenen Sensorium-, Zungen-, Mund-, Hals-, Unterleibs- und Stuhl-Symptome, besonders die Schlafsymptome, die Wahl zwischen *Lachesis* und anderen Mitteln zu treffen.

Nun zu den Geweben. Wir haben Anschwellungen an allen Körperteilen, und dabei ist besonders charakteristisch ihre Farbe. Sie sind bläulich, in das Schwarze übergehend (*Tarantula, Anthracinum*). Ich sehe niemals eine Anschwellung von dieser Farbe, ohne sofort an *Lachesis* zu denken, und finde ich dann noch Unerträglichkeit von Berührung und eine solche Empfindlichkeit, daß nicht einmal ein weicher Umschlag ertragen wird, weil er zu schwer ist, dann weiß ich Bescheid. Ich verordne *Lachesis* und werde selten enttäuscht. — Das Blut zersetzt sich, wird ungerinnbar. Das kommt oft bei Typhus vor und ist natürlich sehr bedenklich. Das Bluten setzt leicht ein und hält lange an. Es scheint eine Neigung zu Blutungen zu bestehen; darum finden wir in *Lachesis* eins unserer besten Mittel bei Purpura haemorrhagica. Geschwüre und Wunden bluten übermäßig; selbst „kleine Wunden bluten stark“; Wunden werden leicht brandig. Hier ist *Lachesis* imstande, viel Gutes zu leisten. Krebs wird bläulich oder schwarz, blutet stark und oft, und brennt; bei vielen Leiden erscheint Blut im Urin, was seine Entmischung anzeigt.

Wir finden selbst, daß wir die Besprechung dieses wirklichen Polychrestes weiter ausgedehnt haben, als wir uns ursprünglich vorgenommen hatten. Wir haben auch gefunden, daß es ein viel brauchbareres Mittel ist, als wir in unseren Studienjahren nach der Lektüre von Charles Hempel (vor dem wir große Hochachtung haben) angenommen hatten. Es wird sich denen, die es in der 30. Potenz und höher anwenden, gut bewähren. Vergessen Sie nicht, daß *Lachesis* vorzüglich ein linksseitiges Mittel ist, so wie *Lycopodium* ein rechtsseitiges ist. Linksseitigkeit von Lähmungen, Eierstocksleiden, Halsbeschwerden, Lungenleiden, Kopfschmerzen usw. läßt uns zuerst an dieses Mittel denken, wegen seiner Zuverlässigkeit in dieser Hinsicht. Natürlich würden wir, wenn die übrigen Symptome bei rechtsseitigen Leiden vorhanden wären, keine Bedenken tragen, es ebenfalls anzuwenden.

Lachesis ist oft von großem Wert bei Hautleiden; bei bösartigem Scharlach, schwarzen Masern, Erysipelas, Pocken, bösartigen Blutgeschwüren, Furunkeln, Karbunkeln, chronischen Geschwüren, Durchliegen, Blutschwamm usw. Bei all diesen und vielen anderen auf der Körperoberfläche erscheinenden Leiden ist die charakteristische dunkelblaue Färbung vorhanden; andernfalls dürfen wir nicht viel von diesem Mittel erwarten. In betreff des Lebensalters und der Konstitution habe ich es in allen Altersstufen und bei allen Temperamenten wirksam gefunden. Jedoch ist es vielleicht häufiger bei mageren als bei beleibten Personen angezeigt.

Nun wollen wir uns einstweilen von unserem alten treuen Freund verabschieden und wollen allen, die es noch nicht getan haben, warm empfehlen, seine Bekanntschaft zu suchen.

Naja tripudians

Urstoff: Gift der *Naja tripudians* (Brillenschlange)

Hier haben Sie eine Blutsverwandte von *Lachesis,* wenn man bei Schlangengiften von Verwandtschaft sprechen kann; auch mit Rücksicht auf die Symptome, die nach dem Biß der Schlange erscheinen, sollte sie als Heilmittel gleichwertig sein; das ist jedoch noch nicht bestätigt worden. Warum nicht? In Allens Enzyklopädie finden wir im ganzen 29 Prüfer, einschließlich der Vergiftungsfälle, für *Lachesis,* und 45 für *Naja.* Allerdings ist *Lachesis* länger im

Gebrauch gewesen; aber genügt dieser Zeitunterschied, um die sehr große Verschiedenheit ihrer Brauchbarkeit zu erklären? Noch etwas anderes ist bemerkenswert: Die Prüfungen von *Lachesis* wurden meist mit Hochpotenzen, wie der 30., angestellt, während die von *Naja* fast alle mit tiefen Potenzen gemacht wurden oder von dem reinen Gift durch den Biß der Schlange herrühren. Erklärt es sich dadurch? — Wir bemerken ferner, indem wir uns auf dieselbe Autorität beziehen, daß die bemerkenswertesten klinischen Bestätigungen zu Symptomen gehören, die bei den Prüfungen mit der 30. Potenz von *Lachesis* hervorgerufen wurden. Deutet dies darauf hin, daß *Naja* auch in hohen Potenzen geprüft werden muß, um ihre wirksamsten Kräfte zu entfalten?

Naja hat sich als entschieden brauchbar bei Herzleiden herausgestellt, besonders bei Herzschwäche (*Nux vomica* Ermüdungsgefühl); bei Diphtherie, wenn Herzschwäche und Lähmung drohen. Atembeklemmung und Erschöpfung durch Herzschwäche; Husten bei organischen Krankheiten mit schwacher Herztätigkeit. (Trockner Husten, auf Wechselwirkung bei Herzleiden beruhend, *Spongia.*) Herzklopfen und unangenehmes Gefühl am Herzen, <beim Gehen. Bei diesen Leiden, so gut wie bei chronischer Herzschwäche, ist *Naja* ohne Zweifel von Wert. Beständige Selbstmordgedanken wie *Aurum.* Aber darüber hinaus kann ich über besondere Erfolge bei seinem Gebrauch nicht berichten. Dennoch bin ich überzeugt, daß bei weiteren Prüfungen und Forschungen in derselben Art wie bei *Lachesis* es diesem Mittel gleichkommen, vielleicht es übertreffen könnte.

Crotalus Cascavella

Urstoff: Gift der *Crotalus horridus* (Südamerikanische Klapperschlange)

Hier haben wir noch ein Schlangengift, welches, obgleich es wie *Naja* nur in tiefen Potenzen geprüft worden ist, bessere klinische Leistungen aufzuweisen hat. Gleichwohl mangelt es an den scharfen Indikationen von *Lachesis.* Indessen hat es hinlänglich dargetan, daß es ein Mittel von großem Wert ist. Es scheint wenigstens seine hauptsächlichste Brauchbarkeit bei Krankheiten erwiesen zu haben, die eine Folge von Blutentmischung sind, derart, daß Blutungen aus jeder Körperöffnung eintreten (*Acidum aceticum*); selbst der Schweiß ist blutig. Dies kommt bei den Fiebern heißer Himmelsstriche vor, wie dem galligen Remittensfieber, bei typhusartigen Erkrankungen und der gefürchteten Geißel der Tropen, dem gelben Fieber. Es ist ferner das Hauptmittel bei Diphtherie, wenn das übermäßige Nasenbluten auftritt, das viele bösartige Fälle auszeichnet. Bei heftigem Nasenbluten eines alten Mannes von elender Verfassung, wo keins der gewöhnlichen Mittel etwas ausrichtete, wirkte *Crotalus* prompt und rettete zweifellos das Leben des Mannes. Er war einer meiner eigenen Patienten, und obgleich er vorher öfter solche Anfälle gehabt hatte, trat nach *Crotalus* kein weiterer ein. Wie von solch einem Mittel zu erwarten ist, ist bei derartigen Blutungen auch große Erschöpfung vorhanden. *Crotalus* wirkt rechtsseitig.

Bösartige Gelbsucht gilt als eine Anzeige für *Crotalus*; diese für *Crotalus* so bezeichnende gelbe Hautfärbung stammt, meiner Ansicht nach, im Grunde genommen mehr aus dem Blute als aus der Leber; jedoch kann beides in Betracht kommen, da Leberbeschwerden in den heißen Breiten, wo *Crotalus* seine meisten Lorbeeren geerntet hat, sehr häufig sind.

Crotalus verdient sehr, in hohen Potenzen geprüft zu werden, um seine feineren Merkmale klar zutage treten zu lassen.

Kalium carbonicum

Kaliumcarbonat

Das Leitsymptom dieses Mittels, wie einiger anderer, wird in dem Charakter seiner Schmerzen gefunden. Es steht an der Spitze aller Mittel gegen stechende Schmerzen. *Bryonia* steht am nächsten, aber es besteht ein sehr bestimmter Unterschied: Die stechenden Schmerzen von *Bryonia* treten bei jeder Bewegung ein, und nur ausnahmsweise in der Ruhe, während die von *Kalium carbonicum* unabhängig von Bewegung sich einstellen. Ferner haben die Schmerzen von *Bryonia* ihren Sitz am häufigsten in den serösen Häuten, während die von *Kalium carbonicum* überall und fast in jedem Gewebe, selbst in den Zähnen, angetroffen werden. Eine Lieblingsstelle für dieses Mittel ist indessen die untere rechte Brust. Dieser heftige, stechende Schmerz geht meist nach dem Rücken hindurch. Wenn bei einer Lungenentzündung oder einer

Lungen- und Brustfellentzündung *Bryonia,* die Sie für angezeigt hielten, Sie im Stich gelassen hat und bei der weiteren Untersuchung sich herausstellt, daß die stechenden Schmerzen unabhängig von den Atembewegungen eintreten, so hilft *Kalium carbonicum* oft und folgt gut auf *Bryonia.* Meist werden das Fälle sein, für die *Kalium carbonicum* von Anfang an gepaßt hätte. Diese stechenden Schmerzen von *Kalium carbonicum* sind keineswegs auf die rechte Brust beschränkt, sondern wir finden sie auch in der linken, besonders bei Lungen- und Brustfellentzündung, bei Peri- oder Endokarditis. Denken Sie auch an *Mercurius vivus* bei diesem Schmerz in der unteren rechten Brust. Wenn in einem Fall zu derselben Zeit Schweiß ohne Linderung und der Mund und die Zunge von *Mercurius* vorhanden sein sollten, so paßt weder *Bryonia* noch *Kalium carbonicum.*

Eine andere Art von Krankheitsfällen, in denen dieses Mittel großartige Erfolge erzielt hat und wo es durch stechende Schmerzen angezeigt wird, ist das Kindbettfieber. Die Schmerzen sind so plötzlich und so heftig, daß sie die Patientin laut aufschreien lassen, und dann sind sie vergangen. *Kalium carbonicum* hat manchen derartigen hoffnungslosen Fall gerettet. Es ist, wie gesagt, gleichgültig, wo die Erkrankung ihren Sitz hat; wenn diese stechenden Schmerzen vorhanden sind, sollte *Kalium carbonicum* nicht vergessen werden. Wir können dies nicht nachdrücklich genug betonen.

Kalium carbonicum übt einen tiefen Einfluß auf den Blutbereitungsprozeß aus. Dem Blute mangeln die roten Blutkörperchen. Der Patient ist anämisch, von großer Schwäche, wäßriger oder milchweißer Haut. Dieser Zustand wird oft bei jungen Mädchen in der Pubertätszeit gefunden. Sie scheinen wegen Blutarmut und allgemeiner Schwäche nicht menstruieren zu können. Sie neigen zu ödematösen Anschwellungen, besonders im Gesicht, um die Augen herum, vorzüglich die oberen Lider, und haben viel Schmerz und Schwächegefühl in der Lendengegend, wie überhaupt allgemeine Schwäche. In solchen Fällen ist *Kalium carbonicum* zuweilen erfolgreich, nachdem *Ferrum* und *Pulsatilla* fälschlich verschrieben worden sind.

Dieser anämische Zustand wird gleichfalls in der Menopause und im höheren Alter gefunden, wo dieselbe Neigung zu Wassersucht erscheint, sowie dieselbe charakteristische, säckchenförmige Anschwellung oder vielmehr Aufgedunsenheit der oberen Augenlider. In allen diesen Fällen werden Sie ganz allgemein oder doch häufig ein sog. schwaches Herz finden. Die Herztätigkeit ist unregelmäßig oder intermittierend wegen großer Schwäche, entsprechend der allgemeinen Muskelschwäche. Ein charakteristisches Symptom, welches uns in diesen Fällen an *Kalium carbonicum* denken läßt, ist der beständige Rückenschmerz von der Art, daß die Patientin sich ständig so fühlt, als ob der Rücken und die Beine den Dienst versagen müßten. Sie fällt in einen Stuhl oder wirft sich vollständig erschöpft aufs Bett. Dieser Schmerz strahlt oft bis in die Hüften oder bis in die Gesäßmuskeln aus. Die Patientin schwitzt leicht. Farrington sagt: Diese eigenartige Verbindung von Schweiß, Rückenschmerz und Schwäche wird bei keinem anderen Mittel gefunden.

Ich habe von diesem Mittel schon einiges erwähnt, als ich über seine stechenden Schmerzen als Indikation für seine Anwendung bei Brustkrankheiten sprach; aber ich bin ihm dabei doch nicht voll gerecht geworden. Es ist nicht nur ein wichtiges Mittel gegen Lungenentzündung, Brustfellentzündungen und Herzleiden, wie dort gesagt wurde, sondern es reicht noch weiter und wird sehr nützlich bei beginnenden und selbst schon vorgeschrittenen Fällen von Lungenschwindsucht. Ich habe einen von erfahrenen und geschickten Ärzten, darunter Dr. F. L. Brown, für unheilbar erklärten Fall gesehen, der durch *Kalium carbonicum*, achttäglich eine Gabe, geheilt wurde. Die Krankheit hatte ihren Sitz hauptsächlich in der unteren rechten Lunge, mit profusem Auswurf einer wie Eiter aussehenden Masse, Puls 120, sehr abgemagert, kein Appetit und eine große Kaverne in der Lunge. Dieser Mann lebt noch (25 Jahre später) und erfreut sich einer guten Gesundheit. Eine solche Leistung eines Mittels machen es einem besonders lieb.

Es gibt ein Zeitsymptom für dieses Mittel, welches bei Brustleiden sehr wertvoll ist, nämlich Verschlimmerung 3 Uhr morgens. Es kann bei Husten, Schwindsucht, Brustwassersucht und Wassersucht infolge von Herzkrankheiten gefunden werden. Der Schwiegervater von Dr. L. L. Brown, ein anämischer alter Mann, war anscheinend mit Brustwassersucht und allgemeiner Wassersucht dem Ende nahe. Dr. Brown, einem erfahrenen Praktiker, war es völlig mißlungen, auch nur Linderung zu verschaffen. In einer Konsultation mit Dr. Stoan erfuhren wir nach einer sorgfältigen Prüfung des Falles durch die Tochter des Patienten, welche ihn während der ganzen Zeit gepflegt hatte, daß seine sämtlichen Symptome 3 Uhr morgens sich verschlimmerten. Nun wurde *Kalium carbonicum* D 200 gegeben, und mit solch wunderbarem Erfolg, daß der alte Mann in unglaublich kurzer Zeit genesen war und niemals einen Rückfall dieses Leidens gehabt hat. Er lebte noch mehrere Jahre und starb schließlich, aber nicht an Wassersucht. Die Zeit der Wunder ist noch nicht vorüber: Hahnemannsche Homöopathie vollbringt sie noch.

Ich kann es nicht über mich gewinnen, dieses Mittel zu verlassen, obgleich ich seine hauptsächlichsten Anwendungen angeführt habe. Ich muß, selbst auf die Gefahr hin, etwas zu wiederholen, die Aufmerksamkeit noch weiter auf einige sehr wichtige Symptome lenken. Hinsichtlich des Nervensystems habe ich schon von der großen Schwäche, welche ich Muskelschwäche genannt habe, gesprochen; aber es gibt einen Schwächezustand der Nerven, welcher sie sehr empfindlich macht, was bei den Symptomen, die man in der Materia medica findet, gut beschrieben ist. „Sehr leicht in Schrecken gesetzt, schreit wegen eingebildeter Erscheinungen auf; verträgt nicht berührt zu werden; fährt zusammen, wenn die Berührung auch noch so leicht ist, besonders an den Füßen.“ Dies sind wertvolle Indikationen für *Kalium carbonicum*. Dann vergessen Sie nicht die „säckchenförmige ödematöse Anschwellung der oberen Augenlider“. Sie begleitet viele Leiden und ist ein unschätzbares Leitsymptom. „Stechende Schmerzen im Hals (Pharynx), als säße eine Fischgräte dort“ (siehe *Hepar sulfuris, Dolichos, Acidum nitricum, Argentum nitricum*). „Große Empfindlichkeit der Magengegend, äußerlich“, „aufgetriebener Magen, empfindlich, Gefühl, als wenn er platzen wollte“, „übermäßige Flatulenz, alles, was er ißt und trinkt scheint sich in Gase zu verwandeln“, „Vollheitsgefühl, Hitze und Spannung im Unterleib unmittelbar nach wenig Essen“, „Unterleib aufgetrieben von Blähungen nach dem Essen.“ Alle diese Magen- und Unterleibssymptome zeigen den Wert dieses Mittels bei Verdauungsstörungen. Sie lassen uns an *Carbo vegetabilis, China* und *Lyco-*

podium denken, jedoch merken Sie: *Kalium carbonicum* paßt besonders bei heruntergekommenen, alten Leuten, welche anämisch sind. „Aufrechtsitzen und Vorwärtsbeugen lindert bei Brustleiden.“ Der Zustand des Patienten verschlimmert sich beim Liegen auf der erkrankten Seite. Vergessen Sie das nicht, denn es wird Ihnen Gelegenheit geben, zwischen ihm und *Bryonia,* welche das Gegenteil hat, zu wählen.

Ich mache keinen Anspruch darauf, im vorstehenden alles gesagt zu haben, und wenn ich dächte, irgendein junger Arzt würde veranlaßt, sich allein auf dieses Werk zu verlassen, oder ließe sich dadurch von dem eifrigen Studium der Materia medica ablenken, anstatt darauf hingeführt zu werden, so würde ich am liebsten zu schreiben aufhören.

Kalium bichromicum

Kaliumdichromat

„Leiden jeglicher Schleimhäute mit Ausfluß von zähem, klebrigem, festsitzendem Schleim, welchen man in lange Fäden ziehen kann.“ Kein Mittel hat dies hervorragender als *Kalium bichromicum. Hydrastis* kommt ihm nahe und *Lyssinum,* wenn der Schleim aus dem Mund oder Hals kommt, auch *Iris versicolor.*

Kalium bichromicum aber erzeugt und heilt diese Art von Ausfluß aus Mund, Nase, Rachen, Schlund, Kehlkopf, Luftröhre, Bronchien, Scheide und Gebärmutter.

Die Wirkung dieses Mittels hört indes hier nicht auf, sondern geht weiter zur Bildung von zäher Haut an denselben Stellen. Ferner erzeugt es und heilt Geschwüre der Schleimhäute. Diese Geschwüre sind bemerkenswert, „tief wie mit dem Locheisen eingeschlagen, mit glatten Rändern“. Ich erinnere mich eines Falles vor Jahren, in welchem solche Geschwüre im Halse einer Frau erschienen. Eins hatte sich durch den weichen Gaumen in die hinteren Nasenlöcher durchgefressen, und der ganze Gaumen sah aus, als ob er durch die Eiterung zerstört werden würde, wenn nicht schleunigst eingegriffen würde. Der Fall sah mir syphilitisch aus und war längere Zeit in Behandlung zweier schulmedizinischer Ärzte gewesen. Ich verordnete *Kalium bichromicum* D 30 und muß — milde ausgedrückt — sagen, daß ich über die Wirkung erstaunt war (denn es war im Anfang meiner Praxis). Die Geschwüre heilten so schnell, und ihr Allgemeinzustand, der sehr schlecht war, besserte sich entsprechend, so daß sie nach drei Wochen allem Anschein nach genesen war und niemals irgendeinen Rückfall des Leidens gehabt hat, jedenfalls nicht in den langen Jahren, in denen ich sie kannte. Ich vergaß zu bemerken, daß sie ebenfalls die zähe, klebrige Absonderung hatte, obgleich nicht so profus, wie ich sie in anderen Fällen häufig gesehen habe. Einmal heilte ich einen Hund, der einen schlimmen Hals und ein böses Maul hatte, aus welchem der Speichel in Fäden herabhing, die auf dem Boden schleppten, wie er dahin schwankte. Die Leute, die ihn sahen, sagten, er sei toll; aber ich glaube das nicht, denn er schnappte und biß nicht, noch hatte er Erstickungskrämpfe.

Kalium bichromicum ist einer unserer Rettungsanker bei der Behandlung von Nasenschleimhauterkrankungen. Nicht nur bei akuten Entzündungen mit fadenziehender Absonderung, sondern auch bei chronischen, die als „chronischer Katarrh" bekannt sind. In diesen Fällen klagt der Patient oft über starken Druck in der Nasenwurzel (*Sticta pulmonaria*), besonders wenn der übliche Ausfluß plötzlich unterdrückt wurde. Pfropfen und harte Stücke verstopfen die Nase und bilden sich nach ihrer Entfernung immer von neuem. Manchmal bestehen die Absonderungen aus zähen grünen Massen oder harten Pfröpfen. Dieser Vorgang kann sich bei einer chronischen Entzündung mehr und mehr verschlimmern, bis Geschwürbildung eintritt, manchmal in solcher Ausdehnung, daß die ganze Nasenscheidewand zerstört wird. Mir ist ein Fall bekannt, wo ein solches Geschwür ein Loch durch die Nasenscheidewand gefressen hatte. Dies kann syphilitischer Natur sein oder auch nicht. Wenn in syphilitischen Fällen der Zerstörungsprozeß die Knochen ergreift, kann *Kalium bichromicum* noch von Nutzen sein; jedoch wird man wohl meist gezwungen sein, auf *Aurum metallicum* oder irgendein anderes, tiefer wirkendes Mittel zurückzugreifen.

Ich habe gefunden, daß *Kalium bichromicum* in jenen beschwerlichen Fällen von Nasenrachenkatarrh, wo der in den Hals tropfende Schleim fadenziehend ist oder die Bildung von Krusten und Pfropfen vorkommt, gleichfalls ein gutes Heilmittel ist, das mir einige treue Freunde gewonnen hat.

Bei Bildung von Membranen im Halse ist es so zuverlässig wie irgendein anderes Mittel, und wenn die Membran sich abwärts bis in den Kehlkopf ausdehnt wie bei Krupp, wird es meiner Meinung nach von keinem Heilmittel übertroffen. Ich habe damit viele Fälle von diphtherischem Krupp geheilt und es in den letzten Jahren niemals unter der 30. Potenz verordnet, weil mich reichliche Erfahrung überzeugt hat, daß es so besser wirkt als in niederen Verreibungen.

Kalium bichromicum ist weiter bei der Behandlung von Magenleiden von Nutzen. Das Erbrochene ist oft von zäher, fadenziehender Beschaffenheit, und hier sowohl wie in Nase, Mund und Hals können wir die Bildung von „runden Geschwüren" beobachten. Aber selbst, wo es nicht zu tatsächlicher Geschwürbildung kommt, finden wir eine Form von Dyspepsie, bei der dieses Mittel sehr dienlich ist. Sie wird oft bei Trinkern, besonders Biertrinkern, gefunden. Es besteht starker Druck, Vollheitsgefühl, Schmerz unmittelbar nach dem Essen (wie bei *Nux moschata*), aber nicht wie bei *Nux vomica,* wo die Beschwerden zwei oder drei Stunden nachher kommen, auch nicht wie bei *Anacardium*, wo der Schmerz ebenfalls zwei oder drei Stunden nach dem Essen kommt und dann anhält, bis der Patient wieder ißt, was Linderung verschafft.

Das Aussehen der Zunge kann bei diesen Magenleiden zwei Variationen zeigen: die eine ist an der Basis gelb belegt (*Mercurius jodatus flavus* und *Natrium phosphoricum*), die andere ist eine trockne, glatte, glänzende oder rote, rissige Zunge. Diese letztere wird häufig bei Dysenterie beobachtet, bei der *Kalium bichromicum* zuweilen gute Dienste geleistet hat.

Über eine Art der Absonderung aus Schleimhäuten habe ich noch nicht geschrieben, nämlich „gallertartigen Schleim" (*Aloe Sokotrina*). Er kann aus der Nase, dem Nasenrachenraum, der Vagina oder dem Anus kommen. Er wird besonders bei Dysenterie angetroffen, wo die Stühle ihr geschabselähnliches Aussehen in gallertartige Form gewandelt haben. Weißfluß von der fadenziehenden und gallertartigen Beschaffenheit fällt natürlich auch unter dieses Mittel, und viele vorzügliche Heilungen sind seiner Anwendung zu verdanken. Nicht weniger trifft dies zu bei Leiden der Atmungsorgane, bei Husten, Krupp, Bronchitis, Asthma, ja sogar bei Lungenschwindsucht. Das Chromsäure-Element dieser Kaliverbindung scheint für den fadenziehenden Schleim verantwortlich zu sein, da kein anderes Kalipräparat ihn in diesem Grade hat.

Es sind noch einige weitere Punkte bei diesem Mittel zu erwähnen, die nicht übersehen werden dürfen. Die Schmerzen sind besonderer Art. Sie treten an eng umschriebenen Stellen auf, die mit der Fingerspitze bedeckt werden können. Das ist ausgesprochen bei Schmerzen im Kopf der Fall, z. B. oft bei Migräne. Farrington sagt: „Es gibt eine ganze Anzahl Mittel, welche Blindheit bei Kopfschmerz haben; *Kalium bichromicum* steht an erster Stelle.“ Die Blindheit tritt vor dem Kopfschmerz ein, dann aber, sobald der Kopfschmerz anfängt, vergeht die Blindheit (siehe *Iris versicolor* und *Natrium muriaticum*). Dann setzt sich der Schmerz an einer kleinen Stelle fest und wird sehr heftig. Ferner haben die Schmerzen von *Kalium bichromicum* die Eigentümlichkeit, plötzlich zu erscheinen und zu verschwinden. Dies ist wie bei *Belladonna*. Dann springen sie gern von einer Stelle zur anderen wie bei *Pulsatilla*. Es gibt fünf Mittel, die ausgesprochen wandernde, im Körper hin und her ziehende Schmerzen haben, nämlich: *Kalium bichromicum, Kalium sulfuricum, Pulsatilla, Lac caninum* und *Manganum aceticum*. *Kalium bichromicum* bleibt nicht so lange an einer Stelle, wie dies *Pulsatilla* tut, hat auch nicht soviel Neigung zu Anschwellungen. *Kalium sulfuricum* gleicht in all seinen Symptomen *Pulsatilla* am meisten (siehe Boericke und Deweys Zwölf Gewebemittel). Die *Manganum*-Schmerzen gehen kreuzweise von Gelenk zu Gelenk, während *Lac caninum* die Seiten wechselt: einen Tag ist es auf der einen Seite, den nächsten Tag auf der anderen Seite schlimmer. Dagegen wechselt *Kalium bichromicum* die Symptome; z. B.: rheumatische und ruhrartige Symptome folgen einander wechselweise (ebenso *Abrotanum*). Bei *Platinum* wechseln Rückensymptome mit allgemeinen Geistes- und Körpersymptomen.

Kalium bichromicum paßt besonders für fettleibige, hellhaarige Personen und für Kinder, die zu Katarrhen, Krupp, skrofulösen oder syphilitischen Leiden veranlagt sind. Dr. Drisdale verdient volle Anerkennung für das, was er durch die Einführung dieses wahrhaft großen Mittels für unseren Beruf geleistet hat.

Kalium jodatum

Kaliumjodid

Dieses ist eins der von der Schulmedizin in so hohem Grade gemißbrauchten Mittel, daß ich bekenne, es nicht oft verschrieben zu haben; in erster Linie wegen meines Vorurteils dagegen, zweitens, weil es niemals so gründlich, wie *Kalium carbonicum* durch Hahnemann, geprüft worden ist.

Es gibt einen Zustand der Atmungsorgane, in dem ich es von großem Wert gefunden habe: wenn nach einer schweren Erkältung oder auch nach einer Lungenentzündung ein langwieriger Husten folgt. Der Patient scheint der Schwindsucht entgegenzugehen. Es bestehen profuser Auswurf von tief unten aus der Brust, wie von der Mitte des Brustbeins, mit Schmerz zwischen den Schultern hindurch (*Kalium bichromicum*) (*Kalium carbonicum* untere rechte Brust bis zum Rücken), erschöpfende Nachtschweiße und große allgemeine Schwäche. Ich habe wiederholt solche Fälle, in denen Schwindsucht unvermeidlich schien, geheilt.

Zu Anfang meiner Praxis gebrauchte ich eine Lösung von 0,15 bis 0,3 Gramm des Salzes in Flaschen von 120 Gramm Wasser, von der ich dreimal täglich einen Teelöffel voll nehmen ließ, bis die Hälfte verbraucht war, dann wieder mit Wasser vollfüllen und davon in derselben Weise einnehmen, bis Heilung erfolgte; jedesmal, wenn die Flasche halb geleert war, ließ ich wieder Wasser nachfüllen. Nach einigen Jahren aber hatte ich einen ausgesprochenen Fall dieser Art, und da ich mich meines Mittels sicher fühlte, gab ich es versuchsweise in der 200. Potenz. Es trat eine völlige und ebenso schnelle Genesung ein wie bei den anderen, mit der Salzlösung behandelten Fällen, so daß ich seitdem oft diese Potenz verordne. Es gibt noch zwei andere Mittel, die *Kalium jodatum* in solchen Fällen den Platz streitig machen können, nämlich *Sanguinaria* und *Stannum.* Bei allen ist der Auswurf profus und dick, jedoch bei *Stannum* schmeckt die Masse süß, bei *Sanguinaria* sind der Atem und die Sputa sehr übelriechend, selbst für den Patienten (ebenso *Sepia* und *Psorinum*), während bei *Kalium jodatum* der Geschmack salzig ist. Bei *Kalium jodatum* und *Stannum* ist der Auswurf häufig dick, grün, nicht so sehr bei *Sanguinaria.* Zuweilen haben die Sputa bei *Kalium jodatum* ein schaumiges, seifenwasserähnliches Aussehen; jedoch scheint mir der dicke, grüne, salzige Auswurf charakteristischer zu sein. Den schaumigen Auswurf findet man bei Lungenödem, er kann auch bei der Brightschen Krankheit vorkommen. — Ich bin mehr als einmal in den Ruf gekommen, in solchen von mir behandelten Fällen Schwindsucht geheilt zu haben; ich weiß nicht, ob ich es verdient habe, habe es aber jedenfalls nie in Abrede gestellt.

Kalium jodatum, wie es die Schulmedizin anwendet, wird entweder als eine Art Spezifikum gegen Syphilis oder öfter gegen durch *Mercur*-Mißbrauch komplizierte Syphilis gegeben oder ferner als Alterans bei skrofulösen Leiden, ohne viel Grund. Nun, was ist ein Alterans? Hier ist die Definition: „Eine Arznei, welche allmählich eine Änderung des Habitus oder der Konstitution herbeiführt und die gesundheitlichen Funktionen ohne merkliche Evakuation (grobe Einwirkung) wieder herstellt." Das ist doch eigentlich nichtssagend, weil zu allgemein gehalten. Was soll man dabei zu einer medizinischen Schule sagen, die für sich beansprucht, der Hüter der ganzen medizinischen Wissenschaft zu sein? Ist es nicht ungefähr das, was wir in jedem Krankheitsfall gern tun möchten: die gesundheitlichen Funktionen ohne merkliche Evakuation (grobe Einwirkung) wieder herstellen? Was müßte *Kalium jodatum* dann für eine Panacee sein! Es gibt nach dieser Definition aber viele sog. Alterantia; welches sollen wir nun geben? Gerade hier meinen wir Homöopathen, daß solche unbestimmten allgemeinen Bezeichnungen, wie Alterans, Tonikum, Narkotikum usw., für ein genaues Verordnen zu nichtssagend und deswegen irreführend sind. Sie gestatten dem Arzt, beliebig eine Klasse von Mitteln zu verordnen, statt aus dieser Klasse das für den einzelnen Krankheitsfall passendste Mittel zu wählen.

Wir erheben daher Anspruch auf große Überlegenheit unseres Verfahrens beim Verordnen, das sich auf ein System strenger Mittelprüfung gründet, das die genausten, feinsten Abstufungen zwischen Mitteln, die zu einer Klasse gehören, zutage fördert. Es darf keine Substitution des einen durch das andere geben, wenn wir auf die bestmögliche Art verordnen wollen.

Es bedarf nur eines flüchtigen Vergleichs zwischen der Materia medica beider Schulen, um den großen Unterschied in dieser Hinsicht erkennen zu lassen.

Man sagt, daß der Gebrauch unseres Mittels bei Lungenentzündung angebracht sei. Ich habe keine Erfahrung hierin, erwähne es aber wegen dieser Empfehlung und werde es bei passender Gelegenheit wohl anwenden.

Ich führe Ihnen an, was Farrington darüber sagt: „Pneumonie, bei welchem Leiden es ein ausgezeichnetes Mittel ist, wenn die Hepatisation begonnen hat, wenn die Krankheit sich lokalisiert und die Infiltration beginnt. In solchen Fällen, und wenn andere Symptome fehlen, die entschieden *Bryonia, Phosphorus* oder *Sulfur* erfordern, würde ich Ihnen raten, entweder *Jodum* oder *Kalium jodatum* zu wählen. Es paßt auch, wenn die Hepatisation so extensiv ist, daß wir Hirnkongestion oder selbst Ausschwitzung ins Gehirn, als Folge dieser Kongestion, haben. Die Symptome sind in diesen Fällen folgende:

Sie beginnen mit stark gerötetem Gesicht, die Pupillen sind mehr oder weniger erweitert und der Kranke ist schläfrig; kurz ein Krankenbild, sehr ähnlich dem von *Belladonna.* Sie werden wahrscheinlich dieses Mittel geben, aber es hilft nicht. Der Kranke verschlimmert sich, das Atmen wird beschwerlicher, die Pupillen reagieren immer weniger auf Licht, und Sie erkennen nun, daß Sie einen serösen Erguß im Gehirn vor sich haben, der in kurzer Zeit beseitigt werden muß, oder der Patient stirbt.“ Soweit gut. Aber nun eben vergaloppiert sich Farrington — wie es allen großen Männern manchmal passiert. Er sagt: „Warum heilte *Belladonna* nicht?“ „Wer in diesem Falle allein nach den Symptomen verordnet, würde fehlgehen, weil er nicht die Totalität des Falles in Betracht gezogen hat.“ Was meint Farrington? Meint er, daß er in seinem Bild von *Belladonna* die Totalität des Falles ohne Hepatisation hatte, oder meint er, daß die Hepatisation die Totalität war, ohne die übrigen Symptome. Das sind die beiden Alternativen seines Dilemmas: welche würde er nehmen? Ich bestreite, daß all die übrigen Symptome, ohne die Hepatisation, nicht die Totalität des Falles war. Die Hepatisation war eins, nur eins von der Totalität der Symptome. Nun sagt er: „Legen Sie Ihr Ohr an die Brust des Patienten, und Sie werden eine oder beide Lungen konsolidiert finden.“ Gut, ich würde das ein sehr wichtiges objektives Symptom nennen, und zwar eins, das aus der Totalität des Falles nicht ausgelassen werden konnte. Bedenken Sie, daß sowohl subjektive wie objektive Symptome in jedem Fall aufgenommen werden müssen, um die Totalität vollständig zu machen.

So behaupte ich denn nach echt Hahnemannscher Art, daß der, welcher nach den gesamten Symptomen verschreibt, nicht fehlgehen kann und wird, wenn überhaupt Heilung möglich ist. Diese sind und müssen unsere unfehlbaren Führer sein, oder Similia similibus ist nicht richtig. (Siehe Kafka, Hom. Clinic, S. 73, 1870.)

Guiding Symptoms VI, S. 441, heißt es: „Schwellt alle Gewebe durch interstitielle Infiltration; Ödeme, vergrößerte Drüsen, Gichtknoten, Knochenauswüchse; Anschwellungen der Knochen." Demgemäß heilt es natürlich solche Anschwellungen der Gewebe. Es wäre ein schwerer Fehler und Mißbrauch des Mittels, dem nicht wieder gutzumachende Schädigung des Patienten folgen kann, wenn es auf solche vagen und einzelnen Indikationen allein hin verordnet würde. Es käme dem Versuch gleich, bei Pneumonie nach der einzigen Indikation, Hepatisation, zu verordnen. Das ist nur ein Symptom, und dies eine kann unter vielen Mitteln vorkommen. Wenn wir sagen oder sagen könnten: interstitielle Anschwellung der Gewebe mit gewissen anderen diesem Mittel eigentümlichen Symptomen, dann könnten wir zwischen ihm und anderen Mitteln unterscheiden. Aber ein Mittel einfach als ein Absorbens zu gebrauchen, weil es in einigen anderen Fällen absorbierend wirkte, heißt, in die unterschiedslose Verallgemeinerung und Schablone der Schulmedizin zurückverfallen. *Kalium jodatum* wird ein Antisyphilitikum genannt, ebenso *Mercurius*. *Sulfur* wird ein Antipsorikum, *Thuja* ein Antisykotikum genannt. Das ist für den Anfang gut, jedoch damit ist man noch nicht am Ende. Es gibt eine große Klasse von Mitteln gegen jeden dieser Ansteckungsstoffe, und das eine (durch die gesamten Symptome oder das charakteristische Symptom indizierte) aus dieser Klasse ist dasjenige, welches zur Heilung jedes einzelnen Patienten zu wählen ist.

Der Umstand, daß *Kalium jodatum* und *Mercurius* zu allgemein und zu unterschiedslos angewendet worden sind, gibt Anlaß, zu fragen, ob sie der Menschheit mehr zum Segen oder zum Fluch gereicht haben. Wir Homöopathen haben viel zu tun, um die durch den Mißbrauch dieser beiden Mittel hervorgerufenen Schäden zu bekämpfen, und *Hepar sulfuris* ist eins der besten Antidote. Die meisten von *Kalium jodatum* berichteten Heilungen sind mit niederen Potenzen oder dem reinen Mittel gemacht. Ich denke, es kann ohne Schaden niedriger als die meisten Mittel gebraucht werden; doch glaube ich, daß wir nicht die Hälfte seiner Heilkraft kennen, wie sie durch unseren Potenzierungsprozeß aufgeschlossen werden kann.

Kalium chloratum = Kalium muriaticum

Kaliumchlorid

ist eins aus der Reihe der sog. „biochemischen" Mittel oder 12 Gewebemittel, von denen Schüßler behauptet, man könne damit alle Krankheiten heilen. Es ist nicht genügend geprüft, als daß man seinen wahren Wert auch nur halb kennte.

Der Gebrauch am Krankenbett in der 3. bis 30. Potenz hat dargetan, daß es ein Mittel von unzweifelhaft großem Wert ist. Es ist im zweiten Stadium von Entzündungen oder im Stadium eines interstitiellen Ergusses in irgendeinem Teil des Körpers dienlich und ist, soviel bis jetzt bekannt, nicht von den Gefahren von *Kalium jodatum* begleitet. Wenn es in den massiven Gaben des letzteren Mittels gebraucht worden wäre, könnten wir schädlichere Wirkungen gehabt haben, als wir bis jetzt davon kennen. Ich habe angeschwollene Gelenke nach akutem Rheumatismus unter seiner Wirkung schnell auf die normale Größe zurückgehen sehen, manchmal nachdem sie anderen Mitteln lange Zeit widerstanden hatten; aber ich kenne kein charakteristisches Symptom, wodurch es anderen Mitteln vorzuziehen wäre. Es ist ein Mittel gegen Tonsillitis, nachdem die akuten Entzündungssymptome durch *Aconitum, Belladonna* oder *Ferrum phosphoricum* behoben sind. Ich habe es bei Taubheit durch Entzündung und Verschluß der Eustachischen Röhre sehr wirksam gefunden. Anfangs gebrauchte ich die 3. und 6. Potenz, habe aber mit der 24. bessere Erfolge. Sehr viele Fälle von chronischer unheilbarer Taubheit würden bei frühzeitiger Anwendung dieses Mittels geheilt worden sein. *Mercurius dulcis* mag in diesem Zusammenhang als ein anderes Mittel gegen Störungen der Eustachischen Röhre erwähnt werden, da dies, als ich über *Mercurius* schrieb, unterblieben ist. Natürlich müßten Sie einige andere *Mer-*

curius-Symptome haben, um zwischen den beiden Mitteln wählen zu können.

Es ist wahrscheinlich, daß *Kalium muriaticum* mehr in Gebrauch kommen wird auf Erfahrungen am Krankenbett als auf Prüfungen hin. Hering pflegte solche Mittel eine Steißgeburt zu nennen. So etwas kommt vor; ist aber weder recht noch natürlich.

Apis

Urstoff: *Apis mellifica* (Honigbiene)

Auch bei diesem Mittel liegt das charakteristische Leitsymptom, wie mir scheint, in der Empfindung: brennende, stechende Schmerzen. Sie sind heftig und feurig, wie der Stich einer Biene. Diese Schmerzen sind für dieses Mittel ebenso charakteristisch, wie es die juckenden Schmerzen bei Frostbeulen für *Agaricus* und die brennenden für *Arsenicum* und *Sulfur* sind; während aber das Brennen von *Arsenicum* durch Hitze gelindert wird, wird das Brennen von *Apis* durch Kälte gelindert. Das Stechen erscheint bei vielen Krankheiten und Gewebearten, in den serösen Häuten oder in den Gehirnhäuten. Wenn sich jenes plötzliche „gellende, durchdringende Aufschreien", „cri encéphalique", einstellt, wie es bei derart gefährlichen Erkrankungen wie Hydrocephalus, Cerebrospinalmeningitis, Gehirntyphus auftritt, so ist *Apis* das Mittel. Ferner finden wir diese Schmerzen in den Schleimhäuten, so im Hals und bei Hämorrhoiden, und das Brennen ist fast immer mehr oder weniger gleichzeitig vorhanden. Auch zu den Eierstöcken hat *Apis* hervorragende Beziehungen. Es hat sich bei Krebs als ein sehr wertvolles Mittel erwiesen, selbst bei offenem, wenn dieser stechende, brennende Schmerz vorhanden war, ferner bei Panaritium. Ich habe seiner Anwendung bei Nagelgeschwüren sehr schnelle Heilung folgen sehen. Hering sagt: „Röte und Anschwellung mit stechendem und brennendem Schmerz in Augen, Augenlidern, Ohren, Gesicht, Lippen, Zunge, Hals, After, Hoden" (> durch kalte Umschläge, hätte noch hinzugefügt werden sollen).

So sehen wir, wie der gesamte Organismus unter die Wirkung dieses Mittels fällt. Bei Hautkrankheiten, besonders bei akutem Exanthem, ist es das große, führende Mittel und kommt vor allem in Frage bei Erkrankungen des Hirns und der Hirnhäute, die durch plötzliche Unterdrückung von Hautkrankheiten verursacht sind.

Der nächste allgemeine Zustand, bei welchem dieses Mittel fast so spezifisch zu sein scheint, wie es ein Mittel nur sein kann, ist ein infiltriertes Zellgewebe, ein ödematöser oder wassersüchtiger Zustand. Dieser Zustand besteht fast von Beginn einer entzündlichen Erkrankung an und begleitet sie bis in das Exsudationsstadium und kann als chronisches Ödem bestehen bleiben. In jenen äußerst heftigen und schnell verlaufenden Fällen von Diphtherie, in welchen der ganze Rachen mit ödematösen Anschwellungen sich vollständig füllt, das Zäpfchen wie ein durchscheinender Wassersack herabhängt (*Kalium bichromicum, Rhus Toxicodendron*) und der Patient durch tatsächlichen Verschluß des Rachens und des Kehlkopfes in unmittelbarer Gefahr ist zu ersticken, gibt es kein Mittel wie *Apis*. In diesen Fällen können die stechenden, brennenden Schmerzen vorhanden sein, oder der Zustand ist absolut schmerzlos, was natürlich noch gefährlicher ist, weil infolge der Beschwerdelosigkeit der Fall schon weit vorgeschritten ist, wenn der Arzt gerufen wird. *Baptisia* hat Schmerzlosigkeit bei Halsleiden, aber es ist im allgemeinen kein Ödem vorhanden; jedenfalls greift die Anschwellung nicht so schnell um sich wie bei *Apis*. Vor einer Reihe von Jahren wurde ich nach Watkins Glen, N. Y., zu einer Konsultation in einem schweren Fall von Diphtherie gerufen. Ein Familienglied war schon gestorben, und vier Tote lagen an diesem Tag in dem Ort. Es waren schon 40 Todesfälle in dem Ort eingetreten, und es fand eine förmliche Auswanderung aus Furcht statt. Der behandelnde Arzt, ein würdiger, weißhaariger alter Herr, ein durchaus bewährter, geschickter Mann, sagte, als ich zu ihm aufsah und bemerkte, ich sei wohl etwas jung, um ihm zu raten: „Doktor, ich flehe jeden um Hilfe an, denn jeder Fall verlief tödlich.“ Die Kranke lag zwei Zimmer weiter von uns, aber trotzdem konnte ich ihr schweres Atmen hören. *Apis* war damals ein verhältnismäßig neues Mittel gegen diese Krankheit, aber als ich in ihren Hals sah, sah ich im Nu *Apis*, und einige Fragen bestätigten es. Ich teilte dem Arzt meine Ansicht mit und fragte, ob er das Mittel versucht habe. Er verneinte es, er habe nicht daran gedacht; übrigens sei es doch so ein furchtbares Blutgift! „Versuchen Sie es.“ Es heilte den Fall, und nicht ein Fall, bei dem dieses Mittel von Beginn an beharrlich gebraucht wurde, verlief tödlich. Es war das Mittel für den Genius epidemicus. (Siehe meinen Bericht darüber in Band XII der Hahnemannian Monthly.)

Dieser ödematöse Zustand von *Apis* kann in fast jedem Körperteile gefunden werden, aber besonders auffällig im Mund, im Rachen, in den Augenlidern, im Gesicht, um die Augen herum (*Phosphorus* das ganze Gesicht); Unterlider hängen wie Wassersäcke herab (*Kalium carbonicum* obere Lider). Bei Erysipelas hat die Hautanschwellung dieses ödematöse Aussehen, und gewöhnlich mit stechenden Schmerzen. Manchmal nehmen die Ödeme zu, bis sie große, blasenartige Wassersäcke bilden.

Der wassersüchtige Erguß kann allgemein oder örtlich sein. Er wird in der Brusthöhle, in den Ovarien, in der Bauchhöhle, im Rectum und in den weiblichen Geschlechtsteilen beobachtet. Ein besonderes Symptom, das bei Wassersucht bei der Wahl zwischen diesem und anderen Mitteln hilft, ist der beinahe völlige Mangel an Durst (mit Durst *Acidum aceticum, Arsenicum* und *Apocynum*).

Ich will nun noch auf einige besondere Leiden und Symptome aufmerksam machen, bei denen man an *Apis* denken soll. Ein sehr wichtiges und noch nicht erwähntes Symptom ist Empfindlichkeit gegen Berührung, wie zerschlagen. Es findet sich besonders im Leib und Unterleib (Gebärmutter- und Eierstockgegend), doch ist es keineswegs darauf beschränkt, denn wir können die ganze Körperoberfläche äußerst empfindlich gegen Berührung finden:, selbst die Haare schmerzen (*China*). Dieser Zustand findet sich häufig bei Cerebrospinalmeningitis und ist ein starker Hinweis auf *Apis*. Bei Erysipelas ist diese Empfindlichkeit oft vorhanden und wird ebenso unter *Hepar sulfuris* gefunden wie bei *Apis*.

Der Schlaf von *Apis* ist entweder sehr unruhig oder es besteht tiefer Stupor bei Gehirnkrankheiten, gelegentlich durch lautes Aufschreien unterbrochen. Dann vergessen Sie niemals *Apis*. Ferner denken Sie an *Apis* in allen entzündlichen Erkrankungen und bei Intermittensfieber, wenn sie den Patienten abwechselnd trocken und heiß oder schwitzend finden. Kein Mittel hat diesen Wechsel so stark wie *Apis*. „Empfindung, als wenn jeder Atemzug sein letzter sein würde", ist sehr charakteristisch und kommt nicht nur bei wassersüchtigen Brustbeschwerden vor, sondern scheint auch ein nervöses Symptom zu sein. Bei Scharlach ist *Apis* besonders angezeigt, wenn der Ausschlag sich verzögert oder zurückgeht und schwere Gehirnstörungen folgen; und es ist da auch nicht weniger wirksam, sofern die Symptome nicht andere Mittel anzeigen.

Cantharis

Urstoff: *Lytta vesicatoria* (Spanische Fliege)

Wenn ich ein Mittel zu wählen hätte, um damit die Wahrheit des Satzes Similia similibus zu beweisen, so glaube ich, würde es dieses sein. Es gibt kein Mittel, das so sicher und so heftig die Harnorgane reizt und entzündet, und kein Mittel, das solche Reizung, wenn sie den *Cantharis*-Typus trägt, so oft prompt heilt wie dieses. H. N. Guernsey schrieb: „Es ist eine sonderbare, obgleich den meisten Praktikern bekannte Tatsache, daß, wenn häufiger Harndrang besteht mit brennendem, schneidendem Schmerz, oder wenn er nicht so häufig ist und doch schneidender, brennender Schmerz beim Harnen auftritt, *Cantharis* fast immer das Mittel ist, was für ein anderes Leiden auch sonst vorhanden sein mag, selbst Gehirn- oder Lungenentzündung.“ Er hätte hinzufügen können: auch im Rachen und in den Schleimhäuten des ganzen Verdauungskanals, selbst im Rectum und After und in der Pleura oder auf der Haut.

Er schrieb ferner: „An *Cantharis* sollte bei Behandlung von Krankheiten der Luftwege, wenn der Schleim zäh ist, gedacht werden.“ (*Hydrastis, Kalium bichromicum, Coccus cacti* usw.) Ich hatte das Vergnügen, in einem Fall bei einer Dame, die lange Zeit an Bronchitis gelitten hatte, die Wahrheit dieser Angabe bestätigt zu sehen. Der Schleim war so profus, zäh und fadenziehend, daß ich an *Kalium bichromicum* dachte und glaubte, es müsse das rechte Mittel sein; es besserte jedoch nicht, und ihr Zustand wurde immer schlimmer, bis sie eines Tages erwähnte, sie habe heftiges Schneiden und Brennen beim Urinieren und häufigen Harndrang. Auf die Harnsymptome hin gab ich ihr *Cantharis*; denn von seiner heilenden Wirksamkeit auf die Atmungsorgane wußte ich zu jener Zeit noch nichts. Der Erfolg war zauberhaft.

Es ist unnötig, die beiderseitige Freude, sowohl des Arztes wie der Patientin, in solchem Fall zu beschreiben, denn die Schnelligkeit, mit der die völlige und dauernde Heilung des Krankheitsfalles erreicht wurde, war erstaunlich.

Wir fahren fort, von den Wirkungen dieses Mittels auf die Harnorgane zu sprechen, indem wir die Aufmerksamkeit auf einige Symptome richten, die sowohl durch Prüfungen erzielt als auch in Krankheitsfällen geheilt wurden. Ich habe solche Symptome sehr hochschätzen gelernt. Sicherlich gibt es viele Symptome in unserer großen Materia medica, und noch dazu sehr wertvolle, die wir nur aus klinischen Quellen erhalten haben. Sie können aber nach kurzem Bekanntsein nicht mit solch unbedingtem Vertrauen angenommen werden wie jene, die sowohl pathogenetisch wie klinisch sind. Sie sollten, wenn möglich, immer getrennt werden, wie sie es früher in „Hulls Jahr" waren. Hier sind einige davon: „Heftige Schmerzen in der Blase mit häufigem Harndrang, mit unerträglichem Stuhlzwang." „Heftige, brennende, schneidende Schmerzen im Blasenhals." „Vor, während und nach dem Harnen fürchterlich schneidende Schmerzen in der Harnröhre." „Fortwährender Harndrang; der Urin geht tropfenweise mit sehr heftigem Schmerz ab." „Der Urin brennt ihn, geht tropfenweise ab." Jeder Homöopath wird, wenn er in einem Krankheitsfall dieses Symptom trifft, sogleich an *Cantharis* denken, ganz abgesehen davon, was dem Patienten sonst fehlt, denn es hat die verschiedenartigsten und mannigfaltigsten Krankheiten, wenn sie mit diesen Harnsymptomen auftreten, geheilt. Wenn irgendein Arzt, sei er von welcher Schule er wolle, angesichts solcher Beweise die Wahrheit des „Similia similibus curentur" leugnen kann, so läßt sich dies nur damit erklären, daß „keiner so blind ist wie der, der nicht sehen will".

Cantharis hat sodann sehr entschiedene Wirkung auf die Haut. Bei Erysipelas ist es manchmal das beste Mittel, und es muß zwischen ihm und *Apis* gewählt werden, das in solchen Fällen zuweilen auch heftige Reizzustände der Harnorgane hat. Bei *Apis*-Fällen pflegen mehr „Ödeme", bei *Cantharis* mehr „Blasen" zu bestehen. Bei *Cantharis* ist das „Brennen" heftiger als bei *Apis*, während bei letzterem das „Stechen" mehr vorherrscht. Die Harnsymptome, wenn vorhanden, sind bei *Cantharis* viel heftiger.

Auch sind die Geistessymptome beider Mittel ganz verschieden: In den *Apis*-Fällen wird der Patient, abgesehen von den stechenden Schmerzen, die ihn zuweilen laut aufschreien lassen, besonders wenn der Ausschlag zurückzutreten neigt und die Hirnhäute befällt, nicht so unruhig sein und nicht klagen; im *Cantharis*-Fall aber ist der Patient mißmutig, unruhig, unzufrieden, bekümmert, stöhnt oder schreit zuweilen heftig auf, will fortwährend umherbewegt werden. Die Geistessymptome lassen tatsächlich an *Arsenicum album* denken, und dies um so mehr, wenn man das heftige Brennen in Betracht zieht, so daß man sehr leicht zwischen diesen beiden Mitteln in Zweifel geraten kann, gerade wie zwischen *Cantharis* und *Apis*. Wenn außerdem großer Durst besteht, so würden wir an *Arsenicum* denken. — Und da wir bei der Haut sind: *Cantharis* ist ein wichtiges Mittel gegen Verbrennungen, sowohl örtlich angewendet als auch innerlich, bei mehr chronischen Zuständen und Folgekrankheiten. Bei allen Hautleiden, wo sich Pusteln oder wäßrige Blasen bilden, die brennen und jucken oder die bei Berührung brennen und stechen, tun wir gut, an *Cantharis* zu denken und uns nach näheren bestätigenden Symptomen umzusehen. Hering pflegte Skeptiker aufzufordern, sich die Finger zu verbrennen und darauf zur Heilung in Wasser zu tauchen, dem *Cantharis* zugesetzt war. So stark war sein Glaube daran.

Ich will auf ein Empfindungssymptom von *Cantharis* aufmerksam machen, das meiner Meinung nach in der Praxis unterschätzt wird. Es ist die Empfindung von Brennen. Wenn irgendein Mittel wegen Brennen neben *Arsenicum* gestellt zu werden verdient, so ist es dieses. Ich will sie alle zusammen in einer Weise anführen, um dem Gedächtnis das Brennen von *Cantharis* einzuprägen. „Augenentzündung, hauptsächlich durch eine Verbrennung verursacht." „Brennen im Mund, Rachen und Magen." „Großer Durst, mit brennendem Schmerz im Rachen und Magen." „Heftig brennender Schmerz im Magen in der Gegend des Pylorus." „Heftig brennender Schmerz und Hitze durch den ganzen Verdauungskanal." „Abgang von weißem oder blaßrötlichem zähen Schleim mit dem Stuhl, wie Darmschabsel, mit Blutstreifen; nach dem Stuhl Kolik gebessert, Brennen, Beißen und Stechen im After." „Starker brennender Schmerz in der Eierstocksgegend." „Peritonitis mit brennendem Schmerz, Unterleib empfindlich und Tenesmus der Blase.“ „Brennen und Stechen im Kehlkopf, besonders beim Versuch, zähen Schleim auszuräuspern.“ „Brennen in der Brust.“

Von dem Brennen, das mit Erkrankungen der Harnorgane verbunden ist, und auch von dem Brennen der Haut bei Erysipelas und bei anderen Ausschlägen haben wir schon gesprochen.

Dies scheint mir ausreichend zu sein, um dem Leser den Wert des zu diesem Mittel gehörigen Symptoms einzuprägen. Ich will zum Schluß noch auf seine Wirkung, die Ausscheidung der Schleimhäute zu steigern, aufmerksam machen. Diese Wirkung ist sicher und ein wertvoller Hinweis für seine Anwendung.

Tarantula

Urstoff: *Tarentula fasciiventris* (Tarantel — Wolfsspinne)

Dieses Spinnengift hat wie andere Spinnengifte sehr bestimmte Nervensymptome. Es wirkt auf den Uterus und die Eierstöcke und auf die weiblichen Geschlechtsorgane im allgemeinen. „In Fällen von Hyperästhesie oder Kongestion dieser Organe, die einen allgemeinen hysterischen Zustand herbeiführen, bei Zuständen, die eine Rückenmarksreizung vortäuschen, empfindlichem und schmerzhaftem Rücken, außerordentlicher Unruhe und Empfindlichkeit für Eindrücke, namentlich Musik, wo eine beständige Neigung besteht, die Hände zu beschäftigen (*Kalium bromatum*), und weiter besonders wenn sie von geschlechtlichem Verlangen oder von Jucken der Geschlechtsteile begleitet sind, ist *Tarantula* imstande, viel zu erreichen.“ „Veitstanzartige Zustände, die oft die Folge eines vorgerückten Stadiums der beschriebenen Nervenzustände sind, sind hauptsächlich für dieses Mittel zugänglich. Krampfhaftes Muskelzucken in Verbindung mit anderen Beschwerden sollten immer dieses Mittel in das Gedächtnis rufen, weil sie dafür charakteristisch sind. Es hat bei Frauen eine Ruhelosigkeit, welche derjenigen der Männer bei *Phosphorus* ähnlich ist, nämlich: kann in keiner Stellung ruhig bleiben, muß immer in Bewegung bleiben, obgleich Gehen alle Symptome verschlimmert. Dieses Mittel ist noch nicht so gründlich erforscht, wie es sein sollte. Ein anderes Spinnengift muß in diesem Zusammenhang erwähnt werden, nämlich die

Tarantula cubensis

Urstoff: *Tarentula cubensis* (Haarige Spinne)

Es ist eins der wirksamsten Mittel gegen Furunkel, Abszesse, Nagelgeschwüre oder Anschwellungen irgendeiner Art, bei welcher die Gewebe eine bläuliche Färbung annehmen und heftige, brennende Schmerzen bestehen. Im allgemeinen glaubten wir gegen diese Anschwellungen in *Arsenicum* und *Anthracinum* zwei Hauptmittel zu haben; *Tarantula cubensis* aber ist einfach wundervoll. Ich habe Finger- und Nagelgeschwüre, welche die Patienten Nacht für Nacht wachhielten, so daß sie vor fürchterlichen Schmerzen im Zimmer umherliefen, sich in kurzer Zeit so bessern sehen, daß sie gut schlafen konnten, bis sich die Anschwellung von selbst öffnete und darauf eine schnellere Heilung erfolgte. Dieses Mittel sollte einer gründlichen Prüfung unterzogen werden; denn es ist ein Juwel.

Aranea avicularis = Mygale

Urstoff: *Mygale avicularis* (Vogelspinne)

ist ebenfalls ein Spinnengift und hat Fälle von Veitstanz geheilt; diejenigen, bei denen das Zucken der Gesichtsmuskeln vorherrschend ist, scheinen sehr heftiger Natur gewesen zu sein. Dieses Mittel bedarf ebenfalls einer ausführlichen Prüfung.

Aranea Diadema

Urstoff: *Araneus diadematus* (Kreuzspinne)

Eine weitere Spinne, die Grauvogl zu seinen sog. hydrogenoiden Mitteln rechnete; d. h.: woran der Patient auch leidet, immer fühlt er sich schlechter bei feuchtem Wetter. Es ist gut, sich solche bestimmte Modalitäten zu merken, denn der Fall kann dadurch auf einige Mittel beschränkt werden, aus denen unser Heilmittel zu wählen ist, z. B. *Aranea, Natrium sulfuricum, Dulcamara, Nux moschata, Rhus Toxicodendron, Rhododendron* — alle haben diese Verschlimmerung durch feuchtes Wetter, und wir werden das passende Mittel finden, wenn diese Verschlimmerung für den Patienten charakteristisch ist.

Theridion curassavicum

Urstoff: *Theridium curassavicum* (Westindische Spinne)

Ein weiteres, durch Hering geprüftes Spinnengift. Bei diesem Mittel gibt es ein eigentümliches und charakteristisches Symptom, das von mir und anderen bestätigt worden ist: „Schwindel mit Übelkeit, besonders bei geschlossenen Augen." Allen führt an: Schwindel beim Schließen der Augen (*Lachesis, Thuja*), beim Öffnen derselben (*Tabacum*), bei Aufwärtssehen (*Pulsatilla, Silicea*); von irgendeinem, selbst dem geringsten Geräusch; Ohrenschwindel (Menièresche Krankheit).

Ferner „jeder Laut scheint durch den ganzen Körper zu gehen, Übelkeit und Schwindel erregend". *Asarum* hat ein einigermaßen ähnliches, merkenswertes Symptom: „Überempfindlichkeit der Nerven; Kratzen auf Leinwand oder Seide, Zerknüllen von Papier sind unerträglich" (*Ferrum, Taraxacum*).

Der Schwindel kommt bei verschiedenen Kopf- und Magenleiden vor, und wenn er vorhanden ist, heilt das Mittel die ganze Störung. Es scheint zu geringfügig zu sein, um sich danach zu richten, aber nicht unbedeutender als „Schwindel, schlimmer beim Niederlegen oder Drehen des Kopfes" (*Conium*) oder Schwindel beim Aufwärtssehen (*Silicea, Pulsatilla*) und viele andere Symptome anderer Mittel, die oft bestätigt worden sind. — Ein weiteres Symptom, das bei Brustleiden sehr wertvoll zu sein scheint, ist „der Schmerz geht durch die obere linke Brust nach der Schulter" (Phthisis florida ist auf dieses Leitsymptom hin damit geheilt worden, wenn es frühzeitig gegeben wurde). Es ist wie *Myrtus communis,* womit ich viele Fälle geheilt habe, welche dieses eigentümliche örtliche Symptom hatten (*Sulfur, Pix liquida* und *Anisum stellatum* haben es gleichfalls).

Dr. Baruch sagt: „Bei Rachitis, Karies und Nekrosis greift es anscheinend an die Wurzel des Übels und beseitigt die Ursachen."

Coccus cacti

Urstoff: *Dactylopius coccus Costa* (Cochenillelaus)

Wir verlassen nun die Familie der Spinnen; da wir aber einige Vertreter aus der Ordnung der Insekten behandeln, wollen wir *Coccus cacti,* eine kleine Blattlaus, welche die Kakteen weiter

Strecken von Mexiko und Zentralamerika verheert, erwähnen. Es hat seine besten Erfolge bei Erkrankungen der Atmungsorgane gehabt. Keuchhusten mit Auswurf von viel zähem, fadenziehendem, weißem Schleim. Dieser Schleim erscheint in großen Mengen und ist oft von Brechwürgen und Erbrechen begleitet, was den Schleim aus dem Magen auszustoßen scheint. Zuweilen bleibt nach dem Keuchhusten ein Bronchialkatarrh zurück, der einen derartigen Auswurf hat. Hier wird dieses Mittel oft das ganze Übel beseitigen. Das ist alles, was ich über seine Wirksamkeit ab usu in morbis weiß. — Wir kommen nun zu einer kleinen Plage der ganzen Frauenwelt.

Cimex lectularius

Urstoff: *Cimex lectularius* (Bettwanze)

Es hat ein charakteristisches Symptom, das oft bestätigt worden ist: „Gefühl, als ob die Sehnen zu kurz wären.“ Es besteht zuweilen eine wirkliche Kontraktion, als ob die Beine nicht ausgestreckt werden können. Dies ist bei Intermittensfieber bestätigt worden, und Dr. Brewster in Syrakus berichtet über einen Fall, in dem er durch dieses Symptom geleitet wurde.

Ein Mann fuhr mit einem störrischen Pferd, das mit ihm durchging. Er wollte ihm das anstreichen und ließ es rennen, und wenn es etwas nachließ, peitschte er es, bis es mit ihm mehrere Meilen einen Hügel hinaufrannte. Der Weg, welchen er zurücklegte, war sehr holperig, so daß der Mann am Gesäß und an den Beinen arg verstaucht und gestoßen wurde und infolgedessen längere Zeit an das Zimmer gefesselt war. Schließlich schien sich eine dauernde Kontraktion der Sehnen des Unterschenkels festgesetzt zu haben. Kein Mittel schlug an, bis der gute Doktor sich auf einen Fall von Intermittensfieber besann, den er vor zwanzig Jahren, durch dieses Symptom geleitet, geheilt hatte. Er gab dem Patienten eine Gabe von Jenichens 600. Potenz von *Cimex* mit unmittelbarem Erfolg und Heilung des Falls. „Ehre, wem Ehre gebührt“, selbst wenn es eine Bettwanze ist.

Chamomilla

Stammpflanze: *Matricaria Chamomilla;* Kamille

Charles J. Hempel nennt sie „die Katzenminze (Baldrian) der Homöopathie“, weil sie hauptsächlich für nervöse Leiden paßt, besonders bei Kindern. Dies ist eins der Mittel, deren charakteristische Leitsymptome im Gemüt des Patienten gefunden werden. Die verschiedenen Arten des *Chamomilla*-Gemütes kann man zusammenfassen: „Der Patient ist ärgerlich, übelgelaunt, boshaft, schnippisch. Sie weiß es, gibt es zu, und jedermann bestätigt es. Sie gibt ihren besten Freunden gemeine, unhöfliche, boshafte Antworten und bekennt ihren Fehler, um immer und immer wieder zu wiederholen und zu versichern, sie könne sich nicht helfen, sie fühle nun so.“ Dieser Gemütszustand ist bei ausgesprochenen *Chamomilla*-Fällen immer vorhanden, ob es nun Erwachsene oder Kinder sind.

Natürlich können kleine Kinder ihren Gefühlen nicht durch Sprechen Luft machen, und so kann es nur zu Gewimmer und Schreien kommen, manchmal scheinbar ohne Grund, und ebenso zeigt es sich bei Fieber, Diarrhöe, Zahnung und vielen anderen Beschwerden, bei denen sie wirklich krank und leidend sind. Das Kind verlangt dies oder jenes, streckt die kleinen Hände danach aus; aber wenn man es ihm anbietet, wird es weggestoßen; es zeigt auf etwas anderes, um es im Augenblick wieder zurückzuweisen. Kurz, das Kind weiß nicht, was es will; aber der homöopathische Arzt weiß es: es bedarf einer Gabe *Chamomilla.* Dieser launenhafte Zustand, bei welchem nichts Anklang findet, ergreift das Kind und alle Altersstufen von Kranken, bei denen *Chamomilla* das Mittel ist, und er kann bei den verschiedenartigsten Krankheiten auftreten. Es ist gleichfalls besonders passend bei Beschwerden, die ein Zornanfall herbeiführte. Kurz, es ist das leitende Zorn- und Ärgermittel der Materia medica.

Die anderen leitenden Zorn- und Ärgermittel und die für durch Zorn und Ärger verursachte Beschwerden passenden Mittel sind *Aconitum, Bryonia, Colocynthis, Ignatia, Lycopodium, Nux vomica, Staphisagria.*

Es ist ferner ein Hauptmittel gegen Schmerz, und hierbei besteht die Eigentümlichkeit, daß der Schmerz nicht immer im Verhältnis zur Schwere des Falles steht: wir finden oft, z. B. bei einer Geburt, viel heftigere Schmerzen, bei denen die Patientin nicht halb so laut klagt. Jedoch in dem *Chamomilla*-Fall ist der Patient außerordentlich empfindlich und jammert fortwährend: „Oh! ich kann den Schmerz nicht aushalten.“ Viele Male bin ich diesem Zustand bei Geburtsfällen begegnet, und dabei in der Mehrzahl dem eigensinnigen, launischen, schnippischen Gemütszustand, und habe nach einer einzigen Gabe von *Chamomilla* D 200 in kurzer Zeit den Zustand der Patientin in einen sanften, nicht mehr klagenden, geduldigen sich verwandeln sehen.

Diese Empfindlichkeit gegen Schmerz ist nicht auf Geburtsfälle beschränkt, sondern ich habe sie oft bei Neuralgien, Zahnschmerz, Rheumatismus usw. beobachtet und das Mittel mit gleich günstigem Erfolg angewendet.

Diesen Zustand von Empfindlichkeit trifft man oft bei Kaffeetrinkern oder jenen, die sich narkotischen Mitteln ergeben haben. *Chamomilla* ist hier sehr dienlich. Es gibt noch eine zweite Empfindung, die oft in Verbindung oder abwechselnd mit diesem Schmerz oder dieser Empfindlichkeit beobachtet wird, und das ist Benommenheit. Sie wird bei Rheumatismus und Lähmungszuständen gefunden und ist sehr bezeichnend.

Die Schmerzen von *Chamomilla* werden meistens von Wärme verschlimmert, jedoch anderseits nicht wie bei *Pulsatilla* durch Kälte gebessert. Tatsächlich ist der Patient sehr empfindlich gegen Kälte, und kalte Luft führt Beschwerden herbei, gegen die das Mittel spezifisch ist. Ich erinnere mich eines Falles von sehr schmerzhaftem Rheumatismus der linken Schulter bei einem Manne in den mittleren Jahren. Es war in meiner Anfangspraxis, als ich noch mehr nach dem Krankheitsnamen verordnete, und er bekam natürlich *Aconitum, Bryonia* und *Rhus Toxicodendron* usw., keins davon half. Ein erfahrener Mann wurde zu Rate gezogen, und der Patient wurde schnell durch *Chamomilla* geheilt. Als ich ihn fragte, was ihn zur Verordnung dieses Mittels bewog, antwortete er: Benommenheit bei den Schmerzen.

Ein dritter Zustand, welchem man bei diesem Mittel begegnet, ist Unruhe und Schlaflosigkeit. Sie werden sich erinnern, daß wir als wichtige Trias von Unruhemitteln *Aconitum, Arsenicum* und *Rhus Toxicodendron* anführten. Das war richtig, aber wir haben nicht gesagt, daß jene die alleinigen Unruhemittel seien. Hier haben wir nun ein weiteres in *Chamomilla.* Lassen Sie mich zitieren: „Heftige, rheumatische Schmerzen treiben ihn nachts aus dem Bett und zwingen ihn umherzugehen“ (*Rhus Toxicodendron, Ferrum metallicum, Veratrum album*). „Ungemeine Unruhe, Beängstigung, wälzt sich angstvoll umher, mit ziehenden Schmerzen im Unterleib.“ „Das Kind kann nur durch Auf-den-Arm-Nehmen beruhigt werden, es ist nur ruhig, wenn es umhergetragen wird“ (entgegengesetzt *Bryonia*). Diese Symptome stellen in wenig Worten die Unruhe dieses Mittels dar. Aber einige werden fragen: ist das nicht Ihrer Trias von Unruhemitteln ganz ähnlich? So ist es, aber es bestehen feine Unterschiede und begleitende Symptome, die zwischen ihnen allen entscheiden. Und der wahre Hahnemannianer ist der Mann, sie zu erkennen. Es besteht nicht die überwältigende Furcht, Todesfurcht usw. bei *Chamomilla,* wie dies bei *Aconitum* der Fall ist. Die Patientin ist bei *Chamomilla* rasend, zur Verzweiflung getrieben, sie macht sich aber nichts daraus, ob sie stirbt oder nicht, möchte lieber sterben als so leiden. So könnten wir Unterscheidungslinien zwischen diesen und anderen Unruhemitteln ziehen, aber es würde zuviel Zeit und Raum in Anspruch nehmen. Jedem Arzt muß es zur Gewohnheit werden, dies für sich selbst zu tun. Auf seiner Fähigkeit hierin beruht das überlegene Können eines homöopathischen Praktikers. Ohne diese kann er höchstens auf mittelmäßige Erfolge rechnen und wird zu allerlei Versuchen getrieben, wie Adjuvantia, chirurgischen Maßnahmen usw., die für seinen Ruf und zum Vorteil seiner Patienten besser vermieden werden könnten.

Die Schlaflosigkeit der *Chamomilla*-Patienten rührt von dem Schmerz und der ungemeinen Nervenempfindlichkeit her, und dieses Mittel verschafft Schlaf durch Überwindung solcher Störungen, die den Patienten schlaflos machen. Es gibt einige Symptome, welche, wenn sie in Verbindung mit den eigentümlichen Gemüts- und nervösen Symptomen dieses Mittels vorkommen, in seiner Wahl bestärken, z. B.:

„Warmer Kopfschweiß, der die Haare durchnäßt.“

„Anfälle von drückendem Ohrenschmerz; reißender Schmerz, welcher zum Schreien zwingt.“

„Ohren besonders empfindlich gegen kalte Luft."

„Ein Backen rot und heiß, der andere blaß und kalt."

„Das Gesicht schwitzt nach Essen oder Trinken."

„Zahnschmerz, wenn irgend etwas Warmes in den Mund genommen wird" (*Pulsatilla*).

„Der Zahnschmerz fängt beim Eintritt in ein warmes Zimmer wieder an."

„Gefühl, als wenn die Zähne zu lang wären."

„Zahnen mit Diarrhöe von grünen, wie faule Eier riechenden Stühlen."

„Bei den Schmerzen heiß und durstig; auch Ohnmacht" (*Hepar sulfuris*).

„Magenschmerz bei Kaffeetrinkern; zusammenziehender Schmerz, oder als wenn ein Stein im Magen läge" (*Nux vomica*).

„Windkolik; Bauch wie eine Trommel aufgetrieben; Winde gehen in kleinen Mengen ab, ohne Linderung."

„Stühle grün, wäßrig, wundmachend (*Sulfur*), wie Rührei."

„Heiße Stühle, wie faule Eier riechend."

„Metrorrhagie, dunkles, geronnenes Blut, mit Krampfanfällen."

„Menstrualkolik, auch nach Ärger."

„Wehen drücken aufwärts oder beginnen im Rücken und verlieren sich nach der inneren Seite der Oberschenkel zu."

„Rigidität des Muttermundes, unerträgliche Schmerzen."

„Unerträgliche Nachwehen."

„Kinder haben Krämpfe infolge von Zornanfällen der Amme."

„Husten durch Kitzel in der Halsgrube (Fossa jugularis)."

„Trockner Husten, schlimmer nachts, besonders im Schlaf; erwacht nicht während des Hustens" (*Calcium carbonicum, Psorinum*).

„Chronischer Husten, schlimmer im Winter oder bei kaltem Wetter."

„Körper frostig und kalt, Gesicht und Atem heiß."

„Rascher Wechsel von Hitze und Frost" (*Arsenicum*).

„Haut feucht und brennend heiß" (*Belladonna*).

Diese Aufzählung deckt noch keineswegs alle Symptome, die *Chamomilla* indizieren; jedoch wenn sie vorkommen, so ist das Mittel sehr am Platze, und es zeigt etwas von seinem Wirkungskreis und seiner Brauchbarkeit, wenn es nach homöopathischen Grundsätzen gegeben wird.

Coffea

Stammpflanze: *Coffea arabica;* (ungeröstete) Kaffeebohne

wirkt wie *Chamomilla* stark auf das Nervensystem. In der Tat nimmt es, wenn der Patient kein gewohnheitsmäßiger Kaffeetrinker ist, bei Nervenstörungen oft den Vorrang ein, während anderseits bei Kaffeetrinkern *Chamomilla* das Heilmittel ist. Dr. Teste in Paris pflegte zu sagen, daß der Kaffee für einen verhältnismäßig großen Teil der Neuralgien in Frankreich verantwortlich sei. Der *Coffea*-Patient ist ein Kranker mit sehr starker, allgemein erhöhter Empfindlichkeit. Siehe Herings Symptomenaufzeichnungen: „Alle Sinne schärfer, liest feinen Druck leichter. Geruch, Geschmack und Tastsinn scharf, besonders erhöhtes Empfindungsvermögen für leichte, passive Bewegungen." „Ungewöhnliche geistige und körperliche Lebhaftigkeit." „Voller Ideen, schnell im Handeln, daher kein Schlaf." „Lebhafte Phantasien, voller Zukunftspläne."

Diese Symptome schildern, so klar es Worte nur vermögen, die nervösen Zustände, welche dieses Mittel erfordern. Anderseits lassen sie an *Aconitum* denken, aber die Todesfurcht ist nicht da. Bei schmerzhaften, entzündlichen Krankheiten, wo die Fiebersymptome von *Aconitum* und auch die nervöse Empfindlichkeit von *Coffea* vorhanden sind, pflegte Hering beide Mittel im Wechsel zu empfehlen, und ich kenne keine zwei Mittel, welche besser wechselnd gegeben werden, — obgleich ich es niemals tue, seitdem ich streng zu individualisieren lernte. *Coffea* paßt besonders für seelische Erschütterungen, wie plötzliche Überraschungen, besonders freudige Überraschungen, ausgelassenes Lachen und Scherzen, unglückliche Liebe, durch Lärm, starke Gerüche usw. Es paßt gleicherweise für veränderliche Stimmungen, erst weinen, dann lachen, und wieder weinen.

Coffea wetteifert ferner mit *Chamomilla* und *Aconitum* als ein Schmerzmittel. „Unerträgliche Schmerzen, treiben zur Verzweiflung, Erbitterung, Tränen, wirft sich in heftiger Angst hin und her." Hier würden wir dagegen einem Gewohnheits-Kaffeetrinker nicht *Coffea,* sondern lieber *Chamomilla* verordnen.

Die besonderen Stellen, an denen diese Schmerzen meist auftreten, sind im Kopf, wo der Schmerz gewöhnlich einseitig ist, mit einem Gefühl, „als wenn ein Nagel in den Kopf getrieben würde“. *Ignatia* hat einen ähnlichen Kopfschmerz, der gewöhnlich bei hysterischen Kranken vorkommt. Dann kann die Wahl zwischen diesen beiden Mitteln zu treffen sein.

Coffea paßt für Gesichtsschmerz, der häufig auf schlechte Zähne zurückzuführen ist. *Coffea* hat nämlich einen sehr eigentümlichen Zahnschmerz, indem der Zahn ruhig ist, solange kaltes Wasser darauf genommen wird. Erinnern Sie sich, daß *Chamomilla*-Zahnschmerz oft durch warme Sachen, die in den Mund gebracht werden, hervorgerufen, aber nicht durch kalte Sachen, wie bei *Coffea,* gebessert wird.

Wenn bei Dysmenorrhöe mit äußerst schmerzhafter Kolik große schwarze Klumpen abgehen und *Coffea* keine Linderung bringt, läßt man *Chamomilla* folgen. Schmerzen bei drohendem Abortus, Nachwehen oder sehr heftige, unerträgliche Wehen werden oft durch diese Mittel gelindert. Kurz, bei Schmerzen an irgendeiner Stelle, die unerträglich scheinen und bei denen keine anderen besonderen Leitsymptome vorhanden sind, ist an *Coffea* zu denken.

Die vorerwähnte Überreizbarkeit, die für das Mittel so bezeichnend ist, verursacht große Schlaflosigkeit, und *Coffea* hat so besonders als Schlafmittel einen großen Ruf gewonnen. Nach meinen Erfahrungen und Beobachtungen wirkt es am besten in der 200. Potenz. Und es gibt keinen schöneren Beweis für die Wahrheit des „Similia similibus“ als hier; denn bei vielen Leuten verursacht es, in großen Mengen genommen, große Schlaflosigkeit. Husten und Schlaflosigkeit nach Masern (eine sehr häufige Erscheinung) werden dadurch großartig gebessert, und es verleiht Schlaf, nicht aber Narkose und schadet niemals, entkräftet den Patienten auch nicht wie die Betäubung durch Opiumpräparate.

Ignatia

Stammpflanze: *Ignatia amara;* Ignatiusbohne

ist ein weiteres aus der langen Reihe unserer Nervenmittel. Seine besonderen Gemütssymptome sind wie die von *Aconitum, Chamomilla, Nux vomica* und vieler anderer sehr charakteristisch. Wie diese Mittel scheint es die Eindrucksfähigkeit aller Sinne zu erhöhen; jedoch besteht im Unterschied zu den anderen dabei ausgesprochene Traurigkeit und Hang zu stillem Kummer. Für jeden, der an unterdrücktem tiefen Kummer mit langgezogenen Seufzern, viel Schluchzen usw. leidet, und besonders wenn Neigung vorhanden ist, diesen Kummer vor anderen zu beschönigen und zu verbergen, paßt dieses Mittel. Sie will mit ihrem Kummer allein sein. Seufzt viel und ist niedergeschlagen und schwach. Ein Schwächegefühl wird genau in der Magengrube lokalisiert. Sie fühlt sich matt, schwach und halb ohnmächtig dabei. Ein zweiter gleich charakteristischer Gemütszustand ist die Veränderlichkeit der Stimmung. Kein Mittel kommt *Ignatia* hierin gleich. *Aconitum, Coffea, Nux moschata* und einige wenige andere haben es auch, aber *Ignatia* im höchsten Grade. Und so wird dieses Mittel eins unserer besten bei der Behandlung von hysterischen Leiden. Die Patientin ist jetzt voller Freude und Heiterkeit, um plötzlich in das andere Extrem zu verfallen, in melancholische Traurigkeit und Tränen, und so wechselt die Gemütslage fortwährend. Ferner haben wir zuweilen bei *Ignatia* eine unduldsame, streitsüchtige, ärgerliche Stimmung (jedoch nicht in dem Maße wie bei *Chamomilla*). Auch wird der *Ignatia*-Patient, wegen seiner außerordentlichen Eindrucksempfänglichkeit, leicht erschreckt. Hier wird es ein vortreffliches Mittel gegen die Wirkungen von Schreck, wobei es mit *Aconitum, Opium* und *Veratrum album* wetteifert. Kurz, *Ignatia* kann mit vollem Recht das Stimmungsmittel genannt werden.

Abgesehen von seinen Gemütssymptomen ist es ein wichtiges Nervenmittel. Es wirkt auf das Rückenmark ebenso entschieden wie *Nux vomica* und beeinflußt sowohl die motorischen als die sensorischen Nerven. Es ist eins unserer besten Mittel gegen Krämpfe und Konvulsionen und paßt besonders bei solchen krampfhaften Affektionen, die seelischen Ursachen entspringen, wie Furcht, Züchtigung bei Kindern oder anderen heftigen Gemütsbewegungen. In einem Fall von im Kindbett auftretenden Konvulsionen, bei dem andere Mittel nichts ausgerichtet hatten, bemerkte der behandelnde Arzt, der die Patientin während der Krämpfe beobachtete, daß sie aus den Krämpfen mit hintereinanderfolgenden langgezogenen Seufzern herauskam. Er fragte, ob sie kürzlich einen seelischen Schmerz gehabt habe, und erfuhr, daß sie ihre Mutter vor einigen Wochen verloren hatte, welche sie außerordentlich liebgehabt hatte und um welche sie tief trauerte. *Ignatia* D 30 heilte sie schnell. Ferner hat *Ignatia,* wenn auch nicht echte Konvulsionen, so doch in einem sehr hohen Grade Zuckungen am ganzen Körper und wird daher eins unserer Hauptmittel gegen Veitstanz, besonders wenn er durch Gemütserregungen, Schreck oder Kummer oder durch Reflexreize von Zahnung oder Würmern hervorgerufen wird. Es gibt nur ein Mittel, das *Ignatia* bei Zuckungen nahekommt, und das ist *Zincum metallicum.* Natürlich kommen *Agaricus, Hyoscyamus, Cuprum metallicum* ihm ebenfalls nahe, und manche könnten meinen, sie seien gleichwertig; *Veratrum viride,* wenn es besser gekannt wäre, würde hier weit mehr Beachtung finden.

Ignatia ist zuweilen gegen Lähmungen empfohlen worden, jedoch meine ich, man wird es nur ausnahmsweise brauchbar finden, und zwar hauptsächlich in hysterischen Fällen, die keinen sehr gefährlichen Charakter haben. Wie *Aconitum, Chamomilla* und *Coffea* ist *Ignatia* überempfindlich gegen Schmerz.

Ignatia ist wie sein männlicher Gefährte *Nux vomica* ein wichtiges Mittel gegen Kopfschmerzen Nervöser, besonders hysterisch-nervöser Kranker. Das würde ungefähr besagen, daß *Nux vomica* für nervöse Männer, *Ignatia* dagegen für Frauen paßt, was ganz richtig ist. Sie werden sich erinnern, daß hysterische, nervöse Kopfschmerzen oft einseitig sind. Daher ist *Ignatia* ein sehr wirksames Mittel gegen Kopfschmerzen, die durch folgende Worte beschrieben werden: „Kopfschmerzen, als wenn ein Nagel aus der Seite des Kopfes herausgetrieben würde, durch Liegen auf derselben gebessert.“ Die Kopfschmerzen stellen sich bei sehr nervösen und empfindsamen Kranken ein, oder bei jenen, deren Nervensystem durch übertriebene Ängstlichkeit, Kummer oder geistige Arbeit gelitten hat. Die fortwährend wandelbaren und sich widersprechenden Symptome, die für das Mittel so charakteristisch sind, zeigen sich hier wie anderwärts. Der Schmerz wechselt nicht nur die Stelle, sondern einmal wird er sich allmählich einstellen und plötzlich nachlassen (wie bei *Acidum sulfuricum*), das andere Mal wird er sich plötzlich einstellen und ebenso plötzlich nachlassen (wie bei *Belladonna*). Wie bei *Aconitum, Gelsemium* und *Veratrum album* endet der Kopfschmerz oft mit profusem Harnabgang. Dies ist oft bei Kopfschmerzen nervöser, hysterischer Frauen der Fall. (*Lac defloratum,* profuser Harnabgang während des Kopfschmerzes).

Die *Ignatia*-Kopfschmerzen werden durch Kaffee, Rauchen, Schnupftabakmißbrauch, Einatmen von Tabakrauch, Alkohol, angestrengte Aufmerksamkeit, Pressen beim Stuhlgang verschlimmert, und während sie sich zuweilen beim Essen bessern, verschlimmern sie sich bald darauf. Manchmal begleitet Hungergefühl den Kopfschmerz, wie bei *Psorinum.* Er wird auch schlimmer durch kalte Winde, plötzliches Drehen des Kopfes, Bücken, Wechsel der Lage, Laufen, langes Aufwärtssehen, Bewegen der Augen, Lärm und Licht. Gebessert wird er durch Wärme, Liegen auf der schmerzenden Seite, sanften Druck, äußere Wärme und profusen Abgang hellen Harns.

Ignatia hat einige gewichtige Halssymptome. Erstens das allgemein beobachtete Symptom, den sog. „Globus hystericus“ oder ein Gefühl, als wenn ein Klumpen vom Magen in den Hals stiege, so daß sie zu ersticken fürchtet. Sie schluckt ihn hinunter, aber sogleich kommt er zurück, was sie sehr beunruhigt. Das pflegt sich einzustellen, wenn sie sich grämt und weinen will. Dies sind natürlich rein nervöse Empfindungen; jedoch reicht *Ignatia* weiter und heilt auch wirklich ernste Halsaffektionen, wie Mandelentzündung und Diphtherie. Bei diesen Erkrankungen ist das für *Ignatia* charakteristische Symptom, daß der Halsschmerz durch Schlucken gebessert wird oder zwischen den Schluckbewegungen schlimmer ist (*Capsicum*). Ein sehr eigentümliches Symptom bei derartigen Beschwerden; denn solche Fälle werden gewöhnlich durch Schlucken verschlimmert, daher dürfen wir nicht erwarten, Fälle, bei denen *Ignatia* das angezeigte Mittel sein würde, häufig zu finden; aber solche Fälle erscheinen doch gelegentlich und würden uns ratlos machen, wenn wir nicht das Mittel dafür hätten. Hier ist es, wo die Homöopathie „ihre besten Rennen macht“, wie wir im Baseballspiel sagen, und die Genugtuung, einen solchen Fall mit einem ungebräuchlichen Mittel geheilt zu haben, ist für den, der die Heilung herbeiführte, um mich bescheiden auszudrücken, mindestens sehr befriedigend. Bei den *Ignatia*-Fällen besteht außer der

Verschlimmerung beim Nichtschlucken zuweilen eine Verschlimmerung beim Schlucken flüssiger und eine Besserung beim Schlucken fester Nahrungsmittel. Dies ist wie bei *Lachesis,* wie Sie sich erinnern werden, jedoch umgekehrt bei *Baptisia,* bei welcher nur Flüssigkeiten geschluckt werden können, die geringste feste Speise dagegen zum Brechen reizt. Es ist nötig, sich dieser Übereinstimmungen und Gegensätze zu erinnern, da sie uns oft in den Stand setzen, sog. „Anhieb"-Verordnungen zu treffen und viel Zeit, Mühe und Leiden zu ersparen.

Einige besonders wertvolle Leitsymptome von *Ignatia,* außer den schon erwähnten, sind: „Äußerster Widerwille gegen Tabakrauch". Dies ist ein allgemeiner Widerwille, der viele Beschwerden verschlimmert. „Gefühl von Schwäche und Leere in der Magengrube." Im *Ignatia*-Fall pflegt dieses Symptom auch von einer Neigung zu seufzen oder tief Atem zu holen begleitet zu sein. Zwei andere Mittel haben dieses Schwächesymptom im Magen ebenso auffällig wie *Ignatia,* es sind *Hydrastis* und *Sepia.* Die übrigen Symptome müssen zwischen ihnen entscheiden. Dieses Schwächegefühl im Magen bei *Ignatia* wird zuweilen als ein Gefühl von Schlaffheit beschrieben, als ob der Magen erschlafft herunterhänge. *Ipecacuanha* hat eine ähnliche Empfindung. Wir treffen zuweilen schwere Fälle von Magenkolik bei hysterischen Frauen an. Dabei ist zuerst an *Ignatia* zu denken.

Ignatia hat eine ebenso ausgesprochene Wirkung auf den After und das Rectum wie *Nux vomica.* Mastdarmvorfall wird verzeichnet (*Ruta graveolens*). Wie bei *Nux vomica* besteht häufig Stuhldrang, aber statt des Stuhles oder mit diesem fällt der Mastdarm vor. Der Patient fürchtet sich, beim Stuhlgang stark zu drücken, sich zu bücken oder etwas zu heben, aus Furcht vor dem Vorfall. Nach dem Stuhlgang folgt ein zusammenziehender, heftiger Schmerz, der ein bis zwei Stunden anhält. (Dies ist wie bei *Acidum nitricum,* welches dasselbe Symptom, aber nach weichem Stuhl hat.) Es besteht auch etwas Schmerz im After, ohne Beziehung zum Stuhl. Dunham, ein ganz hervorragender Forscher, gab uns das Symptom: „Heftig stechende Schmerzen a u f w ä r t s i n d e n M a s t d a r m h i n e i n" (*Sepia* hat ähnliche Schmerzen im Uterus). Dies ist ein höchst wertvolles Symptom, das sich oft bewährt hat. So sehen wir, daß *Ignatia* eins unserer wichtigsten After- und Mastdarmmittel ist.

Dieses Mittel ist auch in seinen Fiebersymptomen einzigartig. Es gibt keine Krankheit, in welcher wir die Wirkung des potenzierten Heilmittels besser veranschaulichen können als das Intermittensfieber. Chronische Fälle, die der Chininbehandlung jahrelang widerstanden haben, werden oft schnell und dauernd durch die 200. Potenz und höher geheilt. Folgende Symptome indizieren dabei *Ignatia:* 1. Durst während des Frostes, aber in keinem anderen Stadium. 2. Frostgefühl, durch äußere Wärme gebessert. 3. Hitze, durch äußerliche Bedeckung verschlimmert. 4. Rotes Gesicht während des Frostes. Das sind vier Beine zum Stuhl, auf den wir uns mit völligem Vertrauen setzen können. Kein anderes Mittel hat Durst nur während des Frostes. Bei *Nux vomica,* wie Sie sich erinnern werden, wird das Frostgefühl durch Ofen- oder Bettwärme nicht gelindert, und während der Hitze muß der *Nux-vomica*-Patient bedeckt bleiben, da das Frostgefühl bei der geringsten Entblößung zurückkehrt. So sehen wir, daß, obwohl das Alkaloid beider Mittel Strychnin ist, sie himmelweit verschieden sind, wenn wir sie zur Heilung eines Kranken anwenden. Das rote Gesicht während des Frostes führte mich zur Heilung eines hartnäckigen Falles, bei welchem ich außer dem roten Gesicht auch bemerkte, daß der Kranke hinter dem Ofen, an der wärmsten Stelle, die er finden konnte, steckte. Die 200. Potenz heilte prompt. Zwei andere Fälle in derselben Familie, zu gleicher Zeit und in derselben Malariagegend, wurden geheilt, der eine durch *Capsicum* D 200, der andere durch *Eupatorium perfoliatum* in derselben Potenz. Der erstere hatte Frostgefühl, das zwischen den Schultern anfing, bei dem letzteren Frost am Vormittag, vorher heftiger Schmerz in den Knochen und zu Ende des Frostschauers Galleerbrechen. Ich weiß nicht, ob ich die obigen drei Fälle schon vorher erwähnt habe; aber sie vertragen gut eine Wiederholung, denn sie illustrieren die Wirksamkeit von Potenzen, gemäß unserem großen Heilgesetz. Kann ein vernünftiger Mensch solche in die Augen springenden Beweise bezweifeln?

Cocculus

Stammpflanze: *Anamirta Cocculus;* Kockelskörner

Farrington sagt: „*Cocculus* wirkt auf das Cerebrospinalsystem, indem es große Schwäche dieser Organe erzeugt. Es verursacht eine paralytische Schwäche des Rückenmarks und besonders der motorischen Nerven, demnach finden wir es als ein zuverlässiges und häufig anzuwendendes Mittel bei Lähmung, die von Rückenmarksleiden herrührt. Es ist besonders im Anfang des Leidens angezeigt, wenn die Lendengegend des Rückenmarks affiziert ist; es besteht Schwäche im Kreuz, als wäre es gelähmt, das Kreuz versagt beim Gehen. Es zeigt sich Schwäche in den Beinen; die Knie versagen beim Gehen; in den Fußsohlen ein Gefühl, als wären sie eingeschlafen; die Oberschenkel schmerzen wie zerschlagen; erst schläft die eine Hand ein, dann die andere; zuweilen schläft der ganze Arm ein, und die Hand fühlt sich wie geschwollen an. Diese Symptome sind in der Symptomatologie des ganzen Mittels begründet, sie scheinen alle von Rückenmarksschwäche abzuhängen." Dunham sagt: „Sein Wirkungskreis ist vorzüglich das System des animalischen Lebens; zuerst das willkürliche Muskelsystem und dann das Sensorium sind die Hauptsitze seiner Wirksamkeit. Übelkeit bis zum Erbrechen mit Schwäche und heftigem Schwindel beim Heben des Kopfes ist ein charakteristisches Symptom." Hughes sagt: „Es beeinflußt die willkürlichen Muskeln mehr als die Verstandeskräfte; womit die Prüfungen Hahnemanns völlig übereinstimmen." Pareira sagt: „Es wirkt mehr auf die willkürlichen Muskeln als auf die Verstandeskräfte." Wir haben diese Zitate verschiedener Autoren gebracht, um zu ermitteln, ob sie vom praktischen Standpunkte aus uns viel zu helfen vermögen. Dr. Hughes sagt, daß die Prüfungen Hahnemanns diese Verallgemeinerungen bestätigen. Wir führen aus diesen Prüfungen an:

„Schwäche der Nackenmuskeln mit Schwere des Kopfes, die Muskeln scheinen den Kopf nicht tragen zu können" (*Calcium phosphoricum, Veratrum album*). „Lähmender Schmerz im Kreuz, mit krampfhaftem Ziehen über die Hüften, was am Gehen hindert." „Die Knie knicken vor Schwäche zusammen; wankt beim Gehen und droht auf die Seite zu fallen." „Bald sind die Füße, bald die Hände eingeschlafen." „Die Hand zittert beim Essen, und um so mehr, je höher sie gehoben wird.“ „Bald die eine, bald die andere Hand scheint gefühllos und eingeschlafen.“ „Die Fußsohlen schlafen während des Sitzens ein.“ „Anfälle von allgemeiner lähmiger Schwäche mit Rückenschmerz.“

Das sind alles bestätigte Symptome nach Allens Enzyklopädie der Reinen Arzneimittellehre. Sie sind in den einfachsten Ausdrücken gehalten und stimmen mit den Angaben der oben zitierten Gelehrten über die Wirkung des Mittels auf das Rückenmark und die willkürlichen Muskeln überein; sie könnten gemäß den Anleitungen Hahnemanns von jedem Laien mit gewöhnlichem Auffassungsvermögen zur Heilung des Kranken angewendet werden. Freigemacht von spekulativen Theorien und Phantasien, wird so die praktische Therapie vereinfacht, und wenn in einem *Cocculus*-Fall der Kranke auf diese Weise geheilt wird, so geschieht das, wie in jedem anderen heilbaren Fall, nach dem unfehlbaren Gesetz der „Symptomen-Entsprechung“ („Deckung“).

Wir könnten die ganze Wirkung dieses Mittels auf das Nervensystem in einem Wort zusammenfassen, nämlich „Erschöpfung“; jedoch was hat das für den Zweck des Verordnens auf sich? Viele Mittel entkräften furchtbar, aber jedes hat seine besondere Art der Erschöpfung, und wenn man Leute, wie ich einen bewährten Chirurgen in einem homöopathischen Kolleg, sich rühmen hört, sie verschrieben nur nach physiologischen Gründen, ohne jede Rücksicht auf die Symptomatologie, so kann ich nur sagen, daß solche Männer von der Kunst, homöopathisch zu verordnen, wenig oder nichts verstehen trotz ihrer sonstigen Vorzüge. Nach den Lehren Hahnemanns steht die Symptomatologie beim wissenschaftlichen Verordnen an der Spitze, wie auch der pathologische Zustand sein mag.

Neben den Symptomen, welche die allgemeine Erschöpfung und Rückenmarksstörung begleiten oder damit verbunden sind, haben wir noch folgende charakteristische Symptome: „Verworrenheit oder Betäubung, durch Essen oder Trinken vermehrt.“ „Schwindel wie von Vergiftung und Verwirrung des Geistes.“ „Drehender Schwindel beim Aufrichten im Bett, der zwingt, sich wieder niederzulegen.“ „Migräne mit Übelkeit und Neigung zum Erbrechen.“ „Alle Symptome werden besonders durch Fahren im Wagen oder zu Schiff verschlimmert.“ Seekrankheit. (Seekrankheit

>auf Deck in frischer, kalter Luft *Tabacum.*) Der Kopfschmerz und Schwindel von *Cocculus* sind verschieden von *Bryonia,* trotz der Tatsache, daß beide durch Aufrichten im Bett verschlimmert werden. Bei *Bryonia* und einigen anderen Mitteln geht dem Kopfschmerz Übelkeit voraus, was bei *Cocculus* gerade umgekehrt ist. Bei *Cocculus* findet sich ein schmerzhaftes Gefühl von Schwäche oder Leere im Kopf, was mit der allgemeinen Schwäche im Einklang steht. Dieses Gefühl von Leere, was nur ein anderer Name für Schwäche ist, ist ein allgemeines Merkmal für *Cocculus* und findet sich im Kopf, Bauch, in den Därmen, in der Brust, im Herzen, Magen, kurz in allen inneren Teilen. Die Übelkeit von *Cocculus,* welche ein so beständiges Symptom der Kopfschmerzen ist, gleicht zuweilen der, welche für *Colchicum* charakteristisch ist, nämlich: „Äußerster Widerwille gegen Speisen, selbst schon durch Speisengeruch hervorgerufen, und dennoch Hunger dabei.“ Bei *Colchicum* ist Übelkeit ebenso wie Widerwille mehr ausgesprochen. Der Patient ekelt sich bis zum Ohnmächtigwerden. Dabei ist bei *Cocculus* ein metallischer Mundgeschmack vorhanden. Das Sensorium wird von derselben tiefen Depression befallen wie das allgemeine Nervensystem. Der Patient ist traurig, in sich selbst versunken, brütend, mürrisch, schweigsam, sitzt in trüben Gedanken vergraben in einer Ecke usw. Dies ist besonders bei nervösen Fiebern der Fall. Depression und nochmals Depression.

Cocculus hat einige sehr wichtige Symptome in der Bauch- und in der Gebärmuttergegend. Eins ist starke Auftreibung des Bauches. Dies findet man sowohl bei Blähungskolik als bei Dysmenorrhöe. Bei Blähungskolik, gegen die es ein wertvolles Mittel ist, klagt der Patient über ein Gefühl, als wenn der Leib voll spitzer Holzstücke oder Steine wäre. Die Anfälle kommen oft gegen Mitternacht. Die Blähungen scheinen hier und da zu sein, und ihr Abgang verschafft nicht viel Erleichterung, da sich immer wieder neue an ihrer Stelle bilden.

Ferner scheint starker Druck in der Leistengegend zu bestehen, als wenn ein Bruch sich bilden wollte. Bei Dysmenorrhöe sind außer der Aufgetriebenheit kneipende, krampfhafte Schmerzen vorhanden, die oft sehr heftig sind, und wiederum ein bemerkenswerter Grad von Schwäche. Sie ist so schwach, daß sie kaum stehen, gehen oder sprechen kann. Dies ist sehr charakteristisch, und hinsichtlich der Schwäche ähnelt es *Carbo animalis;* jedoch bei *Cocculus* ist die Schwäche ein Teil der allgemeinen Erschöpfung, während sie bei *Carbo animalis* vom Blutfluß abhängt. Bei *Cocculus* braucht der Blutabgang überhaupt nicht sehr reichlich zu sein, sondern kann im Gegenteil mehr und mehr abnehmen und an seiner Stelle oder auch zwischen den Menses Weißfluß erscheinen. In dieser Weise haben wir zwischen den Mitteln zu unterscheiden, um in der Praxis Erfolg zu haben.

Wenn ich die vier wichtigsten charakteristischen Symptome dieses Mittels angeben sollte, so würden es folgende sein:

1. Schwäche der Nackenmuskeln mit Schwere des Kopfes.
2. Beschwerden durch Fahren in Wagen, Eisenbahn oder auf See hervorgerufen oder verschlimmert.
3. Gefühl von Schwäche oder Leere in verschiedenen Organen.
4. Üble Folgen von Schlaflosigkeit, Nachtwachen oder Überarbeitung (*Causticum, Cuprum metallicum, Ignatia, Acidum nitricum*).

Conium

Stammpflanze: *Conium maculatum;* Gefleckter Schierling

Dieses ist ein anderes der sog. Rückenmarksmittel. Ich werde hier nicht, wie bei *Cocculus,* anführen, was Autoritäten vom pathologischen Standpunkt aus darüber sagen. Alle scheinen darin übereinzustimmen, daß es von unten nach oben lähmt, und hierfür wird die Vergiftung des Sokrates als Beispiel angeführt. Es müßte eigentlich ein Mittel gegen Rückenmarksschwindsucht sein. Das wichtigste Symptom, das ich vom homöopathischen Standpunkte aus kenne, ist sein eigentümlicher Schwindel, welcher durch Seitwärtsdrehen des Kopfes sehr verschlimmert wird (*Colocynthis,* Schwindel beim Drehen des Kopfes nach links). Umdrehen im Bett macht auch Schwindel. Einige sagen: beim Niederlegen im Bett und Umdrehen. Ich habe gefunden, daß es nicht so sehr das Niederlegen als das Seitwärtsdrehen des Kopfes ist, ob nun in aufrechter oder horizontaler Lage.

Ich behandelte einst einen Fall, der Rückenmarksschwindsucht zu sein schien, mit diesem Mittel. Der Patient hatte nach und nach den

Gebrauch der Beine verloren, konnte nicht im Dunkeln stehen; wenn er auf der Straße ging, mußte seine Frau vor ihm gehen oder aber hinter ihm, da er beim Seitwärtssehen nach ihr oder bei dem geringsten Drehen des Kopfes oder der Augen gestolpert oder hingefallen sein würde. *Conium* heilte ihn. Anfangs wirkte es verschlimmernd, aber nach Aufhören mit dem Mittel besserte sich sein Zustand sehr. Die Verschlimmerung war nach dem Einnehmen einer Gabe von Finckes c. m. Potenz dieselbe wie nach irgendeiner tieferen; aber die Besserung hielt danach länger an. Gelegentliche Gaben in Abständen von einer bis zu vier Wochen heilten ihn in ungefähr einem Jahr vollständig. Es war ein schlimmer Fall, der schon jahrelang bestanden hatte, ehe ich ihn bekam.

Ich habe dieses Symptom bei Schwindel alter Leute, wo man es am häufigsten findet, oft festgestellt; jedoch begleitet es oft auch verschiedene Leiden aller Altersstufen, und besonders trifft man es bei Eierstocks- und Gebärmutterleiden. Ich kenne kein anderes Mittel, das dieses Symptom so stark hat.

Es gibt eine Form von Augenentzündung bei Kropfkranken, für welche *Conium* vor allen anderen Mitteln paßt und die das besonders hervorstechende und ungewöhnliche Symptom hat (wie Hahnemann, Organon § 153, sagt): intensive Lichtscheu, die in gar keinem Verhältnis zu dem Grade der tatsächlichen Augenentzündung steht. Die Schmerzen sind nachts schlimmer, verschlimmern sich fürchterlich bei dem geringsten Lichtstrahl und werden im Dunkeln und durch Druck gebessert. Es können dabei Hornhautgeschwüre vorhanden sein oder nicht.

Conium ist ferner eins unserer besten Mittel gegen das Herabfallen (Ptosis) der Augenlider, neben den drei anderen Mitteln: *Gelsemium, Causticum* und *Sepia.*

„Drüsenanschwellung und -verhärtung mit Prickeln und Stechen nach Kontusionen und Quetschungen.“ In vielen Fällen sind Knoten oder Geschwülste in den Brüsten, zu welchen *Conium* eine besondere Beziehung zu haben scheint, unter der Wirkung dieses Mittels verschwunden. Selbst krebsartige Erkrankungen der Brüste (*Asterias rubens*), des Uterus und Magens wurden gebessert oder geheilt, besonders wenn das Leiden von einem Stoß oder einer

Verletzung herzurühren schien. Es ist vielleicht das Mittel, an das zuerst bei allen Fällen von Geschwülsten, Drüsenverhärtungen oder anderen Erscheinungen, die nach Kontusionen auftreten, zu denken ist, besonders wenn sie steinhart sind und sich schwer anfühlen. *Conium* und *Silicea* haben beide Härte der Brüste, *Conium* rechts, *Silicea* links (*Carbo animalis, Conium, Silicea*); heftige, lanzinierende Schmerzen (*Asterias*). Ferner kommt es besonders in Betracht, wenn die Brüste zu jeder monatlichen Periode anschwellen, empfindlich und schmerzhaft werden, durch die geringste Erschütterung oder Gehen verschlimmert.

Bei allen krebsartigen Erkrankungen der Brüste, der Gebärmutter oder anderer Organe sind die Schmerzen von *Conium* brennend, stechend oder schießend, so daß man an *Apis mellifica* denken kann. Die übrigen Symptome müssen dann zwischen ihnen entscheiden.

Conium hat eine hervorragende Wirkung auf die Sexualorgane. Bei den Männern besteht große Schwäche dieser Organe. Er hat heftiges Verlangen und Liebesgedanken, ist aber unfähig ihnen nachzukommen. Er hat Pollutionen bei dem bloßen Gedanken an ein Weib oder in Gegenwart eines Weibes. Die Erektionen sind mangelhaft und von zu kurzer Dauer oder gehen während des Coitus zurück, und er büßt es nachher mit Mattigkeit und Verdruß. Dies wirkt auch auf sein Gemüt, und eine Hypochondrie schlimmster Art nimmt von ihm Besitz. Dieser Gemütszustand kann bei beiden Geschlechtern bestehen und kann die Folge sein von zügelloser, vor allem aber auch von zu seltener Befriedigung oder gänzlicher Enthaltsamkeit. Daher ist *Conium* ein gutes Mittel für alte Junggesellen und alte Jungfern. Wenn in solchen Fällen auch Schwindel vorhanden ist, wird *Conium* sicher von großem Nutzen sein.

Unwillkürliche Unterbrechung des Harnstrahles ist sehr charakteristisch (*Clematis*). Man könnte meinen, daß dies von einem Lähmungszustand der Blase herrühre. Ich weiß es nicht; aber ich weiß, daß dieses Symptom bei Prostatahypertrophie, als Alterserscheinung, vorkommt und daß *Conium* hilft. „Tag- oder Nachtschweiße, sobald der Patient schläft oder selbst nur beim Schließen der Augen“, ist ein Symptom, das, soweit ich weiß, bei keinem anderen Mittel beobachtet wurde (umgekehrt *Sambucus*).

Dr. Adolph Lippe machte einst an einem 80jährigen Mann mit einer vollständigen halbseitigen Lähmung eine glänzende Kur mit unserem Mittel, wobei er durch dieses Symptom geleitet wurde. Ich meine, es würde eine ziemlich schwierige Aufgabe sein, für ein solches Symptom eine korrekte pathologische Erklärung geben zu wollen; ein Grund ist natürlich vorhanden, aber ob wir ihn nun angeben können oder nicht, wir können mit dem Mittel heilen, wenn wir ein korrespondierendes Symptom antreffen, vorausgesetzt, daß der Fall überhaupt heilbar ist.

Es ist interessant, die Beziehungen der Symptome zu verfolgen. Nehmen wir z. B. allein das hervorragende Symptom von *Conium:* Schwindel.

Schwindel beim Drehen des Kopfes *Conium, Calcium carbonicum, Kalium carbonicum.*

Schwindel beim Bewegen des Kopfes *Bryonia, Calcium carbonicum, Conium.*

Schwindel beim Aufwärtssehen *Pulsatilla, Silicea.*

Schwindel beim Hinabsehen *Phosphorus, Spigelia, Sulfur.*

Schwindel von Blumengeruch *Nux vomica, Phosphorus.*

Schwindel von Wachen oder Schlaflosigkeit *Cocculus, Nux vomica.*

Schwindel vom geringsten Geräusch *Theridion.*

Schwindel während des Gehens *Natrium muriaticum, Nux vomica, Phosphorus, Pulsatilla.*

Schwindel bei geistiger Anstrengung *Natrium muriaticum.*

Schwindel während oder nach dem Essen *Gratiola, Nux vomica, Pulsatilla.*

Schwindel, als ob man herumgewirbelt würde, *Conium, Cyclamen, Pulsatilla.*

Schwindel, als ob sich das Bett drehte, *Conium.*

Schwindel mit Ohnmacht *Nux vomica.*

Schwindel mit Wanken *Argentum nitricum, Gelsemium, Nux vomica, Phosphorus.*

Schwindel bei geschlossenen Augen oder im Dunkeln *Argentum nitricum, Stramonium, Theridion, Conium.*

Schwindel mit Gesichtstrübung *Cyclamen, Gelsemium, Nux vomica.*

Schwindel beim Erheben vom Sitz *Bryonia, Phosphorus.*

Schwindel beim Aufrichten aus gebückter Stellung *Belladonna.*

Schwindel beim Aufstehen aus dem Bett *Bryonia, Chelidonium, Cocculus.*

Schwindel beim Bücken *Belladonna, Nux vomica, Pulsatilla, Sulfur.*

Schwindel beim Hinaufsteigen *Calcium carbonicum.*

Schwindel beim Hinabsteigen *Borax, Ferrum.*

Schwindel beim Liegen *Conium.*

Schwindel, muß sich niederlegen, *Bryonia, Cocculus, Phosphorus, Pulsatilla.*

Schwindel im Hinterkopf *Gelsemium, Silicea, Petroleum.*

Schwindel nach Schlaf *Lachesis.*

Schwindel von unterdrückten Regeln *Cyclamen, Pulsatilla.*

Eine gute Kenntnis solcher Beziehungen führt den Arzt oft auf dem kürzesten Weg zum richtigen Heilmittel.

Aesculus

Stammpflanze: *Aesculus Hippocastanum;* Roßkastanie

Dies ist eins von den Mitteln, welche nicht so sehr wegen ihres weiten Wirkungskreises bemerkenswert sind als wegen der Zuverlässigkeit innerhalb ihres Bereiches. Soweit bekannt, konzentriert sich seine ganze Brauchbarkeit in seiner Wirkung auf die untere Rücken- und Beckengegend, und immer hervorstechend ist folgendes Symptom: „Beständiger, dumpfer Rückenschmerz, der das breite Kreuz und die Hüften affiziert, durch Gehen oder Bücken bedeutend verschlimmert." Es ist eins unserer Hauptmittel gegen Hämorrhoiden, und außer diesem Rückenschmerz besteht ein Gefühl von Vollheit, Trockenheit und Stechen, als ob der Mastdarm voll von kleinen Holzstückchen wäre. Es besteht keine Neigung zum Heraustreten oder Vorfall, wie dies bei *Ignatia, Aloe, Podophyllum* und einigen anderen Mitteln der Fall ist, und der Rückenschmerz ist oft im Vergleich zu den äußeren Anzeichen von Hämorrhoiden unverhältnismäßig stark. Das Vollheitsgefühl scheint eine Art Allgemeinsymptom von *Aesculus* zu sein; jedoch ist es besonders vorherrschend in der Beckenhöhle.

Diese Symptome werden, außer bei Hämorrhoiden, häufig in Verbindung mit anderen Leiden, wie Gebärmutterverlagerungen und -entzündungen, gefunden. Einige sehr hartnäckige Fälle von Leukorrhöe sind durch dieses Mittel völlig geheilt worden. Bei diesen Erkrankungen der Beckenorgane gibt es noch ein anderes sehr wertvolles Symptom, für welches *Aesculus* paßt, nämlich ein Gefühl von Klopfen oder Hämmern. Ich habe bei dem Gebrauch dieses Mittels von der dritten und den höheren Potenzen gleich gute Resultate gesehen.

Bei Schnupfen und Halsschmerz ist *Aesculus* von mir mit sehr gutem Erfolg angewendet worden. Der Schnupfen ist dem *Arsenicum*-Schnupfen sehr ähnlich, dünn, wäßrig und brennend; was aber *Aesculus* hier charakterisiert, ist Gefühl von Roheit: Einatmen kalter Luft ist unangenehm. Im Halse hat es dasselbe Gefühl von Roheit, sowohl bei der akuten wie bei der chronischen, follikulären Pharyngitis, für welche es oft ein gutes Mittel ist. Es kann sein, daß bei weiterer Anwendung des Mittels mit der Zeit sich noch mehr Anwendungsmöglichkeiten herausstellen.

Zincum metallicum

Metallisches Zink

Dieses Metall scheint hauptsächlich auf das Nervensystem zu wirken. Ich glaube, es ist Burt, der sagt: „Was Eisen für das Blut ist, ist Zink für die Nerven.“ Wenn wir die Prüfungen und klinischen Berichte von *Zincum* untersuchen, so finden wir, daß es die Wirkung zu haben scheint, das Nervensystem, welches nicht mehr imstande ist, die Kräfte zur Erhaltung der für die Gesundheit nötigen Funktionen oder zur Ausscheidung von Krankheitsprodukten aus dem Körper zu liefern, anzuregen oder zu kräftigen. Dies ist Spekulation. Welches sind die Tatsachen? Wenn bei Scharlach oder einer anderen Ausschlagskrankheit der Ausschlag sich nicht richtig entwickeln will wegen zu großer Schwäche des Patienten, wie sie sich im Puls, in der Temperatur usw. dartut, so ist *Zincum* sehr dienlich.

Andere Mittel haben derartige oder ähnliche Störungen, z. B. *Cuprum;* aber bei *Cuprum* ist der Ausschlag durch irgendeine äußere Ursache unterdrückt worden. Bei *Zincum* ist er überhaupt nicht herausgetreten, oder er ist dagewesen, jedoch infolge von Schwäche zurückgetreten. *Sulfur* kann dann helfen, jedoch wohl nur, wenn Psora zugrunde liegt.

Diese Schwäche zeigt sich auch in anderer Weise, z. B. bei Asthma. Der Patient kann nicht auswerfen; sobald er es aber kann, ist sein Zustand gebessert. Oder sie kann nicht menstruieren; doch wenn die Menstruation eintritt, ist sie von ihrem Leiden befreit (*Lachesis*).

Es gibt noch eine andere Eigentümlichkeit, welche mit diesem Symptom verbunden ist. Die Nervenschwäche des *Zincum*-Patienten äußert sich darin, daß er keinen Wein trinken und kein Reizmittel einnehmen kann. Man könnte denken, daß ein wenig Wein ihm wenigstens zeitweise etwas Linderung verschaffen würde; aber im Gegenteil, auch in noch so kleinen Mengen genossen, verschlimmert er alle seine Leiden. Natürlich haben andere Mittel ebenfalls diese Verschlimmerung durch Wein oder Reizmittel, wie *Glonoinum, Ledum, Acidum hydrofluoricum, Antimonium crudum* usw., jedoch *Zincum* steht nach meiner Meinung an der Spitze.

Die Nervenschwäche von *Zincum* zeigt sich auch in anderer Weise. Es besteht manchmal Schmerz und Ermüdung im Nacken, als wenn der Kopf zu lange in einer Stellung gehalten worden wäre, verschlimmert durch Schreiben oder andere lange fortgesetzte Arbeit. Die Rückenschmerzen sind während des Sitzens schlimmer und besser beim Umhergehen. Dies würde an *Rhus Toxicodendron* erinnern; jedoch durch *Zincum* würden Sie die „allgemeinen Schmerzen“ durch fortgesetzte Bewegung nicht gebessert bekommen, wie dies bei *Rhus* der Fall ist. *Pulsatilla* hat es ebenfalls, indes gewöhnlich in Verbindung mit Regelstörungen. Das Mittel, das *Zincum* in diesem Punkt am meisten gleicht, ist *Cobaltum*. Diese beiden Mittel haben dieses Symptom infolge von geschlechtlichen Exzessen oder Schwäche, jedoch bei *Zincum* lindert ein Samenerguß zeitweilig den Schmerz, was bei *Cobaltum* nicht der Fall ist. Das charakteristischste aller Symptome von *Zincum*, in Verbindung mit seiner allgemeinen Nervenschwäche, ist: „ein unaufhörliches, heftiges Unruhegefühl in den Füßen oder den unteren Gliedern; muß sie fortwährend bewegen.“ Dies ist bei vielen, wenn nicht fast allen Leiden vorhanden, für welche *Zincum* das Mittel par excellence ist. Dabei besteht zuweilen

„Brennen, das ganze Rückgrat entlang". Dieses Brennen ist rein subjektiv, denn es ist keine wirkliche örtliche Erhöhung der Temperatur vorhanden. Ein weiteres Symptom dieses Mittels ist „krampfhaftes Zucken und Rucken verschiedener Muskeln". Ich erwähnte dieses Symptom, als ich über *Ignatia* schrieb. Ich würde *Zincum, Ignatia* und *Agaricus* in die vorderste Reihe aller der Mittel stellen, welche diese allgemeinen Zuckungen hervorrufen und heilen.

Ein anderes Symptom, für welches wir in *Zincum* eins unserer besten Mittel besitzen, ist allgemeines Zittern. Dies rührt ebenfalls von Erschöpfung her. Der Patient verliert die Herrschaft über seine Bewegungen, obgleich er noch nicht gelähmt ist. Lähmung kann später eintreten, wenn diesem Zustand nicht abgeholfen wird.

Einige Worte über die Wichtigkeit dieses Mittels bei Gehirnleiden. Es hat nicht viel zu bedeuten, ob die Gehirnaffektion von einer unterdrückten Ausschlagskrankheit, von Zahnen, Typhus oder einer sonstwie benannten oder gearteten Krankheit herrührt, wenn die das Mittel indizierenden Symptome vorhanden sind. Erlauben Sie mir, über einen Fall aus meiner eigenen Praxis zu berichten, welcher seinen Heilwert bei Typhus illustriert.

Eine junge, ungefähr zwanzigjährige Dame klagte eine Woche, ehe ich gerufen wurde, über Schwäche oder allgemeines Erschöpfungsgefühl, Kopfschmerz, Appetitverlust, jedoch die Hauptbeschwerde war Erschöpfung. Sie war Studentin, und ihre Mutter, die eine ausgezeichnete Pflegerin war, schrieb ihre ganze Krankheit der Überanstrengung in der Schule zu und versuchte, sie durch Ruhe und gute Pflege in die Höhe zu bringen. Aber ihr Zustand verschlimmerte sich. Ich verordnete ihr *Gelsemium* und ließ nach den Indikationen *Bryonia* folgen; die Krankheit nahm in den nächsten zwei Wochen einen milden Verlauf, und sie schien ganz befriedigend zu genesen.

Als sie in einem Zimmer allein gelassen worden war, zog sie sich, während des Schlafes in Schweiß geraten, die Decken weg, erkältete sich und bekam einen Rückfall. Natürlich war der letzte Zustand dieser Patientin schlimmer als der erste. Die Gedärme wurden ungeheuer aufgetrieben, profuse Darmblutungen stellten sich ein, welche schließlich durch *Alumen* gestillt wurden, ein schwaches Delirium kam hinzu, die Erschöpfung wurde ungemein groß, obwohl die Blutungen gestillt waren, bis sich endlich folgendes Krankenbild darbot: Stiere, nach aufwärts gedrehte Augen, Kopf zurückgebogen; vollständige Bewußtlosigkeit, liegt auf dem Rücken und rutscht im Bett nach unten, krampfhaftes Zucken oder vielmehr heftiges Zittern überall, so daß das Bett erschüttert wurde. Ich hatte Wärterinnen angenommen, die ihr Tag und Nacht die Hände hielten, derart zuckte und zitterte sie; hippokratisches Gesicht; Extremitäten eiskalt bis zu den Knien und Ellbogen; Puls so schwach und schnell, daß ich ihn nicht zählen konnte, und aussetzend; kurz, alle Zeichen einer drohenden Hirnlähmung. Der Fall schien hoffnungslos. Ich mischte zehn Tropfen *Zincum metallicum* in einen Eßlöffel kalten Wassers, goß ihr die Hälfte in kleinen Mengen zwischen die zusammengebissenen Zähne und eine halbe Stunde darauf die andere Hälfte. Ungefähr eine Stunde nach der letzten Gabe drehte sie die Augen nach unten und sagte schwach: Milch. Durch eine gebogene Röhre schluckte sie ein halbes Glas Milch, die erste Nahrung, die sie seit 24 Stunden erhielt. Sie bekam die nächsten vier Tage keine Arznei mehr, und ihr Zustand besserte sich während dieser Zeit stetig. Sie erhielt nachher eine Gabe *Nux vomica* und schritt schnell völliger Genesung entgegen. So kann *Zincum* D 200 wie andere Metalle, wenn sie indiziert sind, Wunder verrichten.

Stannum

Metallisches Zinn

Ein weiteres metallisches Mittel. Das Leitsymptom ist große Schwäche in der Brust (*Argentum metallicum*), so schwach, daß Patient nicht sprechen kann. Kein Mittel hat dieses Symptom so stark wie Zinn. Es ist nicht nur bei Kehlkopf- und Lungenleiden vorhanden, gegen welche *Stannum* ein sehr wichtiges Mittel ist, sondern bei allgemeiner Schwäche. So schwach, daß sie in einen Stuhl sinkt, < beim Treppenhinabgehen (*Borax; Calcium carbonicum* beim Hinaufgehen). Man trifft dies in Verbindung mit Gebärmutterverlagerungen und Leukorrhöe bei mageren, entkräfteten Patientinnen, und es hat in solchen Fällen glänzende Heilungen bewirkt. Natürlich tritt die Schwäche besonders bei Lungen-, Bronchial- und Kehlkopfleiden hervor. Bei diesen Leiden besteht Husten mit gewöhnlich profusem Auswurf; die ausgeworfene Masse schmeckt sehr süß, oder sie kann ausnahmsweise salzig sein. Gegen salzigen Auswurf würde ich eher an *Kalium jodatum* oder *Sepia* denken. Bei allen diesen drei Mitteln kann der Auswurf dick, klumpig und von grüner oder gelber Farbe sein. Sowohl *Stannum* als *Kalium jodatum* haben profuse Nachtschweiße, aber *Stannum* hat größeres Schwächegefühl in der Brust (kann nicht sprechen) als irgendeins der übrigen. Ein anderes sehr charakteristisches Symptom von *Stannum* ist, daß „die Schmerzen bis zum höchsten Grad allmählich zu- und dann ebenso allmählich abnehmen" (siehe *Platinum*). Dieser Schmerz ist natürlich neuralgisch und kann irgendwo in dem Verlauf eines Nervs seinen Sitz haben, jedoch bekundet er sich oft in Gesichtsschmerz, Magenschmerz und Unterleibskolik.

Diese Schmerzen werden wie bei *Colocynthis* und *Bryonia* durch Druck gebessert. Wenn also *Colocynthis,* an das man bei Unterleibsschmerzen, die durch Druck gebessert werden, zuerst denkt, versagt, so kann *Stannum* lindern, und zwar besonders wenn die Anfälle seit langer Zeit bestehen oder der Patient eine chronische Neigung hierfür zu haben scheint. Bei Kindern wird der Schmerz gelindert, wenn man den Patienten über die Schulter trägt, so daß die Schulter einen Druck auf den Leib ausübt. Der *Stannum*-Patient ist gewöhnlich sehr niedergeschlagen und mutlos und möchte fortwährend weinen (*Natrium muriaticum, Pulsatilla, Sepia*). Ich habe obige Symptome oft beobachtet und die 12., 30. 200. und 500. Potenz (Boericke und Tafel) von gleich guter Wirkung gefunden.

Platinum metallicum

Metallisches Platin

Dieses Mittel kann in dreifacher Beziehung betrachtet werden: in seiner Beziehung zum Gemüt, zu dem Nervensystem und den Geschlechtsorganen. Es hat wunderliche Gemütssymptome. Hier sind drei derselben: „Stolz und Selbstüberschätzung, sieht hochmütig auf andere herab." „Eigentümliche Sinnestäuschung bei der Rückkehr von einem Spaziergang, alles im Haus erscheint ihr sehr klein und alle Personen körperlich und geistig unter ihr stehend, während sie ihnen geistig und körperlich überlegen ist." „Veränderliche Stimmungen, abwechselnd heiter und traurig." Dies letzte Symptom ist wie bei *Ignatia, Crocus, Nux moschata* und *Aconitum,* dessen „Todesfurcht" *Platinum* auch noch hat. Es könnte manchem scheinen, als ob die beiden ersten der oben angeführten Symptome für die Krankenbehandlung keinen praktischen Wert besäßen. Es gibt keine pathologische Erklärung dafür, außer der Tatsache einer allgemeinen Geistesverwirrung, die auch irgendeine andere Form von Sinnestäuschung annehmen könnte. Dennoch ist dies ein wertvolles Merkmal, das bei keinem anderen Mittel gefunden wird. Es führte mich zur Wahl dieses Mittels in einem sehr hartnäckigen Fall von Geisteskrankheit, der der Kunst mehrerer allopathischer Ärzte von Ruf widerstanden hatte, so daß sie schließlich beschlossen, den Fall einer Irrenanstalt zu überweisen. Die ziemlich wohlhabenden Eltern der Patientin wollten nicht ihre Einwilligung geben und wurden veranlaßt, es mit der Homöopathie zu versuchen. Ich gab der Patientin *Platinum* auf Grund dieses Geistessymptoms, das sehr hervortrat, verbunden mit einem zweiten hervorstechenden Symptom, das ebenfalls unter diesem Mittel erscheint, nämlich „die körperlichen Symptome verschwinden und die Geistessymptome treten auf und umgekehrt". Das körperliche Symptom bestand in einem Schmerz des ganzen Rückgrats. Dies war das Symptom, welches mit dem Geistessymptom abwechselte. Es war eine der glänzendsten Kuren, die ich jemals erlebte. Die Besserung begann am ersten Tage und ließ niemals nach, und die Patientin ist jetzt seit 15 Jahren gesund, ohne eine Spur eines Rückfalles.

Die nervösen Symptome neben den Gehirnsymptomen, für die *Platinum* paßt, sind: 1. „Die Schmerzen werden allmählich heftiger und nehmen ebenso allmählich ab." 2. „Die Schmerzen sind von Taubheit der affizierten Teile begleitet." Das erste Symptom ist, wie Sie sich erinnern werden, wie bei *Stannum,* jedoch ist die Schwäche des *Platinum*-Patienten nicht so charakteristisch wie die des *Stannum*-Patienten. Das zweite ist wie bei *Chamomilla,* aber der *Platinum*-Patient ist nicht so beständig übelgelaunt wie der *Chamomilla*-Patient. Beides sind wichtige Mittel für krankhafte Geistes- und Gemütszustände, indes kann in Zweifelsfällen ein genaues vergleichendes Studium nötig werden.

In bezug auf das allmähliche Einsetzen der Schmerzen bei *Platinum* und *Stannum* hat *Belladonna* genau das Gegenteil; jedoch gleicht *Belladonna* in seinen Gehirnsymptomen mehr *Platinum*.

Geschlechtsorgane: „Nymphomanie, verstärkt im Wochenbett, Jucken und Kitzel im Unterleib.“ „Übermäßige Geschlechtslust, besonders bei Jungfrauen, frühzeitige und übermäßige Entwicklung des Geschlechtstriebes.“ „Geschlechtsteile ungemein empfindlich, kann Berührung nicht ertragen, wird bei einer Untersuchung beinahe von einem Krampf befallen und bei Geschlechtsverkehr meist ohnmächtig.“ „Metrorrhagie oder profuse Menstruation; Blut dunkel und klumpig.“ — Eierstocksleiden und Prolapsus mit profuser Menstruation, außerordentliche Empfindlichkeit der Geschlechtsteile gegen Berührung oder beim Coitus. Alles dies sind Hauptindikationen für dieses Mittel. Sämtliche genannten Symptome weisen darauf hin, daß *Platinum* ein gutes Mittel für jenes proteusartige Leiden Hysterie sein muß, was die Praxis auch in zahllosen Fällen erwiesen hat. Auch hier habe ich wieder, wie bei *Zincum* und *Stannum*, gefunden, daß höhere Potenzen höchst wirksam sind, obgleich ich in einem Fall von Geisteskrankheit die 6. Potenz angewendet habe, weil ich gerade keine höhere vorrätig hatte.

Platinum hat eine Form von Stuhlverstopfung, ähnlich der von *Alumina*, d. h. die Stühle haften am After wie weicher Lehm.

Selenium

Selen

Hier haben wir noch ein Metall, für das, wie für *Stannum*, außerordentliche Schwäche höchst bezeichnend ist. Jedoch die Schwäche von *Selenium* scheint sich nicht wie bei *Stannum* auf eine besondere Stelle zu konzentrieren, sie ist mehr allgemein. Der Patient ist so schwach, daß er von jeder Art Arbeit, geistiger wie körperlicher, leicht erschöpft ist. Diese Schwäche kann die Folge von erschöpfenden Krankheiten, wie Typhus, sein oder von Samenergüssen herrühren. Die Schwäche von *Selenium* zeigt sich ebensosehr bei den männlichen Geschlechtsorganen wie im allgemeinen. Die Erektionen erfolgen langsam und schwach, die Samenergüsse beim Coitus zu schnell, und nachher ist er verdrießlich und schwach.

Die Geschlechtslust ist stark, er ist jedoch physisch impotent. Hat wöchentlich zwei- oder dreimal Pollutionen und steht danach mit schwachem, lahmem Rücken auf. Prostatasaft sickert beim Sitzen, während des Schlafes, beim Gehen oder beim Stuhlgang heraus. Wenn diese Schwäche lange bestanden hat, beginnt der Kranke abzumagern, besonders im Gesicht, an den Händen und Oberschenkeln (*Acidum aceticum*). Dies ist ein Bild der *Selen*-Schwäche. Außerdem oder damit verbunden gibt es noch einige andere charakteristische Symptome, wie Stuhlverstopfung: der Stuhl ist von so ungeheurer Größe, daß er nicht ohne mechanische Hilfe entleert werden kann (*Sanicula*). Er muß mit den Fingern herausgeholt werden. Unwillkürliches Harnträufeln beim Gehen, nach dem Urinieren oder nach dem Stuhlgang (*Sarsaparilla* hat Harnträufeln beim Sitzen).

Üble Wirkung von zu vielem Teetrinken; alle Beschwerden werden dadurch verschlimmert. Unwiderstehliche Sucht nach alkoholischen Getränken. Heiserkeit; muß die Kehle oft von Schleim befreien, besonders wenn er singen will. Unwiderstehliches Verlangen nach Reizmitteln, betrinkt sich gern, fühlt sich jedoch danach schlechter. Sehr vergeßlich in Geschäften, doch träumt er von dem, was er vergessen hat. Ich habe dieses Mittel nie unter der 200. Potenz angewendet.

Phosphorus

Gelber Phosphor

Als allgemeines Symptom ist bei diesem Mittel Brennen, fast ebenso stark wie unter *Arsenicum* und *Sulfur*. Es gibt kein Organ oder Gewebe, in dem es nicht gefunden werden kann, von der äußeren Haut bis zu der Innenfläche jedes Kanals oder Parenchyms. Es kann nur subjektiv sein ohne wirkliche Erhöhung der Temperatur, oder es kann organische Veränderungen bei bösartigen Leiden begleiten mit starker Temperaturerhöhung. Bei einem hochgradigen „Gefühl von Brennen" sollte immer *Phosphorus* in erster Linie in Betracht kommen. Ferner gibt es vielleicht kein Mittel, das eine stärkere Wirkung auf das Nervensystem hat. Es greift dieses in seinen Hauptkraftzentren Gehirn und Rückenmark an, indem es Erweichung oder Atrophie erzeugt mit all ihren begleitenden Symptomen, wie Erschöpfung, Zittern, Benommenheit und vollständige Lähmung, sowohl in akuten als auch in chronischen Leiden.

Dieses Brennen wird ebensogut bei akuten typhusartigen Erkrankungen gefunden wie bei dem langsam fortschreitenden Leiden Rückenmarksdarre. Seine Ursachen können plötzliche sein, wie Lungenentzündung, Typhus, Ausschlagskrankheiten, Krupp, Bronchitis, wenn die Lebenskraft den tiefsten Stand erreicht, oder es kann bei Menschen erscheinen, die durch Kummer, Sorgen, geistige Überanstrengung oder geschlechtliche Exzesse (Onanie) zerrüttet sind.

Seine Wirkung kann anfänglich durch eine brennende Hitze an verschiedenen Stellen charakterisiert sein, besonders in der Haut, mit unruhigen Bewegungen, Beängstigung, besonders in der Dämmerung. Überempfindlichkeit aller Sinne, z. B. gegen äußere Eindrücke, Licht, Gerüche, Geräusche, Berührung usw., und später, wenn organische Veränderungen stattgefunden haben, stellt sich das andere Extrem, Verlust der Beweglichkeit, des Gefühls und der Empfindlichkeit ein.

Im ersten Stadium tritt ein sehr charakteristisches Symptom auf: „der Kranke bewegt sich fortwährend, er kann nicht einen Augenblick ruhen sitzen oder stehen". Anstatt der Unruhe in den Füßen, wie bei *Zincum,* ist er überall unruhig. *Phosphorus* affiziert jedes Gewebe. Das Blut ist verändert und verschlechtert. Es entsteht Bleichsucht und perniziöse Anämie. *Apis* und *Kalium carbonicum* haben gleichfalls Anämie oder ein bleiches, wächsernes oder blutleeres Aussehen des Kranken. Sie alle haben Ödeme, aber es besteht zwischen ihnen ein besonderer Unterschied im Gesicht. Bei *Kalium carbonicum* schwellen die oberen Lider und hängen wie Wassersäcke herab, bei *Apis* mehr die unteren Lider, während bei *Phosphorus* die ganze Umgebung der Augen und das ganze Gesicht anschwillt. Bei *Phosphorus* wird das Blut so verändert, daß es nicht mehr gerinnt und wir Purpura haemorrhagica haben. Selbst bei anscheinend gesunden Geweben haben wir ein von Hahnemann gefundenes wichtiges Symptom, nämlich „kleine Wunden bluten stark". Dies wird hämorrhagische Diathese genannt, die sehr zu fürchten ist, da viele Personen, die sie haben, durch geringe Hautabschürfungen sich zu Tode bluten können; dieselbe Neigung zu Blutungen erstreckt sich auf schwammige Wucherungen, wie Fibroide, Fungoide, Krebse usw., die sehr gefährlich und beunruhigend sind.

Ferner greift *Phosphorus* die Knochen an in der Form von Nekrose. Das gilt besonders für den Unterkiefer, jedoch auch für andere Knochen, wie z. B. die Wirbel. Ich heilte einmal einen sehr ausgedehnten und lange bestehenden Fall von Karies der Tibia damit.

Fettige Entartung des Herzens, der Leber, der Nieren, mit dem charakteristischen anämischen Zustand, sollte die Aufmerksamkeit auf dieses Mittel lenken. Schnell oder langsam fortschreitende allgemeine Abmagerung, wie Atrophie der Kinder, fällt ebenfalls unter seine die Gewebe zerstörende Wirkung.

Und so finden wir, daß es ein weitreichendes, kräftig wirkendes Mittel ist. Aber es genügt dem Homöopathen nicht, einfach die Wirkung im allgemeinen auf irgendein Organ oder eine Reihe von Organen zu kennen. Er muß wissen, wie es sich in seiner Wirkung von anderen Mitteln, die auf dasselbe Gewebe oder Organ wirken, unterscheidet. Während nun *Phosphorus* auf das Gemüt wirkt, indem es „starke Beängstigung und Unruhe" verursacht wie andere Mittel, *Aconitum, Arsenicum* usw., muß man daran denken, daß es hier die Beängstigung und Unruhe ist, die einem anderen Zustand vorangeht. Sie gehört zu einem Reizzustande des Gehirns und des Nervensystems, der, wenn er nicht behoben wird, organische Veränderungen herbeiführen kann, die von einer sehr verschiedenartigen Reihe von Symptomen begleitet sein können, wie sie z. B. bei wirklicher Gehirnerweichung vorkommen, bei der Apathie, Schwerfälligkeit auftritt; spricht langsam, ist gleichgültig oder spricht überhaupt nicht. Hier gibt es ein besonderes Symptom, das zu merken ist: Der Kranke fürchtet das Alleinsein, ist furchtsam, ängstlich im Dunkeln, bei Gewittern usw. Dies ist mehr der Fall während des Reizzustandes, von dem wir gesprochen haben. *Phosphorus* ist ein wichtiges Mittel bei Typhus, besonders bei Lungenkomplikationen, und hier begegnen wir oft Stupor und leise murmelndem Delirium wie bei *Lachesis*; aber während *Lachesis* Verschlimmerung nach dem

Schlaf hat, bessert sich der Kranke bei *Phosphorus*, wenn er überhaupt schlafen kann. In dem letzten Stadium von Gehirn- oder Nervenleiden, das dieses Mittel erfordert, finden wir den Kranken ohne jedes Streben etwas zu tun, er scheut geistige wie körperliche Arbeit. Es besteht große Gleichgültigkeit. Er kann nicht mit gewöhnlicher Klarheit denken; er kann sich geistiger Tätigkeit nicht hingeben, die Gedanken kommen langsam oder überhaupt nicht. Anderseits kann der Kranke zur Sinnlichkeit neigen und wie bei *Hyoscyamus* sich schamlos entblößen.

Es gibt kein Mittel, das eine größere Mannigfaltigkeit von Geistes- und Gemütssymptomen deckt, die infolge von Gehirnleiden auftreten, als *Phosphorus*. Kein Mittel ruft stärkeren Schwindel hervor mit einer langen Reihe verschiedener Beziehungen. Ich habe es als eins der besten und am häufigsten angezeigten Mittel gegen Schwindel im Alter erkannt. Chronischer Blutandrang nach dem Kopf ist charakteristisch, und das Gefühl von Brennen im Gehirn steht im Vordergrund; die Hitze und der Blutandrang scheinen vom Rückgrat aufzusteigen.

Aufsteigende Hitze am Rücken ist für dieses Mittel charakteristischer als für jedes andere. Man findet Taubheit, besonders Schwerhörigkeit für die menschliche Stimme, — ein gewöhnliches Alterssymptom. Am häufigsten habe ich das Mittel bei Nasenaffektionen, wie sie bei einem chronischen Katarrh vorkommen, angewendet, bei dem der Kranke kleine Mengen Blut ausschneuzt; das Taschentuch ist immer blutig.

Wie ich bei den Geweben erwähnte, ist das Gesicht von *Phosphorus* charakteristisch bleich und um die Augen herum geschwollen, jedoch finden wir bei Lungenentzündung oft auf der Backe, die der Seite der entzündeten Lunge entspricht, eine umschriebene Röte. Diese findet sich auch bei *Sanguinaria*. In bezug auf Mund und Zunge kenne ich nichts besonders Charakteristisches. Im Hals gibt es kein eigentümliches Symptom. Die hinuntergeschluckten Speisen kommen sofort wieder herauf, als wenn sie den Magen gar nicht erreicht hätten, vermutlich infolge einer krampfhaften Verengung der Speiseröhre.

Bei Appetit und Durst haben wir einige sehr schätzbare Symptome für dieses Mittel. Das eine ist Hunger: muß oft essen oder wird schwach; wird sogleich oder bald nach einer Mahlzeit hungrig, Hunger in der Nacht, muß essen. Wird durch Essen besser, ist aber bald wieder hungrig. Dies erinnert an *Jodum, Chelidonium, Petroleum, Anacardium* usw.

Der Durst ist ebenfalls eigentümlich. Er hat Verlangen nach kalten Sachen, wie bei *Pulsatilla,* die aber, sobald sie im Magen warm werden, erbrochen werden.

Manche Leute haben ein abnormes Verlangen nach Salz oder salzigen Speisen und genießen zuviel davon. *Phosphorus* ist ein gutes Mittel, die üblen Folgen zu verhindern (*Natrium muriaticum*).

Wir haben mancherlei Arten von Erbrechen bei *Phosphorus,* aber kein besonders charakteristisches außer dem schon erwähnten.

Wir haben schon von dem Hunger- und Schwächegefühl im Magen gesprochen. Zuweilen wird dies als ein Leere- und Schwächegefühl beschrieben, und hier wieder denken wir an solche Mittel wie *Ignatia, Hydrastis, Sepia* und andere. Bei *Phosphorus* beschränkt sich das Gefühl nicht auf den Magen, sondern erstreckt sich durch den ganzen Unterleib. Kein Mittel hat dieses Gefühl im Unterleib so stark wie *Phosphorus.* — Unter Stuhl und Rectum finden sich ebenfalls einige sehr charakteristische Symptome, z. B.: Profuse, wäßrige Stühle, wie aus einem Hydranten herausschießend, mit Klumpen von weißem Schleim, wie Talgstücke. Blutige Stühle, mit kleinen, weißen Teilchen, wie weißlich undurchsichtiger Froschlaich. Unfreiwillige Stühle, die beständig aus dem offenen After sickern, oder ruhrartige Stühle mit weit geöffnetem After und starkem Tenesmus. Stuhlverstopfung; Faeces dünn, lang, trocken, zähe wie Hundekot. Kein Mittel hat eine größere Reihe von Stuhlsymptomen, und wie wir an den wenigen oben ausgewählten sehen, sind einige sogar einzig in ihrer Art. Sie sind oft bestätigt worden, und es wird sich für jeden Arzt lohnen, sie sorgfältig und häufig zu studieren.

Dieses Mittel regt den Geschlechtstrieb bei beiden Geschlechtern stark an. Er ist fast unwiderstehlich und führt den Kranken zu einer Manie, bei der er sich selbst entblößt. Dieser folgt als das entgegengesetzte Extrem Impotenz, obgleich die Begierde bleibt, nachdem die Fähigkeit, ihr nachzukommen, geschwunden ist. Selbstverständlich werden die geschlechtlichen Symptome von den übrigen Leitsymptomen des Mittels begleitet sein.

Bei den weiblichen Geschlechtsorganen bleibt *Phosphorus* seinen allgemeinen hämorrhagischen Tendenzen treu; wenn die Menstruation nicht erscheint, so tritt oft vikariierendes Nasen- oder Lungenbluten auf. *Phosphorus* „ist mit Bluten verknüpft". Daher paßt es bei Gebärmutter- oder Brustkrebsen, die leicht bluten.

Bei den Atmungsorganen ist *Phosphorus* ebenfalls eins unserer wichtigsten Mittel. Fangen wir mit der Stimme und dem Kehlkopf an; hier verursacht und heilt es starke Heiserkeit. Der Kranke kann kaum einen lauten Ton hervorbringen und pflegt sich gegen Abend oder vor Mitternacht schlechter zu fühlen. Dabei besteht Schmerz im Kehlkopf, der sich durch Sprechen verschlimmert, oder er kann deshalb überhaupt nicht sprechen. Bei Krupp ist es zuweilen angezeigt, nachdem *Aconitum* und *Spongia* im Stich ließen. Die Erkrankung schreitet tiefer hinab, bis sie die Bronchien und das Lungengewebe mit ergreift. Hier ist es von unersetzlichem Wert; und ebenso, wenn der Patient, nachdem die Heftigkeit des Leidens nachgelassen hat, jeden Abend heiser wird und zu einem Rückfall zu neigen scheint.

Bei Bronchitis ist der Husten quälend, schlimmer abends bis gegen Mitternacht, ebenso durch Sprechen, Lachen, lautes Vorlesen (*Argentum metallicum*), Kälte und Liegen auf der linken Seite. Der Kranke unterdrückt den Husten unter Stöhnen, solange er kann, weil er so schmerzt. Der ganze Körper zittert bei dem Husten.

Das Mittel hat starke Atembeklemmung, sowohl bei akutem wie chronischem Lungenleiden. Es ist Druck wie von einer schweren Last auf der Brust vorhanden. Bei Lungenentzündung, für welche *Phosphorus* eins unserer besten Mittel ist, greift es vorzüglich die untere Hälfte der rechten Lunge an. Es pflegt durch die Symptome indiziert zu sein zu Anfang des Hepatisationsstadiums, wo es dem weiteren Fortschritt der Krankheit Einhalt tut; seine noch weit häufigere Anwendung aber tritt ein, wo das Hepatisationsstadium vorüber ist und wir die Auflösung fördern möchten. Hier hat es nicht seinesgleichen, wovon ich durch reichliche Erfahrung völlig überzeugt bin.

Mißverstehen Sie mich nicht, und geben Sie das Mittel nicht blindlings nur auf eine pathologische Indikation hin. Wenn Sie es tun, so werden Sie manchmal fehlgehen, und das mit Recht. Aber ich wiederhole: man wird hier dieses Mittel häufiger indiziert finden als irgendein anderes. Wenn die Hepatisation anfängt sich zu lösen, werden noch andere Mittel in Betracht kommen, wie *Tartarus emeticus, Sulfur* und *Lycopodium.*

Bei Pleuritis werden Sie Stechen auf der linken Seite finden, das durch Liegen auf der linken Seite zunimmt. Man merke: bei beiden Affektionen ist die Zunahme durch Liegen auf der linken Seite für *Phosphorus* charakteristisch.

Bei Tuberkulose ist es am häufigsten im Anfangsstadium indiziert mit den Symptomen Husten, Beklemmung und der schon erwähnten allgemeinen Schwäche. Ich habe es aber auch in den späteren Stadien oft indiziert gefunden, und wenn es sehr hoch in einer einzigen Gabe verordnet und nicht wiederholt wird, hat es sich von großem Nutzen erwiesen, selbst in unheilbaren Fällen. Zu tief und wiederholt verordnet, verschlimmert es fürchterlich.

Eins der charakteristischsten Symptome dieses Mittels ist „Intensives Hitzegefühl, das den Rücken hinaufläuft". Ferner kann das Brennen an einzelnen Stellen des Rückgrats bestehen. Es hat auch heftige Hitze und Brennen zwischen den Schulterblättern. (Siehe auch *Lycopodium.*)

Dies wie auch das übrige Brennen von *Phosphorus* kommt oft bei Krankheiten des Rückgrats und des Nervensystems vor, aber es ist nicht immer der Fall. Wie bei *Zincum* kann dieses Brennen rein subjektiv sein, aber es ist nichtsdestoweniger als therapeutische Indikation zu schätzen.

Ein anderes sehr charakteristisches Symptom von *Phosphorus* ist Brennen der Hände. Es ist ebenso stark wie das Brennen der Füße bei *Sulfur* und findet sich bei akuten wie bei chronischen Krankheiten; kann das Zudecken der Hände nicht vertragen. Das Hitzeüberlaufen am ganzen Körper (welches *Phosphorus* hat) beginnt an den Händen und verbreitet sich von da bis zum Gesicht.

Es bleibt nun noch übrig, die Aufmerksamkeit auf die *Phosphor*-Konstitution zu lenken.

1. „Große, schlanke Personen mit sanguinischem Temperament, heller Hautfarbe, blonden oder roten Haaren, von schneller, lebhafter Auffassungsgabe und sensitivem Naturell."

2. „Große, schlanke Schwindsuchtskranke mit feinen Augenwimpern und weichen Haaren.“

3. „Große, schlanke Frauen, die zum Krummgehen neigen.“

4. „Junge Leute, die zu schnell wachsen und zum Krummgehen neigen.“

5. „Nervöse, schwächliche Personen, die sich gern magnetisieren lassen.“

In Nummer 4 besteht hierbei nicht die Neigung fett zu werden, wie bei *Calcium carbonicum,* jedoch groß, und Sie wollen beachten, daß das *Phosphor*-Element bei *Calcium phosphoricum* die Eigenschaft des *Calcium*-Elementes, Fett zu erzeugen, wegnimmt.

Zum Schluß möchten wir noch erwähnen, daß wir die wundervollen Heilkräfte dieses Mittels, die in ihrer Gesamtheit studiert werden müssen, nur berührt haben. Wir hoffen jedoch, hinlänglich von seinem großen Wert überzeugt zu haben.

Sepia

Urstoff: Reine Sepia von *Sepia officinalis* (Tintenfisch)

Dies ist wieder eins unserer wundervollen Mittel, von denen die Schulmedizin nichts weiß, es sei denn, sie hätte es von uns gelernt. Sein Hauptwirkungskreis scheint im Unterleib und Becken, vorzüglich bei Frauen, zu liegen. Kein Mittel ruft hier stärkere Symptome hervor. Wir zitieren aus verschiedenen, aber gleich guten Beobachtern.

„Pressen in der Gebärmutter nach unten zu, als wenn alles herausfallen sollte; sie muß die Schenkel übereinanderlegen, gleichsam um das Heraustreten der Scheide zu hindern.“ (Hahnemann.)

„Wehenartige Schmerzen mit einem Gefühl, als ob sie die Beine übereinandergeschlagen und ‚geschlossen‘ sitzen müßte, um etwas zu halten, was durch die Vagina herauskommen will.“ (Guernsey.)

„Uterusschmerzen mit Herabdrängen vom Rücken bis zum Bauch, mit Atembeklemmung; schlägt die Beine übereinander, um das Heraustreten der Geschlechtsteile zu verhüten.“ (Hering.)

„Vorfall des Uterus und der Vagina mit Drängen, als wenn alles heraustreten wollte.“ (Lippe.)

„Die Erfahrung hat seinen Wert gelehrt bei Geschwüren und Kongestion des Os und der Cervix uteri. Seine Anwendung macht alle örtlichen Behandlungen überflüssig.“ (Dunham.)

Es konnte kein glaubwürdigeres Zeugnis als die zusammengefaßten Auslassungen unserer fünf besten Beobachter beigebracht werden, um die Wirkung von *Sepia* auf die Beckenorgane darzutun.

Wenn wir nun die Prüfungen in Allens Enzyklopädie untersuchen, so finden wir, daß diese Symptome hauptsächlich von Hahnemann und seinen Prüfern geliefert wurden, und Hahnemann befürwortete Mittelprüfungen in der 30. Potenz; einige von ihnen wurden durch die 200. Potenz hervorgerufen, besonders solche, die durch Fettdruck ausdrücklich hervorgehoben wurden.

Wir bekennen, daß wir es nicht verstehen können, wie so viele den Wert der Potenzen für Prüfungen und Heilzwecke in Frage stellen; am meisten aber wundern wir uns darüber, daß Dr. T. F. Allen selbst auf Potenzen unter der 12. zurückgeht. Ein solches Verfahren erscheint uns gar sehr wie „wider den Stachel löcken“, oder mit anderen Worten: wie ein Versuch, die Wahrheit zu bekämpfen.

Sepia wirkt wie *Sulfur* in ausgesprochener Weise auf den allgemeinen Kreislauf. Hitzeüberlaufen mit Schweiß und Schwäche ist für dieses Mittel fast ebenso charakteristisch wie für *Sulfur*. Jedoch pflegen diese Erscheinungen bei *Sepia* mehr mit den schon angeführten Beckensymptomen zusammen aufzutreten, welche ebenfalls mehr im Zusammenhang mit dem Klimakterium vorzukommen pflegen. Tatsächlich scheint bei *Sepia* dieses Hitzeüberlaufen oft von den Beckenorganen auszugehen und von da über den Körper sich zu verbreiten.

Jedoch erstrecken sich diese Zirkulationsstörungen ebensoweit wie die von *Sulfur*. Hände und Füße sind abwechselnd heiß, d. h.: wenn die Füße heiß sind, sind die Hände kalt und umgekehrt. Bei *Sepia* ist nicht so starkes Brenngefühl vorhanden wie bei *Sulfur*, aber es besteht wirkliche Hitze, und die venöse Stauung, die der tatsächliche Zustand der Organe zu sein scheint, wo das pressende Herabdrängen usw. verspürt wird, ist ebenfalls von starkem Pochen und Pulsieren begleitet.

Diese örtliche Kongestion nach den Beckenorganen besteht nicht nur in der Empfindung. Es bestehen wirkliche Verlagerungen als Folge davon, und der lange anhaltenden Kongestion folgen Entzündungen, Geschwüre, Leukorrhöe und selbst bösartige, krebsige Entartungen. Verhärtung mit einem schmerzhaften „Steifheitsgefühl" in der Uterusgegend ist charakteristisch.

Diese Kongestion der Beckenorgane affiziert das Rectum in hohem Grade. Das Rectum fällt vor, es besteht ein Gefühl von Vollheit oder von einem Fremdkörper, wie „von einer Kugel oder einem Gewicht", und Feuchtigkeit sickert aus dem Rectum. In der Tat sind die Rectum- und Anussymptome fast ebenso stark wie die des Uterus und der Vagina. In einer kurzen Skizze wie dieser ist es unmöglich, all die mit den Zirkulationsstörungen verbundenen Symptome von *Sepia* aufzuzählen; dazu gehört ein eingehendes Studium der Materia medica.

Auch die Harnorgane haben ihren Anteil an den Symptomen. Dasselbe Drängen und das Vollheitsgefühl infolge von Stauungen im Pfortadersystem kommen hier vor. Wir wollen nun die besonders wertvollen Symptome in den verschiedenen Organen dieser Gegend anführen. „Druck auf die Blase und häufiges Harnlassen mit Auftreibung im unteren Bauche." „Bodensatz im Urin wie Lehm", wie wenn Lehm gebrannt wird. „Urin sehr übelriechend (*Jodum*), kann im Zimmer nicht ertragen werden, er ist rötlich oder kann blutig sein." Dies findet man meist bei Frauen. Bei Kindern gibt es ein eigentümliches Symptom, welches oft festgestellt ist: „Das Kind näßt das Bett während des ersten Schlafes."

Bei den männlichen Geschlechtsorganen habe ich es besonders bei chronischem Tripper sehr dienlich gefunden. Es ist kein starker Ausfluß vorhanden, vielleicht nur einige Tropfen, welche morgens die Harnröhrenmündung verkleben; aber er ist sehr hartnäckig, und die gebräuchlichsten Mittel bringen ihn nicht zum Versiegen. In meiner Anfangspraxis pflegte ich eine schwache Injektion von Zinksulfat anzuwenden, aber es verdroß mich, daß ich ohne örtliche Maßnahmen nicht auskommen konnte. *Sepia* schafft es in der Mehrzahl der Fälle und *Kalium jodatum* in den übrigen. Wo ein dicker Ausfluß seit langem bestand und Schmerzen und Brennen beim Urinieren anhielten, habe ich den Fall mehrfach mit *Capsicum* beendet.

In der Regel ist dieser lange anhaltende schwache, passive Ausfluß eine Folge von Schwäche der männlichen Geschlechtsorgane, wie es sich durch Schlaffheit der Geschlechtsteile und häufige Samenergüsse erweist. Die Samenergüsse sind dünn und wäßrig. *Sepia* deckt dies alles und bringt oft alles in kurzer Zeit in Ordnung.

Die Gemütssymptome von *Sepia* gleichen denen von *Pulsatilla* darin, daß die Patientin traurig ist und häufig weint, ohne zu wissen, warum. Wenn Sie daher bei einem weinerlichen Gemüt mit Uterusstörungen *Pulsatilla* im Stich lassen sollte, so ist als nächstes Mittel *Sepia* ins Auge zu fassen. Aber hier kommt noch ein anderer Gemütszustand vor, der weder bei *Pulsatilla* noch bei irgendeinem anderen Mittel in demselben Grade gefunden wird, nämlich daß, obwohl kein Zeichen von Geistesgestörtheit durch eine Gehirnerkrankung vorliegt, die Patientin im Gegensatz zu ihren sonstigen Gewohnheiten gleichgültig wird gegen ihre Pflichten, ihre Hausarbeit, ihre Familie oder deren Wohlergehen, selbst gegen jene, die sie am liebsten hat. Dies ist ein sehr eigentümliches Symptom und typisches Leitsymptom für die Anwendung von *Sepia.*

Sepia ist eins unserer besten Mittel bei Hemikranie der Frauen, die das *Sepia*-Temperament haben und an den schon beschriebenen Uterusstörungen leiden. Ein anderer besonderer Kopfschmerz besteht darin, daß der Schmerz in fürchterlichen Anfällen kommt, bei denen der Kopf gegen den Willen des Kranken hin und her geschleudert wird.

Es gibt drei Mittel, welche Herabfallen der Augenlider haben: *Causticum, Gelsemium* und *Sepia.* Selbstverständlich müssen die übrigen Symptome entscheiden, welches von ihnen im vorliegenden Fall angezeigt ist. Was die Nase anbetrifft, so ist *Sepia* oft bei chronischem Katarrh von Nutzen. Ich hatte einen Fall, in welchem dicker, milder Ausfluß in großen Mengen vorhanden war. *Pulsatilla* würde die katarrhalischen Beschwerden beheben, würde aber zu gleicher Zeit den Menstruationsfluß zu stark vermehren; *Sepia* jedoch heilte beides. Bei diesen chronischen Katarrhen wird man zuweilen zwischen *Kalium bichromicum* und *Sepia* zu wählen haben; aber die Wahl ist gewöhnlich leicht, obgleich die örtlichen Symptome sehr ähnlich sind.

„Gelber Sattel über dem oberen Teil der Backen und der Nase und gelbe Flecke im Gesicht“ ist ein Merkmal von großem Wert; indes die gelbe Färbung und die gelben Flecke bleiben nicht auf diese Gegend beschränkt. Sie können sie in großer Menge auf dem Unterleib finden. Die ganze Körperoberfläche kann gelb sein wie bei Gelbsucht. Das Gesicht der *Sepia*-Patientin ist das „vielsagendste“, das ich kenne, und wenn Sie es bei einer Frau treffen, werden Sie stets finden, daß ihre Hauptsymptome mit Menstruations- und Uterusstörungen zusammenhängen.

Es gibt ein *Sepia*-Symptom beim Magen, das ebenfalls sehr charakteristisch ist, nämlich „schmerzhaftes Gefühl von Leerheit, Hinsein oder Ohnmacht“. Die Patientin wird es „zum Sterben elend“ nennen. Natürlich erinnern Sie sich, daß *Ignatia* und *Hydrastis* dieses Symptom sehr stark haben. Auch andere Mittel haben es in mehr oder weniger ausgesprochenem Grade, jedoch keins so stark im Zusammenhang mit Uterussymptomen wie *Sepia*, ausgenommen vielleicht *Murex purpureus*; Sie werden in der Wahl zwischen diesen letzten beiden Mitteln wenig Schwierigkeiten haben, wenn Sie sämtliche Symptome sorgfältig prüfen. Ich habe oft gemeint, daß dieses so hartnäckige und qualvolle Symptom die Folge einer wirklichen Leere im oberen Bauch, durch den Vorfall des Uterus, sein könnte, der alles in die Beckenhöhle nach sich zieht. So ist es bei *Stannum* und *Lilium tigrinum,* wo nach Heilung der Schwäche der natürlichen Träger (Ligamente) des Uterus (nicht durch Pessarien oder allerlei künstliche Unterstützung) die qualvollen Symptome verschwinden. Erbrechen in der Schwangerschaft mit diesem Gefühl des Hinseins wird durch *Sepia* oft geheilt; der Geruch von Speisen (*Colchicum*) oder schon der Gedanke an diese macht ihr Übelkeit. Ich erwähnte, als ich von den Beckenkongestionen von *Sepia* sprach, das „Gefühl von einem Gewicht oder von einer Kugel im Rectum“. Diese Empfindung wird durch Stuhlgang nicht gelindert. *Sepia* ist ein Mittel gegen Stuhlverstopfung, die sehr hartnäckigen Charakter hat. Wie *Selenium* hat es viel Drängen, aber um Stuhl fertigzubringen, ist manuelle Hilfe nötig; dies ist meist bei Kindern der Fall.

Einst heilte ich einen sehr hartnäckigen Fall von Brechdurchfall (sog. Cholera infantum), nach dem völligen Mißerfolg zweier bedeutender Allopathen, mit *Sepia;* das Leitsymptom war „jedesmal

Verschlimmerung nach Milchgenuß". Heraussickern von Feuchtigkeit aus dem After wird zuweilen durch das Mittel geheilt, häufiger jedoch durch *Antimonium crudum.* Die *Sepia*-Patientin ist sehr schwach. „Ein kurzer Spaziergang ermüdet sie sehr stark." Sie wird leicht schwach oder ohnmächtig infolge großer Kälte oder Hitze, nach Naßwerden, beim Fahren im Wagen, während des Kniens und bei anderen geringfügigen Veranlassungen. Dieses Schwachwerden oder Ohnmachtsgefühl kann in der Schwangerschaft, im Wochenbett oder während der Stillzeit auftreten; es kann ferner nach schwerer Arbeit auftreten, wie z. B. „großer Wäsche", und so ist es gekommen, daß es „das Heilmittel der Waschfrauen" genannt worden ist. *Phosphorus* hat Zahnschmerz der Waschfrauen.

Haut: „Jucken, das beim Kratzen häufig in Brennen übergeht" (*Sulfur*); „Wundheit der Haut"; „feuchte Stellen in den Kniebeugen". „Braune Flecke im Gesicht, auf der Brust und dem Bauche; Chloasma"; „Herpes circinatus". „Große, eiternde Pusteln, die sich beständig erneuern." „Krätzejucken, Pruritus; Bläschenausschläge usw." *Sepia* hat wie *Sulfur* vielerlei Ausschlagformen; und in der Tat besteht große allgemeine Ähnlichkeit zwischen diesen zwei Antipsorica. Sie folgen gut aufeinander. Natürlich immer vorausgesetzt, daß sie durch die Symptome indiziert sind, was oft der Fall ist. Ich glaube nicht an die sog. unverträglichen Mittel, wie es einige tun, und würde *Causticum* nach *Phosphorus, Silicea* nach *Mercurius* oder *Rhus Toxicodendron* nach *Apis* verordnen, wenn ich sie indiziert finde.

Murex purpureus

Urstoff: Saft von *Murex purpureus* (Purpurschnecke)

Es ist ein Mittel, das zwar noch nicht ausreichend geprüft ist, aber doch außerordentlich nützlich zu werden verspricht. Soviel wir wissen, ähnelt es *Sepia* mehr als irgendein anderes Mittel. Der charakteristische Unterschied zwischen ihnen liegt darin, daß bei *Murex* ein starker, fast unbezähmbarer Geschlechtstrieb besteht, während bei *Sepia* ein Mangel daran oder Abneigung gegen geschlechtlichen Verkehr besteht, besonders bei Vorfall.

Beide Mittel haben das Senkungs- und Schwächegefühl im Magen, ebenso das Gefühl von Hinabdrängen, „als ob die inneren Organe hinausgedrängt würden; muß sich setzen und die Schenkel übereinanderschlagen, um das Drängen zu lindern". Jedoch wird bei *Murex* der Geschlechtstrieb durch die geringste Berührung der Geschlechtsteile erregt (*Origanum, Zincum*). Ferner hat *Murex* einen wunden Schmerz im Uterus, etwa wie *Helonias;* „sie fühlt, daß sie eine Gebärmutter hat", besonders, wenn sie sich bewegt; dann „ist es so schmerzhaft und empfindlich" (*Lyssinum*).

Bei Nymphomanie muß man noch an zwei andere Mittel denken, nämlich an *Lilium* und *Platinum.*

Lilium tigrinum

Stammpflanze: *Lilium tigrinum;* Große Türkenbundlilie

ist ein Mittel, welches in seiner Wirkung auf den Uterus *Sepia* sehr ähnlich ist. Z. B. dieses Symptom: „Schwere mit der Empfindung, als ob der Beckeninhalt durch die Scheide herausdrängte, wenn es nicht durch Druck mit der Hand gegen die Vulva oder durch Niedersetzen verhütet wird." Es gibt kein Mittel, welches bei Gebärmutterverlagerungen wirksamer ist als *Lilium.* Das hartnäckige Gefühl von Hinabdrängen in der Uterusgegend bei *Lilium* wird von einem Gefühl begleitet, als ob die ganzen Beckeneingeweide, ja der ganze Bauchinhalt hinabgezogen würde, selbst von der Brust und den Schultern nach der Vagina zu.

Die Wahl zwischen *Lilium* und *Sepia* dürfte nicht immer leicht sein. Der *Sepia*-Fall scheint vorwiegend chronisch zu sein; der *Lilium*-Fall heftiger, schmerzhafter und beunruhigender. Die *Sepia*-Kachexie, wenn sie ausgesprochen vorhanden ist, wird natürlich leicht zugunsten des Mittels entscheiden. Es besteht mehr Harnreiz oder häufiger Harndrang bei *Lilium;* er ist manchmal so heftig, daß es einen an *Cantharis* denken läßt. Ferner wird Mastdarmreizung und Schmerz häufig in Verbindung mit dem Harndrang angetroffen, so daß man in dieser Hinsicht an *Mercurius corrosivus, Capsicum* oder *Nux vomica* erinnert wird.

Neben den Uterussymptomen haben wir häufig eine ganze Reihe von sehr heftigen Herzsymptomen. Es treten heftige, flüchtige

Schmerzen mit starkem Herzflattern auf. Dieses Mittel hat auch in hohem Grade das sehr charakteristische Symptom von *Cactus grandiflorus:* „Gefühl, als wenn das Herz von einem eisernen Reifen gehalten oder zusammengeschnürt würde." Dieses Symptom, in Verbindung mit vielen anderen Herzsymptomen, hat manchmal zu der Verordnung von *Cactus* geführt, wenn *Lilium* das Mittel war, und umgekehrt. Die Uterussymptome sind manchmal so verschleiert, daß sie bei der Heftigkeit der Herzsymptome für den Augenblick übersehen werden. All diese Herz-, Harn- und Mastdarmsymptome scheinen hauptsächlich Reflexe zu sein, während das wahre Leiden im Uterus und seinen Anhängen ruht.

Geist und Gemüt sind bei *Lilium* hervorragend affiziert. Hier kann es an Tränenfülle *Pulsatilla* gleichen; „zweifelt an ihrer Seligkeit" wie *Veratrum album, Sulfur* und *Lycopodium,* und ein beständiges Unruhegefühl wie von gebieterischen Pflichten bei völligem Unvermögen, sie zu erfüllen. (Siehe *Argentum nitricum.*)

Viburnum Opulus

Stammpflanze: *Viburnum Opulus;* Schneeball

ist ein Mittel von unzweifelhaftem Wert bei schmerzhaften Gebärmutterleiden. Es ist gegen schmerzhafte Dysmenorrhöe in verschiedenen Potenzen, bis zur 30. und in Urtinktur, angewendet worden. Es scheint bei der neuralgischen Form dieses Leidens besonders wirksam zu sein. Ich habe gefunden, daß das Symptom: Schmerz, der im Rücken anfängt, um die Lenden herum bis zum Uterus geht und dort mit Krämpfen endet, die zuverlässigste Indikation ist. Beim Vorhandensein dieses Symptoms habe ich anscheinend einen drohenden Abortus verhindert, und in einem Falle sogar, nachdem schon etwas Blutung eingetreten war.

Cimicifuga, Chamomilla, Caulophyllum, Magnesium phosphoricum und *Viburnum* sind alle ausgezeichnete Mittel bei neuralgischer Dysmenorrhöe. Bei *Cimicifuga* sind die Schmerzen im Rücken, durch die Hüften und die Oberschenkel hinab. Bei *Chamomilla* machen sie die Kranke rasend; sie sagt, sie kann sie nicht ertragen.

Bei *Caulophyllum* setzen die Schmerzen zeitweise aus und sind krampfhaft, „schreit bei den Schmerzen".

Bei *Magnesium phosphoricum* bessern heiße Umschläge auf den Unterleib mehr oder weniger.

Natürlich haben wir noch viele andere Mittel gegen dieses schmerzhafte Leiden; darunter befinden sich *Pulsatilla, Cocculus, Cuprum, Cactus, Belladonna, Platinum* usw.

Für besondere Indikationen müssen wir auf die Arzneimittellehre verweisen.

Secale cornutum

Stammpflanze: *Claviceps purpurea;* Mutterkorn

Dieses Mittel vermag viel Gutes auszurichten, wird jedoch vielleicht ebensosehr mißbraucht wie Chinin. Seine Wirkung, den Uterus zusammenzuziehen, ist unzweifelhaft, und aus diesem Grunde wird es oft verordnet, wenn andere Mittel besser passen würden. Es vermag Blutungen zu hemmen und wird hierin von wenig anderen Mitteln, wenn überhaupt von einem, übertroffen. Man sagt, daß es dies durch Zusammenziehen der Kapillaren tue. Jedoch müssen wir bedenken, daß auch andere Mittel Blutungen hemmen, und ob sie dies durch Zusammenziehen der Kapillaren, durch ihre Wirkung auf das Blut selbst oder durch eine andere spezifische Wirkung tun, macht keinen Unterschied, solange sie es überhaupt hemmen. Einige Ärzte verordnen bei Blutungen nach der Geburt stets *Ergotin* auf die Theorie vom „Zusammenziehen" hin, ohne überhaupt an etwas anderes zu denken. Sie verordnen es immer in wesentlichen Gaben, um, wie sie es ausdrücken, die physiologische Wirkung zu erreichen. Ich habe es in 35jähriger Praxis niemals in dieser Weise gebraucht und bin stets imstande gewesen, solche Blutungen zu stillen. *Secale* ist bei akuten Blutungen nach der Geburt nicht häufig indiziert. Wenn eine Neigung zu passiven Blutungen besteht, alles offen und locker ist, keine Tätigkeit bei mageren, knochigen, kachektischen Frauen (Muskeln schlaff), so gibt es kein Mittel wie dieses, und die Potenzen sind viel besser als die Urtinktur oder *Ergotin*-Wein in massiven Dosen. Dies trifft ebenfalls zu bei Menorrhagie und Metrorrhagie, die nicht mit Schwangerschaft zusammenhängen. Das Blut ist dunkel, flüssig und fließt bei der geringsten Bewegung stärker.

Konstitution, Temperament und Alter der Kranken sind von großem Einfluß; denn es paßt hauptsächlich für schwache, magere, knochige, kachektische Frauen mit schlaffer Muskelfaser, die zu passiven Blutungen aus allen Körperöffnungen neigen, auch für altersschwache Personen.

Secale wird oft, weil es Muskelkontraktionen der Gebärmutter hervorruft, mißbraucht. — In dieser Beziehung wie bei Blutungen vermag es alles das, was man von ihm erwarten darf, in den Potenzen zu bewirken.

Ich stimme völlig mit Cowperthwaite überein, der sagt: „Es beim Gebären zu verordnen, um die Niederkunft zu beschleunigen, wie es bei der Schulmedizin Brauch ist, ist einfach unverantwortlich." Anderseits stimme ich mit Dr. H. N. Guernsey überein, „daß es dienlich ist, wenn die Wehen schwach, unterdrückt oder qualvoll sind, bei schwachen, kachektischen Frauen, und zwar in der 200. Verdünnung", und habe es ohne Frage bestätigt gefunden.

Wir haben eine lange Reihe von Mitteln von unzweifelhaftem Wert gegen schwache Wehen mit spezifischer Indikation für ihren Gebrauch, und wenn sie dementsprechend indiziert sind, so sind sie wirksamer und weniger gefährlich als *Secale* in massiven Dosen von Fluidextrakt mit keinen anderen Indikationen als: nicht zusammengezogener Uterus oder schwache Wehen. Die Leute, welche vom Erreichen der physiologischen Wirkung durch *Secale* in massiven Dosen gelehrt schwatzen, täten besser, sich zu fragen, ob dasselbe Resultat mit dem potenzierten Mittel in homöopathischer Anwendung nicht ebensogut mit dem physiologischen Gesetz übereinstimmt und vom homöopathischen Standpunkte nicht viel wissenschaftlicher ist. Bei schwachen Wehen werden durch Anwendung des indizierten homöopathischen Mittels „natürliche" Wehen herbeigeführt, während große Dosen eines für denselben Zweck nicht indizierten Mittels natürliche Wehen nicht hervorrufen können. Es ist nichts mehr oder weniger als eine Arzneivergiftung.

Hier ist ein Symptom von *Secale*, das von unschätzbarem Wert ist: „Große Kälte (objektiv) der Körperoberfläche, dennoch kann der Kranke das Zudecken nicht vertragen." Dies wird am häufigsten bei Cholera und Cholera infantum gefunden, kommt aber auch bei Altersbrand vor. Füße und Zehen können objektiv eiskalt sein, aber dem Kranken ist es über alle Maßen unerträglich, dieselben zugedeckt zu haben. Ich sah einen bezeichnenden Fall dieser Art. Alle Zehen waren von trocknem Brand ergriffen. Einige Dosen von *Secale* (hoch) verschafften große Linderung und hinderten das Fortschreiten des Übels auf eine lange Zeit.

Camphora hat dasselbe Symptom in ausgesprochenem Grade bei Cholera. *Camphora* scheint im ersten Stadium oder bei frühzeitigem Kollaps im Verlauf dieser Krankheit, ehe die Ausleerungen übelriechend, eitrig oder dunkelfarbig geworden sind, am wirksamsten zu sein. *Secale* hat Brennen in den Füßen (*Sulfur*) und Wadenkrämpfe (*Sulfur*).

Wenn wir indessen daraufhin allein verordnen wollten, so würde es wenig ausmachen, welches Mittel wir verordneten, aber in ihrer Gesamtheit sind sie sehr unähnlich. *Sulfur* hat nicht den Grad von Kollaps von *Secale,* noch die eisige Kälte der Körperoberfläche mit subjektivem Brennen. So sehen wir, wie töricht es ist, überhaupt auf ein Symptom hin zu verordnen.

Wir müssen natürlich das Hauptsymptom haben, aber es muß mit den übrigen des Falles harmonieren. *Secale* hat „Brennen an allen Körperteilen, als ob Funken darauf gefallen wären". Es hat auch Taubheitsgefühl, Kribbeln und Lähmung der Extremitäten. Dies gehört zu seiner Wirkung auf das Rückenmark. Außer der schon erwähnten Kälte der Haut müssen wir noch anführen, daß die Haut „trocken aussieht", runzelig und oft gefühllos ist, und daß starkes Jucken dabei bestehen kann, als ob Mäuse darüber liefen.

Caulophyllum

Stammpflanze: *Leontice thalictroides;* Frauenwurz

ist ein weiteres sehr wertvolles „Frauenmittel" wegen seiner spezifischen Wirkung auf den Uterus. Es bedarf einer gründlichen Nachprüfung. Ich kann seine Heilkräfte nicht besser darlegen, als indem ich über einen oder zwei Fälle berichte.

Eine verheiratete 40jährige Frau mit langjährigem Schiefhals war seit sieben Monaten schwanger. Sie litt an heftigen Schmerzen und Anschwellung aller Fingergelenke. Die einzige Weise, auf die sie sich Linderung der heftigen Schmerzen verschaffen konnte, um überhaupt ruhen oder schlafen zu können, war, daß sie ihre Finger in Senf wickelte. Ich verschrieb *Caulophyllum* D 3, welches die Fingerschmerzen linderte, aber so heftige Wehen herbeiführte, daß ich aus Furcht vor einer Frühgeburt damit aussetzen mußte. Die nach unten drängenden Schmerzen hörten alsdann auf, und die Fingerschmerzen kehrten zurück und hielten in voller Stärke an, bis sie von einem Kind entbunden war und sie auch zwei oder drei Tage lang aussetzten. Darauf wurde der Wochenfluß, statt allmählich und normal abzunehmen, stärker und steigerte sich zu einer Metrorrhagie. Der Fluß war passiver Natur, dunkel und „flüssig". Es bestand großes Schwächegefühl und „innerliches Zittern" (äußerlich nicht sichtbar), und nun, um ihr Leiden vollzumachen, stellten sich die fürchterlichen Fingerschmerzen wieder ein. Ich war von *Caulophyllum,* obgleich es angezeigt schien, abgeschreckt, weil es die Wehen hervorrief, als ich es zuvor verordnete. Aber nachdem *Arnica, Sabina, Secale* und *Sulfur* ohne die geringste Besserung gegeben worden waren, beschloß ich, *Caulophyllum* hoch zu versuchen. Ich gab es in der 200. Potenz und heilte den ganzen Fall prompt und dauernd. Dieses war nun ein vollkommener *Caulophyllum*-Fall, und hätte ich es von Anfang an richtig verordnet, so würde ich zweifellos der Frau alle die unnötigen Leiden erspart haben.

Ich habe dieses Mittel bei lange anhaltenden passiven Uterusblutungen nach Fehlgeburt verordnet, wenn die charakteristische Schwäche und das Gefühl von „innerlichem Zittern" vorhanden war. Es hat oft unregelmäßige, krampfhafte Wehen in Ordnung gebracht und auch häufig Schmerzen derselben Art bei Dysmenorrhöe gelindert. Ich wiederhole: dieses Mittel bedarf sorgfältiger Nachprüfung.

Cimicifuga = Actaea racemosa

Stammpflanze: *Cimicifuga racemosa;* Wanzenkraut

ist ein weiteres Mittel, welches einen starken Einfluß auf den weiblichen Organismus ausübt. Das Nervensystem offenbart seine Wirkung in einer Menge von Symptomen, von denen viele den sog. hysterischen Charakter tragen. Da gibt es Zuckungen, Krämpfe, Konvulsionen, Neuralgien, Geistes- und Gemütssymptome in Hülle und Fülle. Sie zittert (nervöser Frost ohne Kälte), verzagt, spricht unaufhörlich, häufig den Gegenstand wechselnd; ist bekümmert und verwirrt, seufzt viel oder „ist sehr niedergeschlagen mit Schlaflosigkeit“; denkt, sie wird geisteskrank usw.

Im Kopf treten heftige Schmerzen auf, die „nach außen drücken“, als ob die Schädeldecke abfliegen wollte, oder welche in die Augen gehen und furchtbar weh tun, oder die Schmerzen sitzen im Hinterkopf und schießen den Nacken hinunter. Es gibt wenig andere Mittel, wenn überhaupt solche vorhanden sind, die schlimmere Ciliarneuralgie haben als *Cimicifuga.*

Bei den weiblichen Geschlechtsorganen heilt es „Schmerzen in der Uterusgegend, welche von Seite zu Seite schießen“. Die Menstruation verläuft unregelmäßig. Zuweilen ist der Monatsfluß spärlich, häufiger jedoch profus, und wir haben die oben aufgezählten Geistes- und Gemüts- und nervösen Symptome mit diesen Unregelmäßigkeiten in Fülle. Es ist eins unserer besten Mittel bei Menorrhagie, wenn „heftiger Rückenschmerz, die Schenkel hinab, durch die Hüften mit schwerem Druck nach unten“ vorhanden ist, wie ich oft erfahren habe. Es ist auch ein ausgezeichnetes Mittel bei Schmerzen unterhalb der Brüste auf der linken Seite während des Klimakteriums, was ich ebenfalls bestätigen kann.

Auch bei Rückenschmerz und Spinalirritation bei Uterusleiden. Es heilt scharfe, lanzinierende Nerven- oder Muskelschmerzen an verschiedenen Stellen, wenn sie mit Uterusstörungen zusammenhängen. Bei Rheumatismus befällt das Leiden mit Vorliebe den Muskelbauch. *Cimicifuga* ist ein vielseitiges Mittel und paßt für nervöse Leiden mancherlei Art.

Sabina

Stammpflanze: *Juniperus Sabina;* Sadebaum

ist ein Hauptmittel gegen profusen Fluß aus den weiblichen Geschlechtsorganen, wie bei Menorrhagie, Abortus und nach der Entbindung.

Diese Blutungen pflegen anfallweise aufzutreten, durch Bewegung verschlimmert (*Secale*), Blut dunkel (*Kalium nitricum* und *Cyclamen*), geronnen (*Crocus*), oder teils klumpig und teils flüssig und wäßrig (*Ferrum*); die Klumpen sind schwarz; durch Verlust des Tonus des Uterus (*Caulophyllum*); nach Fehlgeburt oder

Niederkunft, mit Schmerz vom Rücken nach der Schamgegend. Dieser Schmerz vom Rücken nach der Schamgegend ist sein wichtiges Hauptsymptom und kann nicht nur bei Gebärmutterblutfluß, sondern auch bei drohender Fehlgeburt und Menstruationsstörungen im allgemeinen gefunden werden. Zuweilen ist das allgemeine Symptom von *Pulsatilla* vorhanden: „Verschlimmerung durch warme Luft oder im warmen Zimmer und Besserung im Freien, in kühler, frischer Luft", und in Fällen von zu profuser Menstruation; Sie können aber *Pulsatilla* nicht verordnen, weil es den schon zu reichlichen Fluß vermehren würde. Hier kommt *Sabina* in Betracht, denn es hat dieselbe Verschlimmerung und Besserung bei dem profusen Fluß. Dies ist eine wichtige diagnostische Unterscheidung zwischen den beiden Mitteln, die zuverlässig ist.

Sabina ist bei drohendem Abortus im dritten Monat angezeigt, besonders wenn der charakteristische Schmerz vom Rücken nach der Schamgegend vorhanden ist. Wenn der Schmerz im Rücken anfängt, von da rundherum geht und mit Uteruskrämpfen endet, ist *Viburnum Opulus* das Mittel. Diese Art von Schmerzen ist für *Viburnum* ebenso charakteristisch wie die andere für *Sabina.*

Sabina hat gichtische Anschwellung der Handgelenke; ebenso der Zehengelenke. Wenn dies in Verbindung mit seinem profusen Fluß aus den Genitalien vorkommt, kann die Wahl des Mittels in einigen Fällen zwischen *Sabina* und *Caulophyllum* zu treffen sein. Die Ovarien werden bei *Sabina* sehr stark von den Uterusbeschwerden in Mitleidenschaft gezogen, besonders nach Abortus oder unterdrückter Gonorrhöe oder Leukorrhöe.

Helonias dioica

Stammpflanze: *Chamaelirium carolinianum;* Falscher Einhorn

Ich habe dieses Mittel von Nutzen gefunden bei allgemeinem Schwächezustand der Frauen mit vielen und verschiedenen Beschwerden oder Symptomen in der Gebärmuttergegend, z. B.: Vorfall durch Atonie, entnervt durch Trägheit und Schwelgerei; „durch schwere geistige oder körperliche Arbeit gänzlich erschöpft"; Muskeln brennen und schmerzen; so ermüdet, daß sie nicht schlafen kann. (Dr. H. C. Allen.)

Hiermit ist fast immer ein mehr oder weniger anämischer Zustand verbunden. Diese Anämie kann die Folge von zu profuser Menstruation oder von Gebärmutterblutfluß sein, oder sie kann völlig unabhängig von irgendeiner derartigen Ursache sein. In diesen Fällen habe ich oft Eiweiß im Urin gefunden, zuweilen in großen Mengen, namentlich bei schwangeren Frauen, und habe unter der Wirkung dieses Mittels schnelle Besserung und Verschwinden des Eiweißes gesehen.

Der Umstand, daß diese anämischen und Schwächezustände sowohl bei profusen als auch bei spärlichen Ausflüssen aus der Gebärmutter angetroffen werden, scheint anzudeuten, daß die örtlichen Symptome sekundär sind oder Folge einer allgemeinen Schwäche oder Blutarmut. Die Tatsache, daß *Helonias* beide Zustände gleich gut heilt, dürfte dies bestätigen.

Welches sind die Symptome? Die Leitsymptome sind Anämie, große allgemeine Schwäche und Abgespanntheit, große Niedergeschlagenheit und tiefe Melancholie. Dieser Gemütszustand wird vorübergehend durch Zerstreuung gebessert. Sie fühlt sich stets wohler, wenn sie ihre Gedanken von sich ablenken kann. Ermüdungsschmerz in der Sakralgegend; verschiedenartige Gebärmutterverlagerungen, jedoch besonders Vorfall; Rückenschmerz mit Lahmheit, Steifheit und Schwere, und Hitze oder Brennen in der Lendengegend; Ermüdungs- und Schwächegefühl im Rücken, fühlt ständig, daß sie eine Gebärmutter hat, die schmerzhaft und empfindlich ist (*Pyrogenium:* deutliches Gefühl, daß sie ein Herz hat). Diesen Zustand und diese Symptome findet man oft in den Pubertätsjahren, während der Schwangerschaft und nach der Entbindung, und hier ist *Helonias* wirklich ein Segen. Ich habe es in 2. und 30. Potenz wirksam gefunden, je nach der Empfänglichkeit des Kranken. *Helonias* bedarf einer gründlichen Prüfung in den Potenzen. Man vergleiche es mit *Aletris.*

Erigeron — Trillium pendulum — Millefolium

Stammpflanzen: *Erigeron canadensis — Trillium erectum — Achillea Millefolium;* Schafgarbe

sind drei Mittel, welche wegen ihrer Fähigkeit, Blutungen zu stillen, einen Ruf haben. *Erigeron* hat Nasenbluten geheilt mit Blutandrang nach dem Kopf, rotem Gesicht (*Melilotus*) und Fieberzuständen. Blutbrechen mit heftigem Brechwürgen und Magenbrennen. Blutende Hämorrhoiden mit Brennen. Bluthusten und Blutspeien. Blutharnen bei Blasensteinen und Gebärmutterblutungen. Das einzig bemerkenswerte Symptom neben der Blutung, welches zu seiner Wahl über andere Mittel dieser Klasse hinausführen sollte, besonders bei den Blutungen aus den Beckenorganen, ist ausgesprochen heftige „Mastdarm- und Blasenreizung". Hier müssen wir auch an *Cantharis, Lilium tigrinum* und *Nux vomica* denken.

Trillium scheint nach den klinischen Erfahrungen ein echtes hämorrhagisches Mittel zu sein. Das Blut ist hellrot, ob bei akuten oder passiven Blutungen. Es ist besonders dienlich, wenn die Menstruation alle 14 Tage kommt, eine Woche anhält und sehr profus ist. Hier mag man zwischen diesem Mittel, *Calcium carbonicum* und *Nux vomica* wählen.

Es ähnelt *China* bei Gebärmutterblutungen mit Ohnmächtigwerden, Gesichtstrübung und Ohrgeräuschen. Natürlich würde *China* das beste gegen Nachwirkungen solcher Blutungen sein. Bei solchen Gebärmutterblutungen besteht manchmal ein Erschlaffungsgefühl, als ob Hüften, Lenden und Kreuzbein auseinanderfallen wollten; verlangt zusammengebunden zu werden. Dieses sollte es doppelt indizieren bei Blutungen nach der Geburt.

Bei obigen Symptomen in den Wechseljahren ist es ebenfalls besonders dienlich. Es hat auch bei Blutungen aus anderen Organen geholfen, ich habe jedoch keine Erfahrungen damit.

Millefolium ist das einzige von den dreien, das in seiner Pathogenese Blutungen hervorgerufen zu haben scheint. Hahnemann sagt darüber: „Es verursacht Nasenbluten. Es verursacht Blutharnen." Der Gebrauch am Krankenbett hat dies bestätigt.

Das Blut aus den verschiedenen Organen ist gewöhnlich hellrot, wie das von *Aconitum,* jedoch fehlt die Angst dieses Mittels. In der Tat war in den Fällen, in denen ich es angewendet habe, kein starkes Angstgefühl vorhanden. Zuweilen bildet das Blut im Urin einen Blutkuchen auf dem Boden des Gefäßes. Als junger Mann litt ich lange Zeit an häufigen Anfällen von profusem Nasenbluten. Dr. T. L. Brown verschrieb mir mehrere Male Arznei; aber ohne Erfolg. Ich wurde durch den Blutverlust schwach. Endlich riet mir meine alte Großmutter, Schafgarbenwurzel zu kauen, und zeigte mir die Pflanze, die in meines Vaters Hof wuchs. Ich kaute die Wurzel und wurde schnell geheilt. Während meiner Ferien in den Adirondacks traf ich einen Mann im letzten Schwindsuchtsstadium. Er hatte seine Arznei vom New Yorker Arzt bei sich; er spie täglich große Mengen Blut bei heftigem Husten, und sein *Secale* war nicht imstande, es im geringsten zu bessern. Er sagte endlich zu mir: „Doktor, können Sie mir nicht etwas gegen die Blutungen geben?“ Ich bückte mich und zog eine kleine Wurzel von Schafgarbe aus, die zu unseren Füßen wuchs, händigte sie ihm ein und sagte: „Kauen Sie das!“ Er sah mich erstaunt an, tat es aber, fand den Geschmack angenehm und setzte das Kauen fort. Es stillte seine Blutungen und milderte seinen Husten so sehr, daß er sich einen Korb voll Schafgarbe ausgrub und mit nach Hause nahm. Das verhinderte das Bluten. Er ging den Winter über nach Florida, starb aber im nächsten Frühjahr. Das Mittel ist besonders bei Blutungen nach einem Fall oder anderen Verletzungen zu empfehlen. Wenn *Arnica* in solchen Fällen versagt, würde ich an *Millefolium* denken.

Digitalis

Stammpflanze: *Digitalis purpurea;* Roter Fingerhut

Über *Digitalis* als Herzmittel ist viel geredet und geschrieben worden. Es ist ein Herztonikum genannt worden, aber die Homöopathie kennt etwas Derartiges wie ein Tonikum bei Arzneien nicht. Das einzige Tonikum in dem Sinne von etwas, was dem menschlichen Organismus Kraft und Aufschwung verleiht, ist nahrhaftes Essen. Wenn *Digitalis* einen Krankheitszustand zu bessern vermag, so geschieht es vermöge seiner spezifischen Heilkraft.

Das Hauptkennzeichen von *Digitalis* ist ein außerordentlich langsamer Puls. Dieser kann mit einem sehr beschleunigten Puls wechseln, und zwischen den beiden können wir manchmal einen sehr unregelmäßigen oder intermittierenden Puls finden.

Eines Tages sah ich einen alten, aber sehr kräftigen Mann quer über die Straße auf mein Sprechzimmer zu stolpern. Ich meinte, er sei betrunken; als ich bei näherer Beobachtung jedoch bemerkte, daß er im Gesicht purpurrot aussah und seine Lippen bläulich waren, trat ich hinaus und half ihm herein. Er setzte sich nieder, konnte einige Minuten lang kein Wort sprechen, sondern saß da und rang nach Atem. Sein Puls war sehr unregelmäßig und intermittierend. Als er sprechen konnte, erzählte er mir, daß er in den letzten Wochen diese Anfälle gehabt hätte, dabei einige Male hingefallen sei und in die Läden habe gehen müssen, um sich zu setzen, ehe er weitergehen konnte. Die Auskultation ergab ein lautes Geräusch bei dem ersten Herzschlag. In jüngeren Jahren hatte er akuten Gelenkrheumatismus gehabt. Er hatte alle körperliche Arbeit aufgeben müssen und getraute sich nicht, von zu Hause weg und seinem Geschäft als Brückenbauer nachzugehen. Er sagte, er würde wohl an diesem Herzleiden sterben. Ich gab ihm *Digitalis* D 2 in einigen Tropfen Wasser. Nach einigen Tagen sah ich ihn von dem Weg vor seiner Wohnung Schnee schaufeln. „Holla", rief er, „ich habe kein Herzleiden", und darauf sah ich ihn noch öfter, und er erzählte mir, daß ihn die Arznei von „jenen verwünschten Anfällen" kuriert habe.

Ein junger Mann von solidem Lebenswandel wurde von Übelkeit und Erbrechen befallen. Er war schläfrig, und nach ein paar Tagen wurde er überall gelbsüchtig. Die Sklera wurde goldgelb, ebenso die Haut am ganzen Körper, selbst die Nägel. Die Stühle waren von natürlicher Konsistenz, „aber völlig farblos", während der Urin „braun wie Bier" war; wo man am Rande des Gefäßes hindurchsehen konnte, war er gelb wie frische Galle. Der Puls hatte nur „dreißig Schläge in der Minute", und häufig setzte ein Schlag aus. Das war ein vollkommener *Digitalis*-Fall von Gelbsucht, und dieses Mittel heilte ihn in einigen Tagen vollständig. Kurz nach Beginn der Kur fühlte er eine bedeutende Besserung; die Stühle, der Urin und die Haut nahmen allmählich wieder ihre gewöhnliche Farbe an. Das Merkmal „langsamer Puls" war das Leitsymptom bei der Verordnung; denn alle übrigen Symptome können fast in jedem Fall richtig entwickelter schwerer Gelbsucht beobachtet werden.

Bei Wassersucht infolge einer Herzkrankheit ist *Digitalis* oft das Mittel, und die Haut ist in diesen Fällen mehr cyanotisch als in jenen Fällen, die auf Nierenleiden beruhen.

Unter den Leiden infolge schwacher Herztätigkeit mit langsamem Puls, für die *Digitalis* hauptsächlich paßt, finden wir Schwindel (das sieht man oft bei alten Leuten), Gehirn-, Brust-, Bauchwassersucht oder Wassersucht des Scrotums, passive Lungenkongestion.

Unter den charakteristischeren Symptomen neben dem langsamen Puls sind zu nennen:

„Bläue der Haut, besonders der Augenlider, der Lippen, Zunge und Nägel; Cyanosis."

„Große Schwäche und Senkungsgefühl des Magens, Gefühl, als sollte er sterben."

„Gefühl, als ob das Herz zu schlagen aufhören würde, wenn sie sich bewegt." (*Gelsemium,* wenn sie nicht fortfährt, sich zu bewegen; *Lobelia,* als ob es auf jeden Fall aufhören würde.)

„Atmung unregelmäßig, schwer, in häufigen, tiefen Seufzern bestehend."

„Große Schwäche und plötzlicher, allgemeiner Kräfteverfall."

Beim Einschlafen wird die Atmung schwächer und schwächer und scheint ganz aufzuhören, dann erwacht er, nach Luft schnappend, und kann deswegen nicht einschlafen (*Grindelia* und *Lachesis*).

Cactus = Cactus grandiflorus

Stammpflanze: *Cereus grandiflorus;* Königin der Nacht

ist ein anderes großes Herzmittel, dessen Hauptsymptom keineswegs *Digitalis* gleicht. Es ist ein „Gefühl von Zusammenschnüren des Herzens, als ob ein eisernes Band seine normale Bewegung hemmte" (*Jodum* hat eine Empfindung, als ob das Herz zusammengequetscht würde; *Lilium tigrinum,* als ob es abwechselnd gepackt und wieder losgelassen würde; *Lachesis* Zusammenschnüren beim Erwachen, wirft die Bedeckung weg; *Arsenicum* Zusammenschnüren oder Beklemmung beim Gehen). Dieses Zusammenschnürungsgefühl ist nicht auf das Herz beschränkt, sondern wird in der Brust, der Blase, im Rectum, in der Gebärmutter und Vagina gefunden, kurz, es scheint ein allgemeines Symptom dieses Mittels zu sein, wie es das Vollheitsgefühl für *Aesculus Hippocastanum* ist.

Die Herzbeschwerden von *Cactus* werden durch Gelenkrheumatismus hervorgerufen, wo es dann eins unserer besten Mittel ist. Unter den beobachteten Symptomen, für welche *Cactus* angezeigt ist und die mehr oder weniger mit Herzleiden verbunden sind, finden wir: Druckschmerz auf dem Scheitel wie von einem Gewicht (*Glonoinum; Lachesis* im Klimakterium), ein häufiges Symptom bei Personen, welche an Herzbeschwerden, Gehirnkongestion, profusem Nasenbluten, Bluterbrechen, Blutungen aus dem After, Blutharnen oder Bluthusten leiden. Bei jeder Blutung, die mit Herzleiden in Beziehung zu stehen scheint, denke man an *Cactus.*

Neben diesem Leitsymptom für das Herz von *Cactus* haben wir noch andere Brust- und Herzsymptome, die sehr wertvoll sind: Brustbeklemmung oder erschwertes Atmen, als ob die Brust nicht ausgedehnt werden könnte, mit dem Zusammenschnürungsgefühl wie durch ein Band.

„Periodische Erstickungsanfälle, mit Ohnmächtigwerden, kaltem Gesichtsschweiß und Pulslosigkeit."

„Herzflattern und Herzklopfen, vermehrt durch Gehen oder Liegen auf der linken Seite."

„Große Unregelmäßigkeit der Herztätigkeit, aussetzender Puls, Herzgeräusche bei organischen Herzleiden."

Herzklopfen $<$ durch Liegen auf der linken Seite (*Natrium muriaticum*).

„Ödeme der linken Hand, des linken Fußes und Beines."

„Gelenkrheumatismus, der in den oberen Extremitäten beginnt" (*Ledum* in den unteren).

„Taubheitsgefühl im linken Arm" (*Aconitum;* schmerzend, *Rhus Toxicodendron*).

Cactus ist ein Mittel von nicht sehr weitem Umfang, aber von höchster Wichtigkeit in seinem Wirkungskreis.

Spigelia

Stammpflanze: *Spigelia Anthelmia;* Wurmkraut

Spigelia ist ein weiteres wertvolles Herzmittel. Die Herzschmerzen sind bei diesem Mittel ebenso heftig wie bei *Cactus,* während die Herztätigkeit ungestümer als bei *Cactus* oder *Digitalis* ist. Sie ist so heftig, daß sie oft für das Auge durch die Kleider sichtbar wird, indem sie die ganze Brust erschüttert und die Herztöne einige Zentimeter weitab hörbar sind. Es ist nicht nur bei akuten Herzanfällen ein sehr wertvolles Mittel, sondern auch bei chronischen Klappenleiden, die den akuten Anfällen folgen, wo wir die lautblasenden Herztöne und Anfälle von heftigem Herzklopfen haben. Ich habe unter der Wirkung dieses Mittels heftige Anfälle von Herzklopfen sich nicht nur schnell mildern, sondern die Klappenstörungen allmählich und vollkommen heilen sehen. Bei diesen Herzbeschwerden kann der Kranke oft nur auf der rechten Seite liegen (*Phosphorus, Natrium muriaticum*) oder mit dem Kopf sehr hoch; die geringste Bewegung verschlimmert (*Naja*). Es ist ein hervorragendes Mittel gegen neuralgische Kopf-, Gesichts- und Augenleiden.

Die Kopfschmerzen sind gewöhnlich einseitig, fangen im Hinterkopf an, breiten sich nach vorn aus und setzen sich über dem linken Auge fest (rechts *Sanguinaria* und *Silicea*). Sie werden durch den geringsten Lärm oder die geringste Erschütterung verschlimmert. Sie „steigern sich mit Sonnenaufgang und nehmen mit Sonnenuntergang ab“ (*Natrium muriaticum, Tabacum*); das Auge der affizierten Seite tränt häufig (*Chelidonium,* rechtsseitig mit starkem Tränenerguß).

Spigelia ist sehr dienlich bei Ciliarneuralgie; der Schmerz trägt denselben Charakter wie die Kopfschmerzen. Die Schmerzen sind auch stechend und verlaufen bis zum Hinterkopf oder wie bei *Cimicifuga,* sie drücken nach außen, als ob die Augäpfel für die Augenhöhlen zu groß wären (*Comocladia*).

Bei irgendeinem oder allen obengenannten Leiden, bei denen *Spigelia* wirksam ist, wird das Befinden des Kranken durch Bewegung, Lärm, Einatmen, Bewegen der Augen und besonders durch „kaltes, feuchtes, regnerisches Wetter“ verschlimmert. Es erinnert uns an *Bryonia, Kalmia, Natrium muriaticum, Cimicifuga* (Bewegung), *Belladonna* (Lärm) und *China* (Berührung, besonders leichte Berührung). Es ist gewiß ein sehr wertvolles Mittel, wenn auch nicht, soviel mir bekannt, von sehr umfangreichem Wirkungskreis.

Kalmia

Stammpflanze: *Kalmia latifolia;* Berglorbeer

muß gerade hier erwähnt werden, weil es auf den ersten Blick *Spigelia* so sehr gleicht und Hering sagt, bei Herzkrankheiten folge es gut auf *Spigelia.*

Beide Mittel haben heftige Gesichtsneuralgie, aber *Kalmia* am häufigsten rechtsseitig, *Spigelia* links. Beide haben Schmerzen in den Augen, durch Bewegen derselben verschlimmert, jedoch *Kalmia* hat ein Gefühl von Steifheit (*Rhus Toxicodendron* und *Natrium muriaticum*). Bei *Spigelia* schmerzen die Augen, wie zu groß für die Augenhöhle. Beide wirken stark auf das Herz und sind dienlich bei Herzleiden rheumatischen Ursprungs. Beide haben heftige, sichtbare, stürmische Herztätigkeit, *Spigelia* unverändert stark, während *Kalmia* zeitweise merkliche Verlangsamung des Pulses hat (wie *Digitalis*). Der *Kalmia*-Rheumatismus geht wie bei *Cactus* von oben nach unten (*Ledum* von unten aufwärts). Bei *Kalmia* wechseln die Schmerzen plötzlich die Stelle. Wenn wir zu einem Fall von wanderndem Rheumatismus gerufen würden, bei dem das Herz in Mitleidenschaft gezogen ist, würden wir vor *Pulsatilla* an *Kalmia* denken, natürlich die ganzen übrigen Symptome mit in Betracht gezogen. Der Schmerz von *Kalmia* erstreckt sich oft bis in die linke Hand hinab (*Rhus*).

Was die neuralgischen Symptome von *Kalmia* anbetrifft, so sind sie *Spigelia* nicht sehr ähnlich, ausgenommen, daß sie im Gesicht ihren Sitz haben und sehr heftig sind. Die Seiten und Zeiten der Verschlimmerung sind verschieden, und bei *Kalmia* ist selten der ganze Kopf in Mitleidenschaft gezogen wie bei *Spigelia*. Hering erwähnt, daß bei *Kalmia* „Schwäche das einzige allgemeine Symptom der Neuralgie ist“. „Taubheitsgefühl“ der affizierten Teile begleitet oder folgt den neuralgischen Schmerzen von *Kalmia;* hierin gleicht es *Aconitum, Chamomilla* und *Platinum*. Die Mittel, welche eine besondere Beziehung zu derselben Gegend oder demselben Organ haben, sind mit Hinsicht auf ihre Ähnlichkeit gründlich zu studieren und die Unterschiede sorgfältig aufzuzeichnen; das führt den wahrhaft homöopathischen Praktiker zur Höhe. Keine Arbeitsweise wird bessere Früchte tragen.

Ipecacuanha

Stammpflanze: *Uragoga Ipecacuanha;* Brechwurzel

steht an der Spitze aller Mittel gegen Übelkeit. Jede Beschwerde wird von beständiger Übelkeit begleitet, der Kranke hat durchaus keine Erleichterung durch Erbrechen, er fühlt sich danach gerade so elend wie zuvor — das ist es, was wir unter beständigem Übelsein verstehen. Das sollte stets die Aufmerksamkeit auf dies Mittel lenken. Es wird oft in Verbindung mit Magenbeschwerden infolge von Diätfehlern gefunden; aber manchmal wird zwischen *Ipecacuanha* und *Pulsatilla* zu wählen sein, weil beide bei Magenstörungen dienlich sind, die durch unbekömmliche, gemischte Kost verursacht werden — Torten, Eiscreme, Schweinefleisch, fette Speisen usw. *Pulsatilla* kommt mehr in Betracht, solange die Nahrung im Magen ist, *Ipecacuanha,* wenn sie heraus ist, aber die Übelkeit trotzdem fortbesteht.

Ferner ist bei *Pulsatilla* die Zunge oft dick belegt wie bei *Antimonium crudum,* während bei *Ipecacuanha* leichter Belag vorhanden oder die Zunge ganz rein sein kann. Dieses Erbrechen bei reiner Zunge ist indessen keine untrügliche Anzeige für *Ipecacuanha;* denn wir finden es oft zusammen mit Wurmsymptomen, wo es *Cina* hervorragend hat und das Mittel dafür ist. *Digitalis* hat es ebenfalls bei Herzkrankheiten. *Ipecacuanha* affiziert den ganzen Verdauungskanal. Ein sehr charakteristisches Symptom ist Erschlaffungsgefühl in Magen und Därmen, als ob sie herabhingen.

Es gibt drei Arten von Durchfall oder besser drei charakteristische Stühle:

1. Gegorene Stühle — schaumig, wie Bierhefe.
2. Grasgrüne Stühle — schleimig oder wäßrig.
3. Schleimige Stühle — ruhrartig, mit mehr oder weniger Blut.

Alle diese Stühle findet man sehr oft bei Kindern, namentlich im Sommer, infolge von Überessen oder verkehrtem Essen, wo eine Gabe von *Ipecacuanha* D 200 die Sache in Ordnung bringen und verhüten wird, daß der kleine Patient in die sog. Cholera infantum oder Enterocolitis verfällt, die oft ein sehr ernstes und hartnäckiges Leiden wird. Die charakteristische Übelkeit ist eine sichere Indikation.

Wir werden diese Übelkeit auch bei Kopfschmerzen finden, wenn das Mittel paßt: Kopfschmerz, wie zerschlagen, durch die ganzen Kopfknochen bis zur Zungenwurzel. Diese Art von Kopfschmerz kann rheumatischen Ursprungs sein, aber die Übelkeit ist ebenfalls vorhanden, wenn *Ipecacuanha* heilen soll. Dann haben wir einen

Kopfschmerz mit Erbrechen gastrischen Ursprungs; die Übelkeit fängt vor dem Kopfschmerz an und dauert während des ganzen Anfalls fort. Scheint diese Übelkeit mit Hydrocephaloid zusammenzuhängen, so wird *Ipecacuanha* den ganzen Fall häufig in einigen Stunden beheben.

Ferner finden wir die Übelkeit in Begleitung von Husten bei Erkrankungen der Atmungsorgane. Auch bei Blutungen und Fiebern ist es oft angezeigt. Kurz, wir können nichts Besseres tun, als Herings Angaben benutzen: Beständige elende Übelkeit fast bei allen Beschwerden, als wenn sie aus dem Magen kämen, mit leerem Aufstoßen, Ansammlung von viel Speichel, Übelkeit und Brechwürgen, durch nichts erleichtert.

Während der Übelkeit ist das Gesicht gewöhnlich bleich, die Augen eingesunken mit blauen Rändern, und oft treten mehr oder weniger Gesichtszuckungen oder Zucken der Lippen auf und nach dem Erbrechen Schlaflosigkeit. Wir haben eine große Menge starker Brechmittel, wie *Antimonium tartaricum, Zincum sulfuricum, Lobelia* und *Apomorphinum,* aber soviel ich weiß, ist die Übelkeit nicht so andauernd, noch wird sie mit so vielen anderen Leiden zusammen gefunden.

Wenn z. B. Magenbrennen, starker Durst (kann aber nicht trinken), große Unruhe und Erschöpfung bestehen, würden wir an *Arsenicum album* denken, das oft das beste Mittel nach *Ipecacuanha* ist, wenn der Fall immer schlimmer wird.

Ipecacuanha wirkt auf die Schleimhäute der Atmungsorgane fast ebenso stark wie auf die des Verdauungskanals.

Eine große Ansammlung von Schleim beschwert die Luftzellen und Bronchien, bis hohe Erstickungsgefahr zu bestehen scheint. Man achte auf die Symptome:

„Hochgradige Atembeklemmung mit Keuchen und starkem Druck und Beängstigung um die Herzgrube." (*Antimonium tartaricum,* grobes Rasseln.)

„Drohende Erstickung durch Schleimanhäufung."

Diese übermäßige Schleimansammlung in den Luftwegen scheint wie ein Fremdkörper Krampf zu erregen, und Asthma oder Krampfhusten oder beides zugleich folgen. Aber Krampfhusten und Asthma scheinen keineswegs nur von der Schleimanhäufung abhängig zu sein; denn *Ipecacuanha* ist oft unser bestes Mittel im ersten Stadium sowohl von Asthma als auch von Keuchhusten, wo noch kein Schleim vorhanden ist.

Ferner „erstickender Husten, wobei das Kind ganz steif und blau im Gesicht wird".

„Keuchhusten mit Nasenbluten (*Indigo*), Bluten aus dem Mund, Erbrechen; verliert dabei den Atem, wird blaß oder blau und steif."

Lungenentzündung der ersten Kindheit mit schleimbeschwerter Brust, schneller, keuchender Atmung, blauer Körperoberfläche, blassem Gesicht findet in *Ipecacuanha* ein sehr wirksames Mittel. Alte Leute mit Emphysem infolge chronischen Asthmas werden ebenfalls durch *Ipecacuanha* gebessert, so daß wir die Atmungsbeschwerden unter zwei Zustände zusammenfassen könnten:

1. Solche, bei welchen übermäßige Schleimanhäufung den Fall charakterisiert.

2. Solche, bei denen Krampf das charakteristische Merkmal ist.

Selbstverständlich müssen alle Symptome in Betracht gezogen werden, um zwischen *Ipecacuanha* und den übrigen Mitteln, welche dieselben objektiven Zustände und Voraussetzungen haben, zu unterscheiden.

Die Gewalt dieses Mittels über Blutungen verdient rühmlich erwähnt zu werden. Es hat Blutungen aus der Nase, dem Magen, dem Mastdarm, der Gebärmutter, den Lungen und der Harnblase, aus allen Körperöffnungen. So wie *Crotalus,* aber das Blut bei *Ipecacuanha* ist hellrot und nicht zersetzt. *Acidum sulfuricum* hat ebenfalls Blutungen aus allen Körperöffnungen, jedoch sind die übrigen Begleitsymptome verschieden. Bei *Ipecacuanha* sind die Blutungen akut, profus und hellrot. Es ist bei Blutungen nach der Geburt ein besseres Mittel, als *Secale* jemals war oder sein kann, und es ist nicht nötig, es in großen, giftigen Gaben anzuwenden, denn es wird die Blutungen schon in der 200. Potenz stillen und ist in seiner Wirkung schneller als *Secale*. Merken wir uns einige Mittel gegen Blutungen:

Ipecacuanha. Hellrot, profus, mit erschwertem Atmen und Übelkeit.

Acidum nitricum. Lebhafte Blutungen von hellem Blut.

Aconitum. Akut, hellrot, mit großer Furcht und Beängstigung.

Arnica. Nach Verletzungen, körperlicher Ermüdung, physischer Anstrengung.

Belladonna. Blut heiß, klopfende Halsschlagadern, Blutandrang nach dem Kopf.

Carbo vegetabilis. Fast vollständiger Kollaps, bleiches Gesicht, will Luft zugefächelt haben.

China. Starker Blutverlust, Klingen in den Ohren, Ohnmacht.

Crocus. Blut gerinnt, in langen, dunklen Fäden.

Ferrum. Teils flüssig, teils fest, sehr rotes Gesicht, oder abwechselnd rot und blaß.

Hyoscyamus. Delirium, Gliederschleudern, Muskelzuckungen.

Lachesis. Blut zersetzt, Sediment wie verkohltes Stroh.

Crotalus, Elaps und *Acidum sulfuricum*. Schwarzes, flüssiges Blut, bei *Crotalus* und *Acidum sulfuricum* aus allen Öffnungen.

Phosphorus. Profus und anhaltend, selbst aus kleinen Wunden oder Geschwülsten.

Platinum. Teils flüssig, teils harte, schwarze Klumpen.

Pulsatilla. Intermittierende Blutungen.

Secale. Passiver Fluß bei schwachen, kachektischen Frauen.

Sulfur. Bei psorischen Konstitutionen, wo andere Mittel versagen.

Es könnten noch andere Mittel und Indikationen hinzugefügt werden, aber „Blutung“ ist nur ein einziges Symptom, das für sich allein niemals für irgendein Mittel eine zuverlässige Indikation liefern kann.

Ipecacuanha ist ein wohlbekanntes Wechselfiebermittel unserer Schule. Jahr empfiehlt es in allen Fällen zu Anfang, sofern nicht spezielle Indikationen für irgendein anderes Mittel vorhanden sind, und sagt: „Durch Befolgung dieses Verfahrens habe ich viele Fälle von Wechselfieber und kaltem Fieber bei der ersten Verordnung geheilt und mir selbst dadurch ein gut Teil unnötigen Suchens und Vergleichens erspart.“ Was man auch immer zur Verurteilung dieser routinemäßigen Verordnungsweise sagen mag, so ist sie sicherlich der unvermeidlichen Verordnung von *Chinin* seitens der Schulmedizin und einiger „sogenannter“ Homöopathen vorzuziehen, weil sie weit mehr Fälle als *Chinin* heilen und weniger Schaden anrichten wird. Beide Mittel jedoch können den Fall, für welchen sie homöopathisch angezeigt sind, heilen, und zwar in der potenzierten Form. Wir haben so klare Indikationen für die Anwendung vieler Mittel, daß wir nicht ein einziges Mal fehlzugehen brauchen, wo die Allopathen mit ihrer unterschiedslosen *Chinin*-Behandlung es zwanzigmal tun.

Der ganze Fall dreht sich gewöhnlich um ein bis drei Leitsymptome, z. B.:

Ipecacuanha. Beständige Übelkeit in einem oder allen Stadien.

Arsenicum album. Regellos entwickelter Anfall; starker Durst während der Hitze, Verlangen nach kleinen Mengen Wassers.

Eupatorium perfoliatum. Knochenschmerzen; Galleerbrechen zu Ende des Frostgefühls, vormittags von 7 bis 9 Uhr.

Ignatia. Frostgefühl bei rotem Gesicht, > durch äußere Wärme; häufiges Seufzen.

Capsicum. Das Frostgefühl beginnt zwischen den Schulterblättern und breitet sich aus.

Nux vomica. Kann während der Hitze nicht die geringste Entblößung vertragen, ohne zu frieren.

Natrium muriaticum. Frost von 10 bis 11 Uhr vormittags, Kopfschmerz zum Zerspringen während der Hitze; Schweiß bessert; nach *Chinin.*

Rhus Toxicodendron. Husten während des Frostes; Unruhe und trockne Zunge während der Hitze; Hin- und Herwerfen.

Podophyllum. Große Geschwätzigkeit während Frost und Hitze; Gelbsucht.

Antimonium tartaricum. Große Schläfrigkeit während der Hitze und Schweiß, mit blassem Gesicht.

Diese Merkmale sind authentische, zuverlässige Prüfungssymptome und könnten noch ergänzt werden, wenn wir Zeit und Raum hätten, aber sie können alle in H. C. Allens Werk über die Fieber gefunden werden. Sie zeigen, wie verschieden die Mittel sind und wie sorgfältig der gewissenhaft Verordnende bei der Auswahl seines Mittels für diese sowohl als auch für andere Krankheiten sein muß. Remittierende Fieber fallen auch oft in das Bereich dieses Mittels.

Tartarus emeticus = Antimonium tartaricum = Tartarus stibiatus

Brechweinstein

ist ein anderes starkes Brechmittel. Ich kann mich der Zeit entsinnen, wo die alten Allopathen es fast ebenso allgemein gebrauchten, wie die Pflanzenärzte es mit *Lobelia inflata* taten, um „den Magen zu reinigen". Heutzutage ist das Auswaschen des Magens durch Auspumpen und Ausspülen und des Mastdarms und Kolons durch Klistiere nach Halls Methode durchaus an der Mode und ist übrigens viel vernünftiger in Anbetracht ihrer so mangelhaften Therapie.

Trotz dieser Fortschritte wird noch vielfach mit dem „Darmausfegen" fortgefahren unter dem Namen „Säuberung des Systems", als ob der Verdauungskanal nicht eine sich selbst reinigende Einrichtung wäre, wenn er in gesundem Zustand erhalten oder darein gesetzt wird, sondern regelmäßig „ausgefegt" werden müßte nach dem Prinzip des „Großreinemachens" im Hause. Gewiß ist das Torheit, aber sie machen es so gut wie sie es verstehen. Weder *Antimonium* noch irgendein anderes Brechmittel wird von uns als solches zu therapeutischen Zwecken angewendet.

Unsere Therapie wendet es wie jedes andere Mittel nach dem Prinzip Similia similibus curentur an. Die Übelkeit dieses Mittels ist ebenso stark wie die von *Ipecacuanha,* jedoch nicht so beständig, und wird durch Erbrechen gebessert. Bei Cholera kommt es nach meinem Dafürhalten mehr als jedes andere Mittel einem Spezifikum nahe. (Selbstverständlich wissen wir, daß es kein absolutes Spezifikum für irgendeine Krankheit gibt.) Seit mehr als

25 Jahren habe ich es selten für nötig gehalten, irgendein anderes Mittel zu gebrauchen, und dann nur, wenn heftige Magen- oder Darmkrämpfe bestanden, welche durch *Cuprum metallicum* gebessert wurden.

Es hat Übelkeit, Erbrechen, Durchfall, Erschöpfung, kalten Schweiß und Stupor oder Schläfrigkeit, wie sie fast bei allen schlimmen Fällen dieser Erkrankung gefunden werden, und ich habe selten mehr als zwei oder drei Gaben, nach jedem Erbrechen eine, geben müssen, ehe Besserung eintrat. Gewöhnlich wird es in den Handbüchern gegen diese Krankheit nicht empfohlen, aber nach meinen reichlichen Erfahrungen und Beobachtungen ist es ein Juwel.

Wenn *Antimonium tartaricum* nur die eine Heilkraft besäße, die es auf die Atmungsorgane ausübt, so würde es unentbehrlich sein. Ganz gleichgültig, was das Leiden für einen „Namen" trägt, ob Bronchitis, Lungenentzündung, Keuchhusten oder Asthma, wenn große Ansammlung oder Anfüllung von Schleim mit starkem Schleimrasseln vorhanden ist, dabei aber Unvermögen, ihn auszuwerfen, so ist *Tartarus emeticus* das erste Mittel, woran zu denken ist. Dies trifft für alle Altersstufen und Konstitutionen zu, hauptsächlich aber bei Kindern und alten Leuten.

Es gibt ein Symptom, das in diesen Fällen vorhanden zu sein pflegt, und das ist große Müdigkeit und Schläfrigkeit, die sich zuweilen zu Koma steigert. Dies findet man nicht nur bei Krankheiten der Atmungsorgane, sondern auch bei Cholera infantum, Cholera und Wechselfieber. Bei Lungenentzündung können sowohl *Tartarus emeticus* als *Opium* große Schläfrigkeit haben, aber bei der Mittelwahl kommt man hier in keine Verlegenheit, denn bei *Opium* ist das Gesicht dunkel- oder purpurrot, und es kann Seufzen oder schnarchende Atmung bestehen; bei *Tartarus emeticus* ist das Gesicht stets blaß oder zyanotisch, ohne Röte, und das Atmen ist nicht schnarchend.

Drei Mittel sind wegen Schläfrigkeit bemerkenswert, nämlich: *Opium, Tartarus emeticus* und *Nux moschata,* doch außer diesem einen Symptom sind sie einander nicht ähnlich. *Antimonium tartaricum* ist auch eins unserer besten Mittel gegen Hepatisation der

Lungen, welche nach Lungenentzündung bleibt. Bei der Perkussion ergibt sich eine Dämpfung, die Atmungsgeräusche fehlen, es besteht Kurzatmigkeit, und der Kranke bleibt blaß, schwach und schläfrig.

Wenn *Sulfur* in einem derartigen Fall die Resorption nicht fördert, so wird es *Tartarus emeticus* oft tun. Ich habe das Mittel von der 200. bis zur c. m. Potenz mit gleich guten Resultaten angewendet.

Iris

Stammpflanze: *Iris versicolor;* Buntfarbige Schwertlilie

ist ein anderes Mittel, welches starke Übelkeit und Erbrechen verursacht. Es ist zuweilen bei Cholera infantum sehr dienlich. Die erbrochene Masse ist gewöhnlich sehr sauer, so sauer, daß die Kehle wund wird.

Die Magenbeschwerden dieses Mittels sind oft begleitet von Brennen auf der Zunge, im Hals, in der Speiseröhre und im Magen und, wenn Diarrhöe besteht, von Brennen im After. Das Brennen im Verdauungskanal ist für dieses Mittel sehr charakteristisch.

Das Erbrochene ist nicht immer sauer, sondern kann auch bitter oder süßlich sein. Auch kommt profuser Speichelfluß vor. Ich hatte einst einen Fall von Magenstörung bei einer Dame in mittleren Jahren. Sie hatte häufig Anfälle von Erbrechen eines fadenziehenden, eiweißartigen Schleims, der sehr zähe war und in langen Fäden vom Mund bis in den Topf auf dem Fußboden herabhing. Alsdann wurde das Erbrochene dunkelfarbig, wie Kaffeesatz. Sie wurde sehr schwach und erbrach alle Nahrung. Sie hatte auch übermäßige Absonderung von zähem Speichel. In der Meinung, sie leide an Magenkrebs, machte sie ihr Testament und ordnete ihre Angelegenheiten zum Sterben. *Kalium bichromicum* wurde ohne irgendwelchen Nutzen verordnet; *Iris* aber heilte sie in kurzer Zeit vollständig, und sie ist seit dieser Gabe in den zehn verflossenen Jahren gesund geblieben.

Iris ist auch eins unserer Hauptmittel gegen Kopfschmerz mit Übelkeit. Dieser Kopfschmerz scheint aus dem Magen oder der

Leber herzurühren und beginnt oft mit Fleckensehen vor den Augen. Ich pflegte das Mittel in der 3. Potenz zu verordnen; aber in den letzten Jahren habe ich es in der 50. Potenz gegeben und erfreue mich besserer Erfolge, weil es prompter und dauernder wirkt. Es ist auch gegen Ischias empfohlen worden, aber ich habe bei diesem Leiden keine Erfahrungen damit gemacht. Es scheint sehr kräftig auf den Verdauungskanal zu wirken. Bei Hautleiden habe ich es niemals angewendet.

Sanguinaria

Stammpflanze: *Sanguinaria canadensis;* Kanadische Blutwurzel

Migräne: Der Schmerz beginnt im Hinterkopf, steigt auf, verbreitet sich über den Kopf und setzt sich über dem rechten Auge fest (linkes Auge *Spigelia*) mit Übelkeit und Erbrechen. Der Patient hat das Verlangen nach einem dunklen Zimmer und das Bedürfnis, sich ganz ruhig zu verhalten. Ich habe mit diesem Mittel einige sehr schöne Kuren bei lange bestehenden Fällen von habitueller Migräne dieser Art gemacht. Es wird wahrscheinlich die gewöhnliche Amerikanische Migräne ebenso häufig wie irgendein anderes Mittel heilen oder bedeutend lindern. Ich gebrauche die 200. Potenz. Lockerer Husten mit übelriechendem Auswurf; Atem und Auswurf riechen dem Kranken selbst schlecht. Zuweilen besteht ein Schmerz hinter dem Sternum (*Kalium jodatum*). Diese Art von Husten tritt gewöhnlich nach einer schweren Bronchitis oder Lungenentzündung auf, und es hat den Anschein, als ob der Kranke schnell der Schwindsucht entgegenginge. Es können auch Fieberanfälle mit umschriebener Röte der Backen, wie bei hektischem Fieber, auftreten. In vielen derartigen Fällen hat sich dieses Mittel hilfreich erwiesen. Dr. T. L. Brown gebrauchte die erste Verreibung des Resinoids mit gutem Erfolg. Die 200. Potenz hat ebenso gute Kuren erzielt. Bei typhöser Lungenentzündung mit starker Atembeklemmung und umschriebener Röte der Backen hat mir *Sanguinaria* gute Dienste geleistet. Die rechte Lunge scheint besonders unter seinem Einfluß zu stehen, in akuten wie in chronischen Erkrankungen. „Rheumatischer Schmerz im rechten Arm und in der rechten Schulter, schlimmer nachts im Bett, kann den Arm nicht hochheben.“ Dieser Zustand ist in meiner Behandlung mit diesem Mittel oft behoben worden, und das hat mir großen Ruf verschafft. Ich habe derartige lange bestehende Fälle mit einer Gabe der 1. Dezimalverreibung heilen sehen; dasselbe habe ich aber auch von der 1000. (c. m.) Potenz gesehen. Hitzewallungen mit heißen Handflächen und Fußsohlen im Klimakterium finden ihr Heilmittel in *Sanguinaria.* Manchmal ist es angezeigt, nachdem *Sulfur* und *Lachesis* im Stich ließen, besonders, wenn die umschriebene Röte der Backen erscheint.

Acidum phosphoricum

Phosphorsäure

Das Hauptmerkmal dieses Mittels liegt in seiner Wirkung auf das Sensorium. „Er liegt in einem Zustand von Bewußtlosigkeit oder Betäubungsschlaf, ohne zu wissen, was um ihn herum vorgeht, doch beim Erwachen ist er bei vollem Bewußtsein.“ Dies ist *Acidum phosphoricum* in seinem stärksten Grade, wie es bei Typhus gefunden wird, für welchen es eins unserer besten Mittel ist. Jedoch erscheint die Depression des Sensoriums nicht allein hier. Sie kann in geringerem Grade infolge niederdrückender Gemütsbewegungen, wie Kummer über den Verlust eines Freundes, einer geliebten Person, des Vermögens oder der Stellung, gefunden werden, und die Wirkung scheint sogar tiefer zu gehen als in jenen Fällen, welche *Ignatia* erfordern (siehe auch *Lachesis*). Der Patient scheint gelähmt vor Kummer. Das nervöse Zucken von *Ignatia* ist nicht vorhanden, aber eine tiefe Verzweiflung, allgemeine Schwäche oder Erschöpfung. Die Haare werden grau, und ein müdes, erschöpftes und abgehärmtes, hoffnungsloses Aussehen tritt ein. Ich habe derartige Fälle, wenn *Ignatia* im Stiche ließ, mit Erfolg behandelt. In solchen Fällen klagen die Patienten zuweilen über einen Schmerz wie von einem zermalmenden Druck auf den Scheitel oder über Schmerz im Hinterkopf oder im Nacken, und bei beiden erscheinen sie körperlich schwach oder erschöpft, liegen gern, mögen keine Gesellschaft, wollen unbeachtet bleiben und nicht angesprochen werden. Wir finden diese Depression des Sensoriums oft bei den Folgen von Onanie oder übermäßigem Coitus. Der Patient wird durch das Schuldbewußtsein infolge seines Lasters beunruhigt, grämt sich darüber und neigt zur

Verzweiflung. Dies trifft für beide Geschlechter zu, und die Depression wird viel schlimmer, wenn der Patient zu schnell wächst oder geistig oder körperlich überbürdet ist. Bei *Calcium carbonicum* werden sie zu dick, bei *Acidum phosphoricum* wachsen sie zu schnell und zu lang. Wir haben in *Acidum phosphoricum* ein Mittel gegen Kopfschmerz der Schüler, besonders der zu schnell wachsenden, und es ist eine Versündigung, solche jungen Leute zu schweren Studien anzuhalten; und wenn es auch richtig ist, daß die Jugend die Zeit für die geistige Ausbildung ist, so ist es ebenso wahr, daß in diesem Lebensalter eine zu große Anspannung in dieser Richtung einen Geist völlig zugrunde richten und für immer unfähig machen kann, der bei mehr Zeit und Sorgfalt für die Welt ein Segen hätte werden können.

Acidum phosphoricum, richtig verordnet, kann in solchen Fällen von unberechenbarem Nutzen sein. Zuweilen wird zwischen *Acidum phosphoricum* und *Natrium muriaticum* oder *Calcium phosphoricum* zu wählen sein, wobei die übrigen Symptome entscheiden müssen.

Hinsichtlich des Nutzens von *Acidum phosphoricum* bei Typhus gibt es keine anderen Mittel, die in ihrer deprimierenden Wirkung auf das Sensorium ihm völlig gleichzustellen sind. *Arnica* hat seine Apathie oder Gleichgültigkeit; aber die *Arnica*-Depression ist tiefer, ebenso wie die von *Baptisia,* denn bei beiden fangen die Kranken an zu schlafen, während sie eine Frage beantworten, was beweist, wie unwiderstehlich der Stupor ist. Dann haben wir bei ersterem Petechien und Ekchymosen, die bei *Acidum phosphoricum* nicht auftreten, und bei letzterem Neigung zur Zersetzung der flüssigen Absonderungen, wie man es bei den abscheulich riechenden Stühlen und dem Urin findet. *Opium* übertrifft sie alle in seiner betäubenden Wirkung, und Gesicht, Atmung und das allgemeine Aussehen haben überhaupt keine Ähnlichkeit mit *Acidum phosphoricum.*

Rhus Toxicodendron und *Hyoscyamus* haben ebenfalls starke Betäubung, sind aber in anderer Hinsicht sehr verschieden. Die Beschreibung dieser Mittel ist da, wo wir über ihren Gebrauch bei Typhus berichtet haben, zu finden. *Nux moschata* muß ebenfalls in dieser Beziehung erwähnt werden.

Wir dürfen die Wirkung von *Acidum phosphoricum* auf die Eingeweide nicht vergessen. Es hat zwar keine besonders charakteristische Wirkung auf den Magen aufzuweisen, jedoch auf die Unterleibsgegend, wie folgende wohl bestätigten Symptome zeigen: „Meteoristische Auftreibung des Bauches; Rumpeln und Gurgeln und Geräusch wie von Wasser; schmerzlose Stühle.“ „Farblose Diarrhöe, oder gelblich-wäßrig, chronisch oder akut, ohne Schmerz oder irgendeine bemerkenswerte Schwäche oder Erschöpfung.“ Es erscheint nun sehr seltsam, daß wir, nachdem soviel über die allgemeine Depression oder Schwäche dieses Mittels gesprochen worden ist, es als ein charakteristisches Symptom bezeichnen müssen, daß die profuse und bisweilen lange anhaltende Diarrhöe nicht schwächen sollte. Ganz recht, aber es gibt mancherlei unerklärbare Dinge sowohl bei Krankheiten als auch in der Therapie, und dies ist eins davon; doch die Tatsache bleibt, und wir handeln danach. Merken wir uns, daß bei *Acidum phosphoricum* die tiefe Schwäche und Depression im Sensorium und im Nervensystem besteht, unabhängig davon, ob Diarrhöe vorhanden ist oder nicht. Es ist bemerkenswert so bei Typhus, wie ich aus reichlicher Erfahrung bezeugen kann. *China* entkräftet durch seine Diarrhöe oder allgemein durch Säfteverlust. *Acidum phosphoricum* greift das Nervensystem primär an, selbst bei Onanie, bei der nicht so sehr der Verlust des Samens als Lebenssaft, wie bei *China,* ins Gewicht fällt, sondern das Nervensystem sehr stark leidet, selbst wenn die Samenergüsse weder sehr häufig noch sehr profus sind. Selbst Knaben leiden an den Folgen des Orgasmus bei Onanie, ehe noch viel oder überhaupt Samen abgesondert wird. Dies ist bei einer Wahl zwischen diesen Mitteln zu bedenken.

Es gibt einen Zustand, bei welchem ich dieses Mittel sehr wertvoll gefunden habe, besonders bei Männern. Das Leitsymptom ist „Schwächegefühl in der Brust vom Sprechen“. Sie erinnern sich, daß *Stannum* dieses Symptom sehr stark hat (auch *Sulfur*), und es kann uns zu einer falschen Verordnung führen, wenn wir nur das eine Symptom in Betracht ziehen. Wenn der Patient ein junger Mann ist, verheiratet oder ledig, wenn er ferner charakterschwach zu sein scheint, teilnahmlos, apathisch, schweigsam, wenn er zu schnell gewachsen ist, so würden alle diese Dinge *Acidum phosphoricum* indizieren, und der richtige Gebrauch des Mittels kann ihn vor Schwindsucht bewahren, der so viele auf diese Weise verfallen. Wenn er Husten mit Auswurf hat, so wird er bei *Acidum phosphoricum* reichlich, eitrig, von widrigem Geruch sein; bei *Stannum* dick, schwer auszuwerfen und von süßlichem Geschmack. All diese Zustände können, wenn *Acidum phosphoricum* das Mittel ist, ihre Ursache in einem der beiden folgenden Dinge finden: Onanie oder geschlechtlichen Exzessen und zu schnellem Wachstum.

Acidum phosphoricum hat zwei sehr auffallende Eigentümlichkeiten beim Urin, nämlich: sehr profusen und h e l l e n, w ä ß r i g e n o d e r m i l c h i g e n U r i n. Der erste wird bei allgemeiner nervöser Depression gefunden, und wenn dabei Kopfschmerz besteht, so wird er ähnlich wie bei *Gelsemium* durch reichlichen Urinabgang gebessert. Der andere rührt von einem übermäßigen Gehalt des Urins an Phosphaten her, der eine Nervenzerrüttung anzeigt. Wir müssen zwischen dem profusen Urin von *Ignatia* und *Acidum phosphoricum* unterscheiden: ersterer ist hysterisch, letzterer keineswegs.

Acidum muriaticum = Acidum hydrochloricum

Salzsäure

Dieses Mittel ist ebenfalls eins unserer besten Mittel bei Typhus und hat in Fällen schlimmeren Grades als denen von *Acidum phosphoricum* sich dienlich erwiesen. Es kommt *Carbo vegetabilis* außerordentlich nahe.

Seine Indikationen werden in Herings Leitsymptomen ebensogut wie anderwärts gegeben. Es besteht Zersetzung der Säfte; unwillkürliche Stühle während des Harnlassens; Stühle dunkel, dünn, oder Blutungen von dunklem, klarem Blut. Mund voller dunkelblauer Geschwüre; bewußtlos. Der Kranke stöhnt und r u t s c h t i m B e t t h e r a b infolge großer Schwäche; der Unterkiefer fällt herab, Z u n g e t r o c k e n, l e d e r a r t i g, z u e i n e m D r i t t e l i h r e r n a t ü r l i c h e n G r ö ß e z u s a m m e n g e s c h r u m p f t und gelähmt; Puls schwach und aussetzend. Es ist kaum möglich, ein besseres Bild eines fast hoffnungslosen Typhusfalles zu zeichnen als dieses. Es ist nicht nötig, zu *Chinin*, Kognak oder irgendeinem anderen beliebten sog. Reizmittel zu greifen. Fleischbrühe, Milch oder Hafermehlsuppe zur Ernährung und *Acidum muriaticum* werden alles tun, was zur Rettung des Lebens eines solchen Kranken getan werden kann, und sie werden es schneller und mit geringerer Gefahr eines Rückfalls tun als irgendeine andere Behandlungsweise. Natürlich sind die Angehörigen ängstlich, selbst hoffnungslos, und man muß zu einer „Scheinbehandlung" greifen. Wenn man mit Ratschlägen und Andeutungen bestürmt wird, alle möglichen Verordnungen hervorgebracht werden, die viele andere ähnliche Fälle geheilt hätten, so verordne man alle fünf Minuten *Sacharum lactis;* es ist eine wundervoll beruhigende Medizin (für die Angehörigen und die Unberufenen) und sollte nie vergessen werden. Den ärgsten Schreier schicke man, wenn möglich, einige Meilen weg nach irgend etwas ganz Gleichgültigem. Dies ist für die Genesung des Kranken unumgänglich. Die größte Gefahr für den Patienten liegt darin, daß der Arzt die Geistesgegenwart verliert und sich von der einzig wahren, hilfreichen Behandlung abbringen läßt. Dieser Rat ist nur für diejenigen bestimmt, die ihn nötig haben. Viele Patienten sind gestorben, weil der Arzt unter derartiger Bedrängnis den Kopf verlor.

Acidum muriaticum ist sehr dienlich bei Hämorrhoiden, welche geschwollen, blau und gegen Berührung so empfindlich sind, daß sie die Berührung mit dem Bettuch nicht vertragen können.

Der Mastdarm fällt leicht vor (*Ignatia, Ruta*); Patient kann nicht urinieren, ohne daß er heraustritt, auch bei Abgang von Gasen oder beim Stuhlgang.

Die Blase ist schwach, der Urin geht langsam ab oder er muß so stark drücken, daß der Mastdarm heraustritt.

Kann nicht die geringste Berührung ertragen, selbst nicht das Bettzeug an den Genitalien (*Murex*).

Acidum nitricum

Salpetersäure

ist eins unserer wirksamsten Antidote gegen die Folgen von allopathischen Quecksilbergaben bei Syphilis. Gegen die übrigen üblen Folgen von Quecksilbermißbrauch sind andere Mittel, namentlich

Hepar sulfuris, besser. *Acidum nitricum* hat besondere Beziehung zu den Grenzen der Schleimhäute, wo die Haut und die Schleimhäute sich treffen, wie am Mund (Mundwinkel), an der Nase, am After. Am Mund finden wir die Mundwinkel rissig, geschwürig und schorfig; auch Aphthen, Mundentzündung mit Speichelfluß, Schwellung des Zahnfleisches, übler Geruch aus dem Munde usw.

Wenn *Mercurius* schon ohne Erfolg gebraucht worden ist, folgt gut *Acidum nitricum* und wird oft heilen.

Dieser geschwürige, geschwollene und schwammige Zustand des Zahnfleisches kann sich bis in den Schlund erstrecken, und wenn er die Folge der Quecksilberbehandlung der Schulmedizin bei Syphilis ist, so ist *Acidum nitricum* das vorzüglichste Mittel. Die Wirkung dieses Mittels ist ebenso sicher auf die andere Mündung des Verdauungskanals.

Der After ist rissig und weist eigentümliche Schrunden (Fissuren) auf (*Ratanhia*), und Hämorrhoidalknoten treten heraus, bersten, bluten und sind sehr schmerzhaft. Kein Mittel hat eine entschiedenere Wirkung auf den After, und ein sehr charakteristisches Symptom ist: „Heftiger Schmerz nach dem Stuhlgang, selbst nach weichem Stuhl." Er durchwandert das Zimmer vor heftigen Schmerzen während ein oder zwei Stunden nach dem Stuhlgang (*Ratanhia*). Bei Ruhr unterscheidet dieses Symptom unser Mittel von *Nux vomica,* bei welchem nach dem Stuhl Linderung eintritt, und von *Mercurius,* das die ganze Zeit Tenesmus hat oder vor, während und nach dem Stuhlgang.

Ein anderes sehr wichtiges charakteristisches Kennzeichen dieses Mittels bei all diesen Leiden ist „Stechender Schmerz wie von Splittern". *Acidum nitricum* hat Blutungen aus allen Körperöffnungen; das Blut ist gewöhnlich hellrot. Dies ist besonders bei Typhus und Hämorrhoiden der Fall. *Acidum nitricum* ist ein ausgezeichnetes Mittel bei chronischem Durchfall. Es ist eins des gepriesenen Trios gegen Kondylome, nämlich: *Thuja, Staphisagria* und *Acidum nitricum.*

Es ist ferner eins der drei Mittel, welche sehr üblen Geruch des Harns haben, nämlich: *Acidum benzoicum, Acidum nitricum* und *Sepia.*

Acidum benzoicum, der Harn ist sehr dunkel mit intensivem Harngeruch.

Acidum nitricum, dunkler Harn, der wie Pferdeharn riecht.

Sepia, widerlich und säuerlich riechender Harn.

Acidum sulfuricum

Schwefelsäure

ist ein anderes wertvolles Mittel bei Aphthenbildung im Munde. Es ist besonders wirksam bei sehr entkräfteten Kranken und bei Kindern mit Marasmus und Aphthen im Munde. Dabei ist oft viel Magensäure vorhanden (*Iris versicolor* und *Robinia*, saures Aufstoßen und Erbrechen) mit saurem Erbrechen, und „das Kind riecht überall sauer“, trotz der größten Sorgfalt in bezug auf Reinlichkeit (*Rheum, Hepar* und *Magnesium*). Eins der wichtigsten Symptome, vielleicht das wichtigste bei entkräfteten Kranken, für die es das passende Mittel ist, ist „Empfindung von innerlichem Zittern“. Dies ist ein subjektives Symptom; denn trotz dieser positiven Empfindung in einem höchst beunruhigenden Grade ist kein Zittern äußerlich sichtbar. Dieses Symptom beobachtet man häufig bei alten Trunkenbolden (siehe *Ranunculus bulbosus*), die heruntergekommen sind oder deren Gesundheit durch starkes Trinken zerrüttet ist. Das Symptom ist indessen nicht auf solche Kranke beschränkt, sondern es wird oft in anderen Fällen gefunden, bei denen die Schwäche auf andere Ursachen zurückzuführen ist; wenn sie aus irgendeinem Grund in hohem Grade vorhanden ist, sollte *Acidum sulfuricum* niemals vergessen werden. Wir haben schon von dem Wert dieses Mittels bei Purpura haemorrhagica gesprochen. Wie *Crotalus* hat es Blutungen aus jeder Körperöffnung (*Acidum aceticum, Thlaspi*), und das Blut lagert sich auch in blutunterlaufenen Flecken unter der Haut ab. Das letzte Symptom würde anzeigen, daß *Acidum sulfuricum* bei dunklen und blauen Flecken in der Haut infolge von Stößen und Quetschungen dienlich sein kann, und die Praxis bestätigt es. Es folgt gut auf *Arnica. Ledum palustre* ist ebenfalls ein ausgezeichnetes Mittel gegen Ekchymosen durch Quetschungen, z. B. ein „blaues Auge“; dies gilt natürlich für Quetschungen unter der Haut, während *Ruta* ebenso wirksam ist gegen solche der Knochenhaut. Es enthält genügend Schwefel, so daß es bei „Hitzewallungen" in den klimakterischen Jahren Erfolg haben kann, nachdem *Sulfur* versagt hat.

Acidum picrinicum

Pikrinsäure

Dies ist ein verhältnismäßig neues Mittel, das aber schon einige wertvolle therapeutische Kräfte aufzuweisen hat. In erster Linie greift es die Lebenskraft an, was sich in außerordentlicher Mattigkeit oder einem beständigen „Müdigkeitsgefühl" im ganzen Körper offenbart, das gewöhnlich von entsprechender Geistesschwäche, Gleichgültigkeit, Mangel an Willenskraft und dem Verlangen sich niederzulegen begleitet ist. Es besteht große Schwere in den Beinen: kann sie kaum vom Boden heben, Mattigkeitsgefühl und Schmerz im Rücken, zeitweise mit etwas Brennen (*Phosphorus* und *Zincum metallicum*), und große Niedergeschlagenheit. Selbst das Gehirn ist ermüdet, die geringste geistige Anstrengung ruft Kopfschmerz hervor. Diesen Kopfschmerz findet man am häufigsten bei Studenten, überarbeiteten Geschäftsleuten und bei Personen, die durch Kummer oder andere Gemütsbewegungen bedrückt sind.

Der Kopfschmerz sitzt am häufigsten im Hinterkopf in der Nackengegend (*Natrium muriaticum, Silicea*), $<$ besonders durch geistige Anstrengung. Kurz, das Mittel bietet ein vollkommenes Bild nervöser Erschöpfung. Ich fand dies Mittel sehr dienlich bei anscheinendem Versagen der Verstandeskraft bei einem alten Manne, der immer kräftig gewesen war, bis vor ungefähr einem Jahr. Als er mich dann besuchte, klagte er über Schwere im Hinterkopf, Unfähigkeit, den Geist anzustrengen beim Sprechen oder Denken, und über ein allgemeines Gefühl vollständiger Erschöpfung. Ich befürchtete Gehirnerweichung, verordnete ihm aber *Acidum picrinicum* 6. Verreibung und heilte ihn prompt.

Dieses Mittel hat in seiner Wirkung auf die Geschlechtsorgane, besonders auf die männlichen, eine starke Ähnlichkeit mit *Acidum phosphoricum* und *Phosphorus*. Es besteht starker Geschlechtstrieb mit heftigsten Erektionen, denen entsprechende Schwäche und völlige Impotenz folgen. Es scheint unzweifelhaft dafür bestimmt zu sein, eins unserer wertvollsten Mittel bei Gehirn-, Rückenmarksleiden und allgemeiner nervöser Erschöpfung zu werden, namentlich wenn sie mit geschlechtlichen Exzessen verbunden sind oder davon herrühren. Es ist mit *Gelsemium, Acidum phosphoricum, Phosphorus, Argentum nitricum, Sulfur, Alumina, Silicea* und allen jenen zu studieren, die auf Gehirn, Rückenmark und das allgemeine Nervensystem wirken.

Carbo animalis

Tierkohle

ist ein weiteres Mittel, dessen wichtigste Hauptkennzeichen sind: Große Schwäche, Mangel an Energie, Erschöpfung. Die betreffenden Kranken sind oft zu Anschwellungen, Verhärtungen und Vereiterungen der Drüsen geneigt.

Gutartige Eiterungen neigen dazu, jauchig zu werden; Geschwülste nehmen einen krebsartigen Charakter an.

Die Geschwülste scheinen eine Vorliebe für die Achsel-, die Leistengegend oder die Brüste zu haben. Auch stehen die Geschlechtsorgane hervorragend unter seinem Einfluß. Alte eiternde, bläulich gefärbte (*Lachesis, Tarantula cubensis*), übelriechende Bubonen. Menstruation zu früh und zu lange anhaltend. Menorrhagie infolge Gebärmutterverhärtung; auch bei kachektischen Frauen mit Drüsengeschwülsten.

Der Monatsfluß schwächt sie jedesmal derartig, daß sie kaum sprechen kann.

Geschwülste der Brüste mit harten Knoten in der Brust.

Kupferfarbene Ausschläge auf der Haut.

„Schwache Knöchel" bei Kindern (*Natrium carbonicum, Silicea*).

Leicht verrenkt vom Heben (*Calcium carbonicum*).

Gelsemium

Stammpflanze: *Gelsemium sempervirens;* Wilder Jasmin

Dieses Mittel wirkt vornehmlich auf das ganze Nervensystem. Das hervorragendste Symptom, wie wir es bei Aufzeichnung der Mittelwirkungen anzugeben pflegen, ist „Vollständige Erschlaffung und Erschöpfung des ganzen Muskelsystems, mit teilweiser oder völliger Lähmung der motorischen Nerven“. Diese Muskelerschöpfung scheint von Unfähigkeit der Nerven, Eindrücke zu vermitteln, herzukommen; daher haben wir das Symptom „Muskeln wollen dem Willen nicht gehorchen“. Dieser Zustand tritt allmählich ein; das erste Symptom ist ein Gefühl von Abspannung oder allgemeiner Ermüdung. Er verlangt danach sich hinzulegen, weil er sich so schwach fühlt (*Acidum picrinicum*), er neigt zu Schläfrigkeit; der Puls wird schwach und langsam, ist jedoch von der geringsten Bewegung beschleunigt. Ferner, wenn er zu gehen versucht, zittern die Beine; oder die Hände zittern, wenn er sie zu heben versucht; die Zunge zittert beim Versuch, sie herauszustrecken, — alles dies infolge von objektiver und subjektiver Schwäche. Wenn ich dieses Mittel mit einem Worte, das das Hauptcharakteristikum trifft, kennzeichnen sollte, so würde ich es das „Zittermittel“ nennen. Manchmal ist dieses Zittern so heftig, daß es den Kranken wirklich wie von Frost „schüttelt“, aber es ist weder objektiv noch subjektiv Frost vorhanden. Diese Schwäche kann bis zu einem Stadium völliger Lähmung zunehmen, und es erscheinen folgende Symptome: Die Augenlider „fallen herab“ (*Sepia, Causticum*), bis sie völlig geschlossen sind; die Finger werden unlenksam, so daß sie nicht mehr über die Tasten des Pianos gleiten können; kann, wenn er zu gehen versucht, die Füße nicht dahin setzen, wohin er will; trotzdem bleibt das Bewußtsein klar, vielleicht mit Ausnahme einer leichten Schläfrigkeit. Er weiß ganz genau, was er will, kann es aber nicht ausführen.

Auch kann ferner Neuralgie an verschiedenen Stellen vorhanden sein, und die Schmerzen können ein dumpfes Wehtun am ganzen Leibe sein (Myalgie) oder sie können plötzlich und schießend sein, so stechend, daß sie ein plötzliches Aufspringen verursachen. Oder sie können auch Krämpfe oder Konvulsionen hervorrufen. Aber bei all diesem besteht die charakteristische „Erschöpfung“ — z. B. fallen bei Gesichtsschmerz die Augenlider infolge Schwäche herab. So wiederholen wir: *Gelsemium* ist vorzüglich ein Nervenmittel.

Nachdem wir die Hauptwirkung dieses wichtigen Mittels, wie sie sich im Nervensystem offenbart, gezeigt haben, wollen wir einige besondere lokale Erscheinungen erwähnen, welche immer mehr oder weniger mit der Hauptwirkung verbunden sind. Auf Geist und Gemüt übt es eine deprimierende Wirkung aus, die durch folgende Symptome gekennzeichnet wird: „Der *Gelsemium*-Kranke ist träge, schläfrig und scheut Bewegung. Die geistigen Fähigkeiten sind schwach: kann weder klar denken noch seine Aufmerksamkeit auf einen Punkt richten; will ungestört sein; wünscht nicht zu sprechen oder irgend jemand zur Gesellschaft zu haben, selbst wenn die anwesende Person schweigt." Dieser Gemütszustand stimmt mit der schon beschriebenen allgemeinen Erschöpfung der Nerven völlig überein und wechselt manchmal zeitweise mit einem Zustand von Aufgeregtheit. Jedoch ist dies nicht die führende, charakteristische und echte Wirkung des Mittels, sondern nur die Reaktion, wie sie z. B. ein Zustand von Schlaflosigkeit von der charakteristischen Schläfrigkeit oder Betäubung des *Opiums* ist. Ich habe gegen die großen Gaben irgendeines Mittels, die bisweilen angewendet werden, um durch ihre toxische, herabstimmende oder lähmende Wirkung auf das Muskelsystem Erregungszustände, Krämpfe oder Konvulsionen zu heben, eine Abneigung und halte sie keineswegs für wirklich kurativ. Es gibt einen äußerst empfindlichen Zustand der Nerven, der für unser Mittel sehr eigentümlich ist und den es hervorragend beherrscht, nämlich Empfindlichkeit gegen Gemütsstörungen durch plötzliche Erregung, schlimme Nachrichten, Schreck oder Ahnung eines ungewöhnlichen Schicksalsschlages. Eine Folge dieser Dinge ist Diarrhöe. Viele Leute werden auf solche Weise davon befallen. *Gelsemium* heilt nicht nur die augenblickliche Diarrhöe, sondern heilt auch oft den ganzen anomalen Zustand. Ich habe niemals bemerkt, daß das Mittel bei diesen Zuständen unter der 30. Potenz viel Gutes leistet, oft jedoch in viel höheren Potenzen.

Wie nach seiner Allgemeinwirkung auf das Nervensystem ohne weiteres zu vermuten ist, übt dieses Mittel auch einen entschiedenen Einfluß auf Sensorium und Gehirn aus. Schwindel mit Gesichtstrübung, erweiterte Pupillen, Doppeltsehen und Gefühl von Berauschtsein zeigen diesen Einfluß. Es erscheint hier ein sehr charakteristisches Symptom, welches nur bei einem anderen Mittel in so hervorragendem Grade gefunden wird, nämlich „das Kind fährt auf, klammert sich an die Wärterin und schreit, als ob es zu fallen fürchtete". Wenn es einen Unterschied zwischen diesem Mittel und *Borax* gibt, so ist es der, daß bei *Borax* das Kind diese Furcht nur äußert, wenn es in die Wiege niedergelegt wird oder bei abwärts gerichteter Bewegung.

Der höchst charakteristische Kopfschmerz von *Gelsemium* ist ein dumpfer, ermüdender Kopfschmerz an der Basis des Gehirns. Der Kranke verlangt, mit dem Kopf hoch auf einem dicken Kopfkissen und vollkommen still zu liegen. Verschlimmerung durch geistige Arbeit, Tabakrauchen, Niedrigliegen des Kopfes und Sonnenhitze (*Glonoinum, Lachesis, Lyssinum, Natrium carbonicum*). Er wird zuweilen gebessert durch Druck und Reizmittel. Solche Kopfschmerzen folgen oft auf Schwelgerei. Zuweilen haben wir einen Kopfschmerz infolge passiver Kongestion; dann fängt der Schmerz im Hinterkopf an und verbreitet sich über den ganzen Kopf. Die Verschlimmerungen sind ungefähr dieselben wie im anderen Fall oder bei nervösem Kopfschmerz. Ein merkwürdiges charakteristisches Kennzeichen ist, daß der Kopfschmerz zuweilen durch reichlichen Harnabgang gebessert wird (*Lac defloratum* hat reichlichen Harnabgang bei der Migräne, für die es paßt, jedoch wird der Schmerz durch das Harnlassen nicht so auffallend gebessert). *Gelsemium* hat auch einen Kopfschmerz mit Übelkeit, dem Sehstörung vorausgeht. Sobald der Kopf zu schmerzen anfängt, vergeht die Blindheit. Bei diesem Kopfschmerz besteht nicht soviel Übelkeit und Erbrechen wie bei *Sanguinaria, Iris versicolor* und *Lac defloratum,* aber er ist von der charakteristischen Schwäche und dem Zittern begleitet, welche diesem Mittel eigen sind.

Gelsemium ist eins der sog. Fiebermittel. Es ist bei dem remittierenden Fieber der Kinder dienlich. Das Fieber ist niemals von der akuten oder heftigen Art, wie sie *Aconitum* oder *Belladonna* erfordern, sondern tritt milder auf. Das Kind liegt schläfrig da, ohne Verlangen, sich zu bewegen, oder hat es das Verlangen, so kann es sich infolge der Schwäche nur wenig bewegen. Ein Autor sagt, *Gelsemium* stehe in der Mitte zwischen *Aconitum* und *Veratrum viride.* Ich würde es lieber zwischen *Baptisia* und *Belladonna* stellen. Wie bei *Baptisia* besteht Erschöpfung, aber die Typhuszunge und andere Symptome sind nicht so stark. Das Gesicht kann bei beiden dunkelrot sein mit blödem Ausdruck; aber bei *Baptisia* steht das Sensorium stärker unter dem Einfluß des Mittels, so daß der Patient einschläft, selbst wenn er versucht, auf eine Frage zu antworten. Ferner findet man den widrigen Geruch des Schweißes, der Stühle und des Urins von *Baptisia* bei *Gelsemium* nicht. Wie bei *Belladonna* besteht Gehirnkongestion, die Pupillen sind erweitert, jedoch ist es nicht so intensiv von aktivem oder wildem Delirium begleitet wie bei jenem Mittel. *Gelsemium* ist kein sehr wichtiges Mittel bei intermittierendem Fieber, aber es ist eins unserer besten Mittel gegen nervöses Frösteln (der *Gelsemium*-Frost läuft den Rücken auf und nieder, wellenartig vom Kreuz bis zum Hinterkopf; Frost beginnt zwischen den Schulterblättern, *Capsicum, Sepia;* Frost beginnt in der Lendengegend, *Eupatorium purpureum* und *Natrium muriaticum;* Frost beginnt in der Rückengegend, *Eupatorium perfoliatum, Lachesis*); dabei besteht heftiges Schütteln und Zähneklappern, ohne objektive Kälte oder Kältegefühl. „Der Kranke verlangt gehalten zu werden, weil er so geschüttelt wird.“ Diese Art Frost wird häufig bei hysterischen Leiden gefunden und bei (organischen) Herzleiden. Der Puls von *Gelsemium* ist in der Ruhe langsam, jedoch bei Bewegung stark beschleunigt. Gegen schwachen, langsamen Puls im Alter gibt es kein dienlicheres Mittel. Gegen die schon beschriebene nervöse Erschöpfung, die Typhus unmittelbar vorausgeht, kommt nichts *Gelsemium* gleich. Ich habe, wie ich glaube, viele Typhusfälle mit diesem Mittel kupiert.

Baptisia

Stammpflanze: *Baptisia tinctoria;* Wilder Indigo

kommt hier ganz naturgemäß an die Reihe, da es oft angezeigt ist, nachdem das *Gelsemium*-Stadium in Fiebern vorüber ist. Typhus kann durch geeignete homöopathische Behandlung abortiv geheilt werden, was auch die Schulmedizin dagegen sagen mag. Ich habe in sieben Jahren nur einen Typhusfall gehabt, der seinen vollen Verlauf nahm, nämlich bei der Erkrankung eines jungen Mädchens, dessen Mutter es zu behandeln versuchte, bis die Krankheit sich völlig entwickelt hatte. Die Symptome, welche *Baptisia* indizieren, sind im ersten Stadium große Nervosität, Frost, heftige Schmerzen im ganzen Körper, jedoch besonders in Kopf, Rücken und Gliedern, und ein „Gefühl von Empfindlichkeit“ am ganzen Körper: fühlt sich wie zerschlagen. Alsdann wird der Kranke schwach, entkräftet, schläfrig, verwirrt, und Gesicht und Augen bekommen einen verschleierten, blöden Ausdruck; das Sensorium ist so abgestumpft, daß der Kranke einschläft, ehe er eine Frage beantworten kann oder mitten in der Antwort. Dann entsteht ein Streifen in der Mitte der Zunge, zuerst weiß, der dann in scharfer Abgrenzung braun wird, und bei fortschreitender Krankheit fängt der Patient an zu murmeln, auf dem Bett umherzugreifen, sich hin und her zu wälzen, und er sagt, „er habe ein Gefühl, als läge der Körper zerstückelt umher und als müsse er versuchen, die Stücke wieder zusammenzubringen“. Nun fangen die Gedärme an zu poltern, besonders in der Ileocökalgegend, welche auch gegen Berührung sehr empfindlich ist. Noch später beginnen die Därme sich zu entleeren, und alle Ausleerungen (Stuhl, Urin, Schweiß) sind äußerst übelriechend. Dies ist das treue Bild eines *Baptisia*-Typhus, und ich habe viele Fälle im ersten Stadium abgeschnitten und in anderen Fällen sogar das Fortschreiten gehemmt und sie geheilt, nachdem sie acht bis zwölf Tage angehalten hatten. Ich habe sowohl niedere als hohe Potenzen mit gleichem Erfolge angewendet, gebrauche aber jetzt gewöhnlich die 30.

Ferrum phosphoricum

Eisenoxydphosphat

Dies ist eins von Schüßlers Gewebemitteln, das sich bei einigen entzündlichen Erkrankungen als wertvoll erwiesen hat. In Übereinstimmung mit seinem Element „Eisen“ zeigt es die Neigung zu örtlichen Kongestionen dieses Mittels, in „Phosphor“ die Beziehungen zu Lunge und Magen, und in seiner Verbindung erweist es sich als wichtiges Mittel gegen Blutungen. Das Blut ist dabei hellrot und kann aus irgendeiner Körperöffnung kommen. Weitere Prüfungen des Mittels und sein Gebrauch am Krankenbett werden uns in den Stand setzen, es wissenschaftlicher anzuwenden, als wir es jetzt vermögen. Soweit ich beobachtet habe, paßt es nicht für vollblütige, sanguinische „arterielle“ Kranke mit einem Überschuß von rotem Blut, welche *Aconitum* heilt, sondern mehr für bleiche, anämische Kranke, die bei all ihrer Schwäche dennoch plötzlichen und heftigen örtlichen Kongestionen und Entzündungen unterworfen sind, wie Lungenentzündung, oder plötzlichen Kongestionen nach dem Kopf, den Gedärmen oder irgendeiner anderen Stelle, oder entzündlichen Leiden rheumatischen Charakters. Es ist nur im ersten Stadium solcher Anfälle dienlich, ehe das Exsudationsstadium eintritt. Es ist auch dienlich bei den vorerwähnten geschwächten und anämischen Kranken, welche saures Aufstoßen haben, wie es bei Dyspepsien vorkommt. Im ersten Stadium von Dysenterie, mit ziemlich großen Mengen Blut in den Stühlen, ist es sehr wertvoll und heilt sie oft in ganz kurzer Zeit.

Ferner ist es oft bei Nachtschweißen von Schwachen und Anämischen sehr wirksam. Ich bedaure, keine charakteristischen Indikationen für die Anwendung dieses Mittels geben zu können, bin aber völlig überzeugt, daß es sehr wertvoll ist und einer sorgfältigen Prüfung nach Hahnemann unterzogen werden sollte.

Veratrum viride

Stammpflanze: *Veratrum viride;* Grüne Nieswurz

ist ein anderes Mittel, welches im ersten oder kongestiven Stadium entzündlicher Krankheiten einmal großen Ruf hatte, besonders bei jenen Organen, die von dem Lungenmagennerv abhängen, nämlich Pharynx, Ösophagus, Magen und Herz. Eine Zeitlang waren die Zeitschriften voller Heilungsberichte von Lungenentzündung, und die Heilkraft dieses Mittels wurde seinem Einfluß auf Herztätigkeit und Puls zugeschrieben. Es wurde behauptet, daß, wenn wir die beschleunigte Zirkulation kontrollieren könnten, um die in die kongestionierte Lunge hineingetriebene Blutmenge zu vermindern, hierdurch der Lunge Gelegenheit gegeben würde, sich selbst von der bestehenden Kongestion (Anschoppung) zu befreien.

Das schien ganz plausibel, und sicherlich wurden in vielen Fällen bemerkenswerte Heilungen erzielt, und zwar in kurzer Zeit. Ich war noch ein junger Arzt und glaubte mit diesem Mittel eine Perle gefunden zu haben. Aber eines Tages ließ ich einen Patienten, der sich bei einem akuten und heftigen Anfall von Lungenentzündung durch dieses Mittel gebessert hatte, einige Stunden ohne meine Aufsicht und fand ihn bei meiner Rückkehr tot. Darauf achtete ich auf andere mit diesem Mittel Behandelte und fand von Zeit zu Zeit Patienten mit Lungenentzündung, die nach angeblicher Besserung plötzlich gestorben waren.

Nun, wir hören nicht mehr viel über *Veratrum viride* als das wichtigste Mittel für das erste Stadium dieser Erkrankung. Was ist der Grund? 1. Es wurde zu unterschiedslos angewendet. 2. Es ist nicht wünschenswert, ja geradezu verkehrt, den Puls ohne Rücksicht auf die sämtlichen übrigen Zustände zu regeln oder gar herabdrücken zu wollen. 3. Die Kranken, die ein schwaches Herz hatten, wurden durch das kräftige, die Herztätigkeit herabsetzende Mittel getötet. Eine beschleunigte Zirkulation ist bei allen entzündlichen Krankheiten heilsam, und sie beweist, daß die natürliche Kraft vorhanden und an der Arbeit ist, der Krankheit Widerstand zu leisten. Der Puls wird normal werden, wenn seine Störungsursachen behoben sind, und sollte bis dahin niemals dazu gezwungen werden. Hierin liegt ein weitverbreiteter Fehler der Schulmedizin trotz ihres Geschreies von „Tolle causam". Dasselbe habe ich an dem Hauptsymptom Guernseys auszusetzen: „Starke Tätigkeit des arteriellen Systems; sehr schneller Puls". Nächst *Digitalis* verlangsamt *Veratrum viride* den Puls, wie die Prüfungen vollauf gezeigt haben. Wenn schneller Puls überhaupt eine Folge dieses Mittels ist, so ist es eine sekundäre oder reaktionäre Wirkung, wie die Schlaflosigkeit von *Opium* oder Verstopfung von Abführmitteln. So scheint es mir, daß es als ein Antiphlogisticum (unhomöopathisch ausgedrückt) mit der einst gepriesenen *Digitalis* in Vergessenheit geraten sollte.

Wozu nützt denn aber *Veratrum viride?* Nun, ich meine nicht, daß sein Wirkungskreis schon völlig bestimmt ist oder daß dies ohne weitere Prüfungen und Untersuchungen möglich ist. Die Prüfungen sind aber schon weit genug geführt worden, um zu zeigen, daß es ein sehr kräftiges und brauchbares Mittel sein muß. Daß es Entzündung des Ösophagus oder des Magens verursacht, ist zwar bekannt, ebenso die Tatsache, daß es das Gehirn und die Lungen mit Blut überfüllt; aber welches die charakteristischen Symptome sind, die uns in den Stand setzen, dieses Mittel zu verordnen und anderen ähnlich wirkenden Mitteln vorzuziehen, ist nicht so gut bekannt. Ein besonderes Symptom halte ich für charakteristisch und habe es in einem sehr schweren Fall von Erysipel (Rose), das von heftigem Delirium begleitet war, festgestellt: „ein schmaler, gut abgegrenzter roter Streifen, gerade durch die Mitte der Zunge“. Ferner halte ich *Veratrum viride* für eins unserer besten Mittel gegen Krämpfe, Zuckungen und Konvulsionen; aber ich kenne keine völlig zuverlässigen Symptome, die uns in dem einzelnen Fall zu seiner Wahl führten. Ich kurierte einst einen Mann von einem sehr heftigen und hartnäckigen Brechanfall, der sich beim Aufstehen verschlimmerte, mit diesem Mittel. Er hatte schon vorher an einigen ähnlichen Anfällen gelitten, aber nachher, nun schon seit einigen Jahren, nie wieder.

Veratrum album

Stammpflanze: *Veratrum album;* Weiße Nieswurz

Hier haben wir ein Mittel, das ein charakteristisches Kennzeichen hat: „kalter Schweiß auf der Stirn“. Es macht nichts aus, ob es Cholera ist, Cholera infantum, Lungenentzündung, Asthma, Typhus oder Verstopfung; wenn dieses Symptom hervorragend vorhanden ist und der Kranke sich in einem stark erschöpften Zustand befindet, wie Ohnmacht, Kollaps, so ist *Veratrum album* das Mittel, an welches zuerst zu denken ist. Es ist eins von den drei Mitteln Hahnemanns gegen asiatische Cholera, die beiden anderen sind *Camphora* und *Cuprum metallicum;* und heute noch sind seine Indikationen ebenso untrüglich, wie als er sie den Berufsgenossen zuerst gab. Es besteht die Probe, weil es auf ein natürliches Heilgesetz gegründet ist, welches dasselbe ist „gestern, heute und für alle Zeit“.

Veratrum album hat einige sehr gewichtige Geistes- und Gemütssymptome. „Manie mit Sucht, Sachen zu zerschneiden oder zu zerreißen, besonders Kleider, mit frivolen oder lasziven Reden.“

Hier wird man manchmal zwischen diesem Mittel und *Stramonium* zu wählen haben. Sie haben beide Geschwätzigkeit, beide religiöse Manie und zeitweise große Heftigkeit. Aber das Gesicht von *Stramonium* ist gewöhnlich stark gerötet und gedunsen, während es bei *Veratrum* blaß, eingefallen oder hippokratisch ist; ferner besteht bei *Veratrum* eine größere allgemeine Schwäche. Zweitens wechselt die heftige Form von Manie mit einem Hang zu Schweigsamkeit ab; aber wenn der Kranke gereizt wird, wird er wütend, schimpft, schmäht und spricht über die Fehler anderer. Diese Formen der Manie sind oft die Folge unterdrückter Menstruation oder des Wochenbetts. Sie können akut sein oder chronisch werden. In beiden Fällen können wir mit *Veratrum album* Heilung herbeiführen.

Wenn wir den allgemeinen Zustand, für welchen dieses Mittel das beste ist, mit einem Wort so treffend wie möglich bezeichnen sollten, so würde es Kollaps sein. Lassen Sie mich zitieren: „Schnelles Sinken der Kräfte; vollständige Erschöpfung; kalter Schweiß und kalter Atem.“ „Blaue, bläulichrote, kalte, runzlige Haut, welche nach dem Zusammendrücken die Falten stehen läßt.“ „Hippokratisches Gesicht; spitze Nase“; „der ganze Körper eiskalt“. „Kalte Haut, kaltes Gesicht, kalter Rücken“; „Hände eiskalt“. „Füße und Beine eiskalt.“ (Eiskälte der Körperoberfläche, mit kaltem Schweiß bedeckt, *Tabacum.*) „Wadenkrämpfe.“ All dies sind festgestellte Symptome; sie zeigen, welch hohen Grad von Kollaps ein Fall erreichen und wie er dennoch geheilt werden kann. Dieser Zustand kann bei rasch fortschreitenden akuten Fällen, wie bei Cholera, eintreten, oder bei unterdrückten Hautausschlägen, oder ferner im Verlauf von Bronchitis, Lungenentzündung, Typhus oder Wechselfieber. Es hat nichts zu sagen, wo er sich findet oder in Verbindung mit was für einer Krankheit, wenn dieser Kollaps vorhanden ist und besonders wenn das wichtige Leitsymptom „kalter Schweiß im Gesicht und auf der Stirn“ auftritt, können wir unser Mittel verordnen mit vollem Vertrauen, daß es alles tun wird, was getan werden kann, und viel mehr als die Schulmedizin mit ihrer Stimulation durch Alkoholika. Bei Cholera kommt *Camphora Veratrum* am nächsten; aber bei *Veratrum* sind die Stühle profus und wie Reiswasser, während sie bei *Camphora* spärlich sind oder gänzlich fehlen. Die Schmerzen von *Veratrum* sind zuweilen sehr heftig und treiben den Kranken zur Raserei. Es soll auch ein gutes Mittel gegen Rheumatismus sein, der sich bei feuchtem Wetter verschlimmert und den Patienten aus dem Bett treibt (*Ferrum metallicum*). — *Veratrum* ist ein Mittel von weitem Umfang, weil es für einen Zustand paßt, der bei so vielen verschiedenen Erkrankungen gefunden werden kann.

Helleborus

Stammpflanze: *Helleborus niger;* Christwurzel, schwarze Nieswurz

Ein anderes Mittel von geringem Umfang, soweit wir Erfahrungen am Krankenbett besitzen, welches aber, soweit unsere Kenntnis geht, unschätzbar ist.

Wir kennen seinen Nutzen in dem vorgeschrittenen Stadium von schweren Gehirnleiden, wie Meningitis oder irgendeiner Gehirnerkrankung, wo Exsudat droht oder schon vorhanden ist.

Symptome: Wirft den Kopf auf dem Kissen hin und her mit schrillem Schreien; starke Betäubung oder betäubter Schlaf; gieriges Wassertrinken; gerunzelte Stirn mit kaltem Schweiß; kauende Bewegung der Kiefer; erweiterte Pupillen. Kann nicht dazu gebracht werden, zu sehen oder zu hören oder überhaupt etwas wahrzunehmen; bewegt beständig einen Arm und ein Bein, während die anderen wie gelähmt liegen; Urin spärlich oder ganz verhalten, zuweilen kaffeesatzähnliches Sediment. Diese Symptome zeigen einen hoffnungslosen Zustand an, und der Patient wird bald im Koma oder mit Konvulsionen sterben, wenn nicht das geeignete Mittel gefunden werden kann.

Helleborus niger kann derartige Fälle oft heilen, wie ich häufig nicht nur in meiner Praxis, sondern auch bei anderen beobachtet habe. In solchen Fällen habe ich zuweilen gefunden, daß das erste Zeichen von Besserung eine entschiedene Zunahme der Harnmenge war, der ein allgemeines Nachlassen der übrigen üblen Symptome folgte. Ich habe das Mittel mit sehr schnellen und befriedigenden Erfolgen in der 1000. Potenz (B. u. T.) und in der 33. Potenz (Fincke) angewendet.

Helleborus ist auch ein ausgezeichnetes Mittel bei Wassersucht nach Scharlach, welche sehr schnell fortschreitet. Hier kann das kaffeesatzähnliche Sediment vorhanden sein oder nicht. Zuweilen ist die Wahl zwischen diesem Mittel und *Apis* nicht leicht.

Cuprum

Metallisches Kupfer

Das wichtige charakteristische Hauptsymptom heißt mit einem Wort ausgedrückt: Krämpfe. Wenn bei Gehirnaffektionen, Kongestionen, Meningitis oder Apoplexie *Cuprum* etwas nützen soll, muß Krampf zumindest in irgendeinem Grade vorhanden sein, vom einfachen Zucken der Finger und Zehen an bis zu allgemeinen Konvulsionen. Bei Magenschmerz besteht heftiges, krampfhaftes Kneipen und Drücken mit nachfolgendem Erbrechen. Bei Cholera, Cholera nostras und Cholera infantum sind die krampfhaften Schmerzen zuweilen „fürchterlich". Dunham sagt: „Bei *Camphora* ist Kollaps am hervorragendsten; bei *Veratrum album* Stuhlgang und Erbrechen; bei *Cuprum* die Krämpfe." Bei Keuchhusten: „Die Kinder werden steif, der Atem stockt, krampfhafte Zuckungen; nach einer Weile kehrt das Bewußtsein zurück, sie erbrechen und kommen langsam wieder zu sich", oder das Kind hustet sich selbst in einen vollständigen „kataleptischen Krampf bei jedem Hustenanfall". Bei allen Arten von Krämpfen durch zurückgetriebene Hautausschläge ist an *Cuprum* zuerst zu denken (siehe Vergleich mit *Zincum*).

Diese Krämpfe können auch bei Dysmenorrhöe, im Wochenbett oder bei Nachwehen auftreten. Alsdann kann *Cuprum,* abgesehen von irgendwelchen Arten örtlicher Affektionen, angezeigt sein bei Epilepsie, Veitstanz und anderen rein nervösen krampfhaften Leiden allgemeiner Natur. Bei den Krämpfen von *Cuprum* gibt es etwas Eigentümliches, was ich häufig beobachtet habe und was eine wichtige Indikation für dieses Mittel ist, nämlich: Der Krampf fängt mit Zuckungen in den Fingern und Zehen an, verbreitet sich von da aus und wird allgemein.

Es gibt ein weiteres Symptom, welches Farrington für sehr wertvoll hielt, nämlich: „Geistige und körperliche Erschöpfung durch geistige Überanstrengung oder Schlaflosigkeit." Dies ist *Cocculus* und *Nux vomica* ähnlich. Die übrigen Symptome müssen zwischen ihnen entscheiden. Ich habe immer *Cuprum metallicum,* nicht *Cuprum aceticum* in Potenzen verordnet, und es wirkte prompt.

Cicuta virosa

Stammpflanze: *Cicuta virosa;* Wasserschierling

ist ein weiteres Mittel, das durch „außerordentlich heftige" Konvulsionen charakterisiert ist. Durch dieses Mittel wird der Patient in die seltsamsten Stellungen und gewaltsamsten Verdrehungen versetzt; am häufigsten ist das Rückwärtsbiegen des Kopfes, Halses und Rückgrates, Opisthotonus. Deswegen wurde es gegen Cerebrospinalmeningitis versucht. Dr. Backer in Moravia, N. Y., heilte während einer Epidemie dieser schrecklichen Krankheit 60 Fälle aller Grade von Bösartigkeit ohne Verlust eines einzigen Falles. Dies ist eine erstaunliche Leistung, und er glaubt, daß es ein so ausgesprochenes Spezifikum gegen diese Erkrankung ist, wie es nur sein kann.

Cicuta ist auch ein ganz vorzügliches Mittel gegen Konvulsionen während der Zahnung oder durch Würmer, wenn *Cina* nicht hilft. Es ist auch sehr wertvoll gegen die Folgen von Gehirn- oder Rückenmarkserschütterung, wenn sich Krämpfe im späteren Verlauf der Nachwirkungen einstellen und *Arnica* nicht bessert. Bei den Leiden, gegen welche *Cicuta* dienlich ist, sind die Äußerungen des Kranken ebenso heftig wie die Krämpfe — Jammern und Geheul, Gestikulationen und verrückte Bewegungen, große Aufgeregtheit usw.

Alle Arten von Konvulsionen, tonische, klonische, epileptische, kataleptische, von Würmern, im Kindbett usw., wenn sie sehr heftigen Charakter tragen, sollten an *Cicuta* denken lassen.

Es ist auch ein vortreffliches Mittel gegen Hautleiden, „Pusteln, welche zusammenlaufen, dicke, gelbe Schorfe bilden, im Gesicht, auf dem Kopf und auf anderen Körperteilen“. Ich hatte einst einen lange dauernden Fall von Ekzema capitis bei einer jungen Frau, das die ganze Kopfhaut wie eine Mütze dicht bedeckte. Ich verordnete ihr *Cicuta* D 200 und heilte sie in sehr kurzer Zeit vollständig. Sie hatte viele ortliche Anwendungen ohne Nutzen gebraucht.

Causticum

Es ist ein einzigartiges Mittel, welches von Hahnemann geprüft und unter die Antipsorica eingereiht wurde. Seine genaue chemische Zusammensetzung ist nicht bekannt, aber es ist vermutlich eine Art Kalipräparat. Es hat eine ganz lange Reihe eigentümlicher Symptome, welche nichtsdestoweniger sehr zuverlässig sind. In erster Linie hat es große Schwäche, wie sie im allgemeinen für alle Kalisalze charakteristisch ist. Es besteht bei *Causticum* „ohnmachtähnliche Schwäche oder Sinken der Kräfte mit Zittern“.

Hierin gleicht es *Gelsemium,* und es hat noch ein weiteres Symptom in Verbindung mit seiner allgemeinen Schwäche, welches *Gelsemium* ähnelt, nämlich: „Herabfallen der Lider." *Sepia, Causticum* und *Gelsemium* haben dieses eigentümliche Symptom alle drei in sehr hervorragendem Grade. Die Schwäche von *Causticum* schreitet fort bis zur „allmählich erscheinenden Lähmung"; tatsächlich besteht bei *Causticum* häufig Lähmung, und zwar wird die rechte Seite im ganzen befallen (bei *Lachesis* die linke); aber es hat auch örtliche Lähmungen, wie z. B. der Stimmorgane, der Schlingmuskeln, der Zunge, der Augenlider, des Gesichts, der Blase und der Extremitäten. Anderseits hat es alle Grade von Nervenzuckungen, Chorea, Konvulsionen, epileptische Anfälle, selbst Ataxia locomotrix progressiva. Ich kann diese Krankheiten hier nur nennen, werde mich aber nachher über die Symptome und Zustände, welche dabei erscheinen, noch äußern.

Neuralgische Affektionen sind bei diesem Mittel ebenfalls häufig und haben gewöhnlich einen hartnäckigen Charakter. *Causticum* hat mir bei derartigen Fällen aus der Not geholfen, wo mich andere anscheinend indizierte Mittel im Stich ließen. Einer der ältesten und ausgezeichnetsten Kenner unserer Arzneimittellehre, Charles J. Hempel, spöttelt über die Menge Symptome dieses Mittels, wie man sie in den „Chronischen Krankheiten" findet; aber die klinische Prüfung hat erwiesen, daß es ein Mittel von großem Nutzen und weitem Umfang ist. Auf das Gemüt übt es einen sehr deprimierenden Einfluß aus, was mit seiner allgemeinen Wirkung auf das Nervensystem übereinstimmt. Melancholische Stimmung; Traurigkeit; Hoffnungslosigkeit; pflegt alles von der schwärzesten Seite anzusehen. Diese Melancholie kann von Sorge, Kummer oder Trauer kommen. Oft kommt sie von lange anhaltender Sorge oder beständigem Kummer, und man sollte hierbei auch an *Ignatia, Natrium muriaticum* und *Acidum phosphoricum* denken. Dies ist die vorwiegende Stimmung von *Causticum,* doch kann sie auch mit einer ängstlichen, reizbaren oder hysterischen Stimmung abwechseln.

Wir haben schon von der Lähmung der Augenlider gesprochen. Das Sehvermögen wird oft beeinflußt, als ob ein Flor vor den Augen oder ein Nebel oder eine Wolke davor wäre. Dies ist oft bei beginnendem grauen Star der Fall, und *Causticum* heilt ihn oft.

In den Ohren bestehen Brausen, Klingen, Summen und allerhand Geräusche. Es ist eins unserer besten Mittel bei Taubheit mit diesen Geräuschen. Widerhallen von Tönen, besonders der eigenen Stimme des Kranken, findet hier das Heilmittel. Ferner brennen die Ohren (äußerlich) und sind sehr rot. *Sulfur* hat dieses Symptom sehr hervorragend; und wir möchten an dieser Stelle erwähnen, daß zwischen beiden Mitteln viel Ähnlichkeit besteht und daß sie, besonders in chronischen Krankheiten, gut aufeinander folgen.

Im Gesicht haben wir vier besonders hervorstechende Symptome:

1. Gelbheit des Gesichts; kränklich gelb (nicht Gelbsucht).
2. Lähmung rheumatischen oder psorischen Ursprungs.
3. Gesichtsschmerz aus derselben Ursache.
4. Steifigkeit der Kiefer; kann den Mund nicht öffnen.

Dieses letzte Symptom scheint auch rheumatisch zu sein und stimmt mit Arthritis deformans überein, von der wir noch weiter unten sprechen werden.

Bei der Zunge haben wir: 1. Lähmung, oder undeutliches Sprechen ohne vollständige Lähmung (*Gelsemium*). 2. Zunge an den Rändern weiß belegt, in der Mitte rot, jedoch nicht so deutlich abgegrenzt wie bei *Veratrum viride*.

Der innere Hals fällt stark unter die Einwirkung von *Causticum*.

„Brennender Halsschmerz, durch Schlucken nicht verschlimmert; Schmerz in beiden Seiten, oder scheint von der Brust herzukommen."

„Roheit und Kitzel im Hals mit trocknem Husten und etwas Auswurf nach langem Husten."

Dies ist wieder *Sulfur* ähnlich, welches Brennen im Hals hat, mehr auf der rechten Seite. Ich habe gefunden, daß, wenn *Sulfur* nicht half, *Causticum* danach verordnet oft anschlug.

Verdauungskanal: Gefühl, als wenn Kalk im Magen gebrannt würde, mit Aufstoßen von Luft. Guernsey rühmt dieses Symptom, das er als zuverlässig betrachtet. Ich habe es nicht bestätigen können. — *Causticum* ist ein ausgezeichnetes Mittel bei Afterbeschwerden und hat sehr eigentümliche Symptome: „Stuhlverstopfung, häufiger, aber erfolgloser Stuhldrang

(*Nux vomica*).“ „Häufiger vergeblicher Stuhldrang, mit heftigem Schmerz und Anstrengung, mit Gesichtsröte.“ „Der Stuhl wird besser im Stehen entleert.“ Hämorrhoiden, welche den Stuhlgang behindern, geschwollen; juckend; schmerzend; feucht; stechend; brennend; wund, verschlimmert durch Gehen, durch Darandenken, durch Reden oder sonstige Anstrengung der Stimme. All diese Symptome sind immer und immer wieder festgestellt worden. Es gibt noch andere Symptome in dieser Gegend, welche sehr wertvoll sind, aber wir schreiben keine vollständige Arzneimittellehre, und so will ich nur noch hinzufügen, daß uns bei allen Afterbeschwerden *Causticum* vorschweben sollte, wenn wir nach dem Simillimum forschen. Wir wissen nicht, an welcher Stelle das besondere und charakteristische Symptom, welches zu dem Simillimum führt, erscheinen wird; aber wir müssen aufpassen, um es schnell zu erkennen.

Causticum hat auch eine hervorragende Wirkung auf die Harnorgane, wie die folgenden Symptome zeigen: „Jucken der Harnröhrenmündung.“ „Beständiger erfolgloser Harndrang, häufig gehen nur einige Tropfen ab, mit Krampf im Rectum und Stuhlverstopfung.“

Dies ist wie bei *Nux vomica* und *Cantharis;* ich heilte damit einen Fall von chronischer Blasenentzündung bei einer verheirateten Frau, der jahrelang den größten Anstrengungen verschiedener äußerst tüchtiger schulmedizinischer Ärzte spottete. In diesem Fall bestand ein anderes hervorstechendes Symptom, und das war die Empfindung von Wundheit oder Roheit. Über dieses letzte Symptom wird mehr zu sagen sein, wenn ich dazu komme, über Empfindungen zu schreiben. Ferner „Harnverhaltung, mit häufigem und heftigem Drang, gelegentlich gehen einige Tropfen ab.“ „Unwillkürlicher Harnabgang beim Husten, Niesen, Schneuzen der Nase; nachts im Schlafe; beim Gehen.“ „Der Harn geht so leicht ab, daß er im Dunkeln kaum glaubt, daß es wirklich der Fall ist.“ Ich kenne kein Mittel, bei welchem diese Schwäche des Blasenhalses mehr hervortritt. *Causticum* wirkt auf den Harn selbst. „Der Harn ist mit Harnsäure und harnsauren Salzen überladen (Hughes), und es finden sich dicke, verschieden gefärbte Sedimente.“ Dies sind einige von den leitenden Harnsymptomen, die sich als wichtig erweisen.

Atmungsorgane: Heiserkeit schlimmer morgens, mit Roheitsgefühl und plötzlichem Verlust der Stimme. Die Kehlkopfmuskeln versagen den Dienst; kann kein lautes Wort sprechen. Chronische Heiserkeit, nach akuter Kehlkopfentzündung zurückgeblieben. Heiserkeit mit tiefer Baßstimme (wie *Drosera*). Dies sind durchweg zuverlässige Symptome, welche kein Mittel häufiger beseitigt als *Causticum*. Dieser Verlust der Stimme kann von Parese der Stimmbänder oder von katarrhalischen Ursachen herrühren. Im weiteren Verlauf der Atmungsorgane haben wir starkes Roheitsgefühl und Reizung der Luftröhre, trocknen, hohlen Husten, mit Wundheits- oder Roheitsgefühl ein Stück die Luftröhre hinab. Husten mit Hüftschmerz und unwillkürlichem Harnabgang. Husten mit dem Gefühl, als könne sie nicht tief genug husten, um den Schleim zu lockern. Husten schlimmer beim Ausatmen (*Aconitum*). Der Husten wird durch einen Schluck kalten Wassers gelindert. Husten mit Unvermögen, den Schleim auszuwerfen, er muß verschluckt werden. Aber das charakteristischste Symptom unter allen Husten- und Brustsymptomen ist das Wundheits- und Roheitsgefühl, welches sie begleitet. Manche werden dies als ein Gefühl von Brennen beschreiben; ist es vorhanden, so müssen wir an *Jodum* und *Spongia* denken. Bei Influenza oder, wie es jetzt heißt, Grippe, streitet es mit *Eupatorium perfoliatum* und *Rhus Toxicodendron* um den ersten Platz. Alle drei haben ein Müdigkeits-, Schmerz- und Zerschlagenheitsgefühl im ganzen Körper, und alle drei haben beim Husten Brustschmerz; wenn aber unwillkürlicher Harnabgang dabei ist, gewinnt *Causticum*. Kein Homöopath kann auf die Kenntnis der Wirkung von *Causticum* und die Respirationsorgane verzichten.

Bei dem Rücken und den Extremitäten haben wir: Steifheit und Schmerz im Nacken und Hals, Gefühl in den Muskeln wie gefesselt, kann den Kopf kaum bewegen. Schmerzhafte Steifheit des Rückens und Kreuzbeins, besonders beim Aufstehen von einem Stuhl. Lähmung entweder der unteren oder der oberen Extremitäten oder beider. Dumpfer, ziehender Schmerz in den Händen und Armen. Ziehen in den Oberschenkeln und Beinen, Knien und Füßen, $<$ in der freien Luft und $>$ im Bett. Schwäche und Zittern der Glieder. Rheumatische und gichtische Entzündungen mit Kontraktionen der Beugemuskeln und Steifheit der Gelenke. All diese und viele weitere Symptome zeigen, was für ein brauchbares Mittel *Causticum* in seiner Allgemeinwirkung auf den Rücken und die Extremitäten sein muß, und gerade hier möchte ich sagen, daß, wenn ich unter Ausschluß aller übrigen Mittel drei zur Behandlung von chronischem Rheumatismus und Lähmung auswählen sollte, dies *Causticum, Rhus Toxicodendron* und *Sulfur* sein würden. Das Studium dieser drei Mittel in ihrer Übereinstimmung und Beziehung zueinander wird sich für den sorgfältig Forschenden mehr als lohnen, und *Causticum* hält bei diesem Vergleich gut stand. Sie werden sich erinnern, daß ich bereits die Ähnlichkeit von *Causticum* und *Sulfur* erwähnt habe; ich möchte darin bei einer späteren Gelegenheit fortfahren. Obwohl ich von Haus aus dagegen bin, zuviel auf die komplementären und sog. unverträglichen Mittel zu geben, möchte ich hier bemerken, daß es kaum zwei Mittel gibt, die häufiger so gut aufeinanderfolgen und so gut wirken, wenn sie indiziert sind, wie diese beiden. Wenn Hahnemann der homöopathischen Schule nichts weiter gegeben hätte als dies eine Mittel *Causticum,* so würde die Welt ihm dennoch zu bleibendem Dank verpflichtet sein.

Empfindungen: Reißende Schmerzen sind für unser Mittel charakteristisch. Sie sind häufig krampfartig. Man findet dies oft bei Gesichtsneuralgie. Dann möchte ich die besondere Aufmerksamkeit auf das Gefühl von Wundheit oder Roheit lenken. Dies findet sich auf dem Schädel, im Hals, im Kehlkopf, in der Luftröhre, in der Brust, im Mastdarm, im After, in der Harnröhre und bei Ausschlägen. Wir bemerken, daß dieses Wundheitsgefühl nicht das von *Arnica* ist, welches eine Schmerzhaftigkeit wie zerschlagen hat und meist die Muskeln betrifft, noch das von *Rhus Toxicodendron,* welches einen wehen Schmerz hat, wie verrenkt, der am häufigsten in den Sehnen und Muskelscheiden oder den Zellgeweben auftritt, sondern es ist eine Schmerzhaftigkeit fast aller oder wirklich aller Schleimhautoberflächen, als wenn die Teile roh wären. Dies ist wichtig und ein bestätigtes Symptom. Alsdann haben wir bei *Causticum* starkes Brennen. Dieses Brennen findet sich fast überall, und darin sehen wir wieder seine Ähnlichkeit mit *Sulfur.* Nun merke man, daß das Brennen von *Sulfur* mit Jucken, jenes von *Apis mellifica* mit Stechen und das von

Causticum mit Wundheitsgefühl verbunden ist. Wir müssen also immer unterscheiden lernen, weil wir nur dadurch ein Mittel aus einer Gruppe, und manchmal einer großen Gruppe, welche dieselben oder ähnliche Symptome hat, wählen können. Die ziehenden Schmerzen, die in vielen Fällen die Extremitäten deformieren, wie bei dem schrecklichen Leiden, welches als Arthritis deformans bekannt ist, finden sich auch bei *Causticum,* das eins der brauchbarsten Mittel zur Linderung oder Heilung dieses Leidens ist.

Causticum ist unter Hahnemanns Antipsorica eingereiht. Es ist sicher ein ganz hervorragendes Mittel gegen Erkrankungen, welche von Unterdrückung der Krätze oder chronischer Hautleiden, wie Ekzem, herrühren. Ich wurde einst bei einem Fall von Gesichtsschmerz, welcher lange Zeit der Geschicklichkeit eines sehr erfahrenen homöopathischen Arztes gespottet hatte, zur Beratung hinzugezogen. Da er nicht imstande war, dem Übel abzuhelfen, war er entmutigt und hatte, weil die Schmerzen sehr heftig waren, zu schmerzstillenden Mitteln gegriffen, jedoch mit dem Erfolg, daß das Befinden der Patientin, nachdem die Mittel verbraucht waren, schlimmer war als zuvor. Als ich den Fall sorgfältig durchging, fand ich außer dem abgemagerten und sehr geschwächten Zustand der Patientin infolge des langen Leidens, daß die Schmerzen in krampfartigen Anfällen kamen, daß sie ziehender Natur waren und daß sie früher verschiedene Male jahrelang an Ekzem gelitten hatte, ehe diese Schmerzen auftraten. Es war *Sulfur* verordnet worden, jedoch ohne Besserung. So riet ich zu *Causticum.* Es wurde in der 200. Potenz verordnet, und eine schnelle, dauernde Heilung war die Folge. Ob *Causticum* ebensogut ein Antisykotikum wie ein Antipsorikum genannt werden könnte oder nicht, weiß ich nicht. Sicher ist, daß es eins unserer erfolgreichsten Mittel gegen Warzen ist. Es kommt da *Thuja* am nächsten, vielleicht sogar gleich. Es steht auch an erster Stelle bei alten Wunden, welche von Verbrennung herrühren.

Allgemeine Modalität: < bei klarem, schönem Wetter, > bei trübem, feuchtem Wetter. (*Nux vomica:* Asthma < bei trocknem Wetter, > bei feuchtem Wetter.)

Ich habe *Causticum* ausführlicher behandelt, weil ich überzeugt bin, daß dieses wichtige Mittel nicht genügend geschätzt wird.

Hepar sulfuris

Kalkschwefelleber

Dieses Mittel, das in der Mitte zwischen den beiden wichtigen Antipsorica *Calcium carbonicum* und *Sulfur* steht, hat einige sehr zuverlässige Symptome, die zu seiner Anwendung in vielerlei Beschwerden führen. Sein stärkstes charakteristisches Kennzeichen ist: Überempfindlichkeit gegen Berührung, Schmerz und kalte Luft. Die Kranke ist so empfindlich, daß sie beim geringsten Schmerz in Ohnmacht fällt. Wenn an irgendeiner Stelle eine Entzündung oder eine Anschwellung besteht oder auch nur ein Hautausschlag, so sind sie so empfindlich, daß sie keine Berührung vertragen, ja nicht einmal das Darüberstreichen von kalter Luft. Dies ist wie bei *China,* nur daß diese trotz ihrer Empfindlichkeit gegen die geringste Berührung starken Druck vertragen kann. (Mittel mit Verschlimmerung in kalter Luft sind *Arsenicum album, Calcium carbonicum, Hepar sulfuris, Nux vomica, Psorinum, Silicea, Tuberculinum.*) Diese Überempfindlichkeit gegen Schmerz zieht sich durch das ganze Mittelbild. Sie ist sowohl geistig als körperlich vorhanden; denn die geringste Ursache reizt auch zu hastigem Sprechen und Heftigkeit.

In zweiter Linie steht die Wirkung von *Hepar sulfuris* auf das Eiterungsstadium örtlicher Entzündungen. Es kommt nur in Frage, wenn der Eiter im Begriffe ist, sich zu bilden, oder wenn er sich schon gebildet hat. Wenn es im ersten Falle (d. h. ehe sich Eiter gebildet hat) sehr hoch verordnet und nicht zu bald oder zu oft wiederholt wird, können wir unter Umständen die Eiterung verhüten und dem ganzen entzündlichen Prozeß Einhalt tun. Wenn sich jedoch schon Eiter gebildet hat, wird es das Reifen und den Eiterausfluß beschleunigen und später die ganze Heilung des Geschwüres fördern. Es steht für mich durchaus nicht fest, daß man es, wie allgemein gelehrt wird, niedrig geben muß, um die Eiterung zu beschleunigen. Das schnellste Reifen, Aufbrechen und völlige Heilen erlebte ich an einer großen Drüsenanschwellung am Hals eines Kindes unter der Wirkung der 1000. Potenz. *Hepar* hat eine vorherrschende Neigung zu Eiterungen: sogar die Hautausschläge bilden gern Eiter und geringe Verletzungen vereitern (*Graphites, Mercurius, Petroleum*).

Unser Mittel ist auch bei Erkrankungen der Atmungsorgane sehr wertvoll. Ich habe es in Fällen von chronischen Katarrhen sehr dienlich gefunden, wo die Nase jedesmal verstopft war, wenn der Kranke an die freie Luft ging. Er sagt: es scheint, als ob ich mich jedesmal von neuem erkälte, wenn ich frische Luft atme (*Tuberculinum*). Im warmen Zimmer bessert es sich. Bei Krupp ist es, seitdem v. Boenninghausen seine berühmten fünf Pulver verordnete, eins unserer Hauptmittel geworden. Wir gebrauchen die fünf Pulver nicht wie v. Boenninghausen nach einer bestimmten Vorschrift, sondern wenden sie nur nach den Indikationen an. Der *Hepar*-Krupp ist von einem ziemlich lockeren Husten begleitet, mit Pfeifen und Rasseln. Husten, als ob Schleim heraufkommen wollte, aber er tut es nicht. Es ist selten im Anfang angezeigt, sondern kommt häufiger nach *Aconitum* oder *Spongia* in Frage. Wie *Aconitum* scheint es in jenen Fällen am wirksamsten zu sein, welche durch die Einwirkung trockner kalter Luft herbeigeführt wurden; jedoch der *Aconitum*-Krupp stellt sich abends nach dem ersten Schlaf ein, der von *Hepar* in den frühen Morgenstunden. Diese Neigung zu kruppösen Ausschwitzungen auf den Schleimhäuten scheint für *Hepar* charakteristisch zu sein und ist nicht auf die Atmungsorgane beschränkt. Kafka wendete es auf Grund seiner Beziehungen zu derartigen Prozessen bei Scharlachwassersucht an, um sie zu verhüten oder zu heilen, und rühmt großen Erfolg davon. Ich glaube, es ist in solchen Fällen eins der besten Prophylaktica, denn während und nach dem Abschuppungsstadium ist die Haut für Erkältung durch kalte Luft ungewöhnlich empfänglich, was mit dem Leitsymptom dieses Mittels übereinstimmt. Es kräftigt den Kranken gegen derartige atmosphärische Einflüsse.

Bei Krupp und anderen Leiden von *Hepar* werden Husten, Atembeschwerden sowie alle übrigen Symptome durch jeden kalten Atemzug verschlimmert, wogegen der kleine Patient sorgfältig zu bewahren ist. Absteigend wird der Kehlkopf ergriffen, dann die Bronchien und selbst die Lungen, wo es zu kruppösen Exsudaten kommen kann, wenn das Mittel den Prozeß nicht aufhält. Der Atem wird in allen diesen Fällen rasselnd, ängstlich, pfeifend, selbst Erstickung droht, so daß der Kranke asthmatisch zu sein scheint. In diesen Fällen vermag es oft zu helfen, besonders wenn dieser Zustand die Folge einer schweren Erkältung ist und die heftigen Entzündungssymptome durch *Aconitum* oder irgendein anderes indiziertes Mittel behoben worden sind.

Bei chronischem Asthma ähnelt *Hepar* oft *Natrium sulfuricum;* aber es gibt hier einen sehr wertvollen diagnostischen Unterschied: Das *Hepar*-Asthma wird in trockner, kalter Luft schlimmer und in feuchter besser, während es bei *Natrium sulfuricum* wie bei *Dulcamara* gerade umgekehrt ist. Es gibt, soviel ich weiß, kein anderes Mittel, das Besserung in feuchtem Wetter so stark hat wie *Hepar sulfuris*. Ein Symptom darf nicht vergessen werden, nämlich: „Husten, wenn irgendein Körperteil entblößt wird" (*Baryum* und *Rhus Toxicodendron*). Dies findet sich bei Krupp, Kehlkopfentzündung, Bronchitis und Schwindsucht, und nicht nur der Husten, sondern der ganze Krankheitsfall verschlimmert sich dadurch. Es muß ferner daran erinnert werden, daß es eins unserer kräftigsten Antipsorica ist und daß aus diesem Grunde bei allen Leiden der Atmungsorgane, zu welchen es eine so starke Beziehung hat, daran zu denken ist, besonders wenn derartige Leiden die Folge von unterdrückten oder zurückgetretenen Hautausschlägen sind.

Wegen seiner hervorragenden Wirksamkeit in allen Eiterungsprozessen sollte man sich bei Lungenabszessen an *Hepar sulfuris* erinnern, vor allem natürlich in Fällen, wo es durch die Symptome in toto indiziert ist. Im Hals haben wir vor allen Dingen „Stechen im Hals, wie von einem Splitter, beim Schlucken bis zum Ohr, auch beim Gähnen". „Empfindung, als ob eine Fischgräte oder ein Splitter im Schlund wäre" (*Argentum nitricum, Dolichos* und *Acidum nitricum*); aber wahrscheinlich ist Mandelabszeß, jenes qualvolle Leiden, der Zustand, wo *Hepar* am häufigsten bei Halsbeschwerden von Nutzen ist. Hier wie bei Krupp ist das Mittel gewöhnlich nicht zu Anfang angezeigt. Da ich bei der Behandlung dieser Krankheit viele Erfolge gehabt und viele Erfahrungen gemacht habe, möchte ich einiges über die Anwendung verschiedener Mittel und ihre Indikationen sagen:

Belladonna: Hohes Fieber, starke Anschwellung und Röte, Kopfschmerz, klopfende Halsschlagadern.

Mercurius vivus: Stinkender Atem, schlaffe, feuchte Zunge mit Zahneindrücken, Schweiß ohne Linderung; keine Seite bevorzugt.

Mercurius jodatus flavus: Dieselben Symptome, fängt aber auf der rechten Seite an, Zunge dick, an der Basis gelb belegt.

Lachesis: Linke Seite, breitet sich nach rechts aus, große Empfindlichkeit gegen Berührung und Verschlimmerung nach Schlafen.

Lycopodium: Fängt auf der rechten Seite an, breitet sich nach links aus, mit geschwollener Zunge, welche aus dem Munde herauszutreten neigt, und verstopfter Nase.

Lac caninum: Wechselt die Seiten, einen Tag die eine, den anderen Tag die andere schlimmer.

Hepar sulfuris: Wenn der Fall trotz aller übrigen Mittel eitern zu wollen scheint und viel klopfender Schmerz besteht. — Mit jedem dieser Mittel habe ich viele Fälle von immer wieder auftretenden Mandelabszessen ohne Eiterung zu einem schnellen Abschluß gebracht, in denen die Kranken keine Heilung mehr erwarteten und von Medizinern der alten Schule dahin belehrt worden waren, daß sie niemals wieder genesen könnten, und habe sie schließlich von der Neigung hierzu geheilt. Ich will hier hinzufügen, daß *Hepar sulfuris* auch ein gutes Mittel gegen chronische Hypertrophie der Mandeln mit Schwerhörigkeit ist. In derartigen Fällen, welche gewöhnlich sehr hartnäckig sind, kommen auch *Baryum carbonicum, Lycopodium, Plumbum* und andere nach ihren Indikationen in Betracht.

Auf den Verdauungskanal hat *Hepar* einen entschiedenen Einfluß. Wir haben seine Wirkung auf den Schlund schon erwähnt. Der Magen gerät leicht in Unordnung, und dabei besteht ein „Verlangen nach sauren Sachen" (*Veratrum album*). Dies ist häufig bei chronischer Dyspepsie der Fall, und *Hepar* hilft dem ab. Diesen Zustand des Magens findet man manchmal bei Marasmus der Kinder; er ist oft von Diarrhöe begleitet, und ein sehr wichtiges charakteristisches Merkmal ist, daß die Diarrhöe sauer ist; tatsächlich scheint das ganze Kind sauer zu riechen, gleichviel wie oft es gebadet wird. Saure Stühle kommen auch bei *Magnesium carbonicum* und *Calcium carbonicum* in hohem Grade vor. — Dann hat *Hepar* noch einen anderen Zustand der Därme, nämlich eine Art Atonie. Die Stühle werden sehr schwer entleert, selbst wenn sie weich und lehmartig sind, wie es zuweilen bei diesem Mittel der Fall ist. Dieser Erschlaffungszustand wird auch bei der Blase beobachtet. Behindertes Harnen, muß eine Weile warten, ehe der Urin abgeht, und dann fließt er nur sehr langsam ab. „Er ist nicht imstande, den Harn völlig zu entleeren"; „es scheint immer etwas Harn in der Blase zurückzubleiben"; „Blasenschwäche, der Urin tropft fast senkrecht herab, er muß eine Weile warten, ehe überhaupt welcher abgeht." Diese Unfähigkeit, den Urin zu entleeren, läßt an *Alumina, Veratrum album* und *Silicea* denken. — Ferner ist *Hepar sulfuris* ein wichtiges Schweißmittel, entweder örtlich oder allgemein. Es kann z. B. nach *Mercurius* bei Rheumatismus dienlich sein, wo der Kranke „Tag und Nacht schwitzt ohne Linderung" und *Mercurius* nicht hilft. So auch bei Mandelabszessen, großen Furunkeln und anderen entzündlichen Geschwülsten. — Nebenbei ist *Hepar* eins unserer besten Mittel nach *Mercurius,* entweder in der homöopathischen Praxis oder als Gegenmittel bei Quecksilbervergiftung durch die Schulmedizin. So ist es auch das Hauptmittel bei Jodkaliumvergiftung aus derselben Quelle. Wir könnten ohne dieses wertvolle Mittel nicht auskommen.

Calcium sulfuricum

Calciumsulfat

Eins von Schüßlers sog. Gewebemitteln, das bis jetzt noch nicht recht erkannt ist, aber, soviel wir wissen, stark in der Richtung von *Hepar sulfuris* wirkt. Ich hatte einmal einen Fall, in welchem Tag und Nacht heftiger Schmerz in der Nierengegend bestand; dann entleerten sich große Mengen Eiter im Urin, was einige Tage anhielt und den Patienten sehr stark schwächte. Ein Chicagoer Spezialist hatte den Urin kurze Zeit vorher untersucht und die Erkrankung für Brightsche Krankheit erklärt. Ich verordnete schließlich *Calcium sulfuricum* D 12, unter dessen Wirkung bald Besserung eintrat, der eine schnelle, dauernde Genesung folgte. Seitdem habe ich es in verschiedenen Krankheitsfällen als ein gutes Mittel bei profusen Eiterungen erkannt. Das ist alles, was ich über dieses Mittel weiß.

Calcium hypophosphorosum

Calciumhypophosphit

Ich hatte einst folgenden Fall: Ein achtjähriger Knabe hatte mehrere (vier oder fünf) Abszesse in und um das Kniegelenk. Die Ulzeration hatte auch die Tibia ergriffen, welche angefressen war, und der zerfressene brandige Knochen trat völlig sichtbar hervor. Der kleine Bursche war stark abgemagert, hatte keinen Appetit und war so blaß wie eine Leiche. Ich sagte der Mutter, daß ich glaube, der Fall gehöre zu dem Chirurgen, aber ich wolle versuchen, seinen Zustand für die Operation aufzubessern. Ich erinnerte mich, vor Jahren über Heilungen von Abszessen mit unserem Mittel durch Dr. Searles in Albanien gelesen zu haben, und beschloß, es in diesem Falle empirisch anzuwenden.

Ich verordnete ihm täglich ein Gran der ersten Verreibung. Als ich ihn nach Verlauf einer Woche besuchte, fand ich eine große Veränderung zum Bessern. Als ich kam, rief die Mutter: „Oh, Herr Doktor, der Junge ißt uns arm.“ Bei dem fortgesetzten Gebrauch des Mittels trat schnelle völlige Genesung ein, nur die Tibia war etwas gebogen. Ich habe das Mittel seitdem bei einigen großen Geschwülsten, wo sich schon Eiter gebildet hatte, angewendet, mit der Wirkung, daß der Eiter vollständig absorbiert wurde und der Abszeß sich nicht nach außen öffnete. — Ein Fall war ein Hüftleiden, welches von einem Spezialisten für unheilbar erklärt worden war (was soll man dazu sagen bei einem Spezialisten, der in solchen Sachen regelmäßige Übung hat).

Die verschiedenen Verbindungen von *Calcium* sollten so sorgfältig geprüft werden, daß wir jede an ihren richtigen Platz zu stellen vermögen. Dasselbe gilt für die Verbindungen von *Kalium, Magnesium, Natrium, Mercurius* usw.

Graphites

Reißblei

Das charakteristische Leitsymptom dieses Mittels betrifft die Haut. Hoyne hat es am richtigsten angegeben: „Ausschläge, aus denen eine dicke, honigartige Flüssigkeit sickert.“ Es kann sich an jedem

Körperteil finden, aber besonders an oder hinter den Ohren, auf dem Kopf, im Gesicht, an den Genitalien oder an den Augenlidern.

Ich behandelte einmal einen Fall von Ekzem an den Beinen, das schon 20 Jahre bestand. Es war bei einer fettleibigen alten Frau, und gerade bei solchen Kranken erweist sich dieses Mittel am wirksamsten. Ich verordnete ihr wegen starken Brennens der Füße eine Gabe *Sulfur* c. m. In zwei oder drei Wochen hatte sich am ganzen Körper ein Ausschlag entwickelt, welcher eine klebrige, zähe Flüssigkeit ausschied. Eine Gabe *Graphites* c. m., trocken auf die Zunge, heilte diesen sowohl wie das Ekzem der Beine und hinterließ ihre Haut so glatt wie die eines Kindes. Das liegt jetzt Jahre zurück. Erysipelas nimmt zuweilen diese Form an und kehrt in solchen Fällen immer und immer wieder. Der Arzt wird natürlich darauf verfallen, daß dieser Wiederkehr eine gewisse psorische Anlage zugrunde liegt, welche durch *Sulfur* behoben werden muß. Aber man darf nicht in den allzu häufigen Irrtum verfallen, zu meinen, daß *Sulfur* das Mittel sei wegen seiner starken antipsorischen Wirksamkeit oder aus der oft irreführenden Indikation: „wenn anscheinend indizierte Mittel nicht wirken", weil *Sulfur* nicht das einzige Antipsorikum ist und, wenn *Graphites* angezeigt ist, für den betreffenden Fall überhaupt nicht das Antipsorikum ist. Kurz, wir dürfen nicht gegen Psora (welches übrigens nur ein Name ist) ohne Indikationen verordnen, ebensowenig wie wir nach den Namen Scharlach oder Diphtherie verordnen würden. *Graphites* ist ein wirksames Antipsorikum, wie es auch *Psorinum, Lycopodium, Causticum* und viele andere sind. Symptome müssen hier wie anderwärts entscheiden. Um die vortrefflichen antipsorischen Wirkungen dieses Mittels noch weiter darzulegen, will ich einen zweiten Fall aus der Praxis anführen.

Ein dreijähriges Kind litt an Kopfekzem. Unter allopathischer örtlicher Behandlung verschwand das Ekzem, jedoch bald stellte sich ein Darmkatarrh von sehr hartnäckigem Charakter ein. Die Schulmediziner konnten dies nicht so behandeln, wie sie es mit dem Ekzem gemacht hatten, und hatten den Fall, den sie für Unterleibsschwindsucht erklärten, aufgegeben. Daraufhin wurde der Homöopath (ich selbst) herbeigerufen mit der Begründung, daß er keinen Schaden anrichten würde, wenn er auch nicht helfen könnte. — Befund: Stark abgemagertes Kind, wenig oder kein Appetit, sehr unruhig und „braune flüssige Stühle mit unverdauten Stoffen gemengt und von einem unerträglich stinkenden Geruch". Unter Berücksichtigung des Berichts über das unterdrückte Ekzem verordnete ich *Graphites* 6 m. (Jenichen), und der Erfolg war nach kurzer Zeit eine völlige Heilung. *Psorinum* hat einen ähnlichen Stuhl wie der in diesem Fall vorhandene, aber die Ausschläge beider Mittel sind verschieden, und diesen entsprach *Graphites,* und *Psorinum* war daher ausgeschlossen. Wenn dieser Fall nicht früher den Ausschlag gehabt hätte, so hätte ich an *China* denken können wegen der ungemeinen Schwäche infolge des lange anhaltenden Säfteverlustes, denn *China* ist ein weiteres Mittel, das braune, lockere, stinkende Stühle hat. Wir müssen aber den ganzen Fall in Betracht ziehen, die Psora und alles andere. In chronischen Fällen, in welchen *Graphites* wahrscheinlich das Mittel ist, können wir Affektionen der Augenlider erwarten von demselben ekzematösen Charakter, wie sie auf dem Kopf, hinter den Ohren usw. beobachtet werden.

Man merke: Ekzem der Augenlider, klebrige Ausschläge und rissige, mit Schuppen und Schorfen bedeckte Lidränder. Bei *Sulfur* sind die Lidränder sehr rot. Alle Öffnungen sind bei *Sulfur* sehr gerötet. *Graphites* steht an der Spitze aller Mittel gegen ekzematöse Lidaffektionen, *Staphisagria* steht ihm am nächsten, aber selbstverständlich müssen spezielle Indikationen, örtliche oder allgemeine oder beide, entscheiden.

Graphites ist eins unserer besten Mittel für den After. Wir haben die für dieses Mittel charakteristische Diarrhöe erwähnt. Dies ist jedoch nur eine Ausnahme, denn gewöhnlich besteht Neigung zu Stuhlverstopfung anstatt zu Diarrhöe. Die Stühle sind knotig und umfangreich, die Klumpen sind zuweilen durch Schleimfäden verbunden, und nach dem Stuhl geht häufig Schleim ab. Häufig besteht Ekzem um den After. *Graphites* ist ein hervorragendes Mittel gegen Afterfissuren. Nach dem Stuhl pflegt viel Schmerz im After zu bestehen und starke Schmerzhaftigkeit beim Abwischen. Nun, wenn alles dies bei Kranken mit jener Neigung zu klebrigen Ausschlägen vorkommen sollte, so dürfen wir nicht zögern, *Graphites* mit der Erwartung auf Heilung zu verordnen.

Ein anderes sehr charakteristisches Merkmal, für welches dieses Mittel paßt, findet sich an den Nägeln. Sowohl Finger- als Zehennägel werden dick und wachsen aus der Form. Vergessen Sie niemals *Graphites,* wenn dieser Zustand der Nägel vorhanden ist. Ferner hat *Graphites* Risse und Fissuren an den Fingerspitzen (*Sarsaparilla*), an den Brustwarzen, an den Mundwinkeln, am After und zwischen den Zehen (*Petroleum*). Es ist auch ein sehr gutes Mittel gegen Balggeschwülste bei Personen mit herpetischer Dyskrasie. Alte, harte Narben erweichen sich und vergehen unter seiner Wirkung, besonders jene, welche von Abszessen an den Brüsten zurückblieben. Knoten in der Brust von verdächtigem Anschein vergehen ebenfalls unter der Wirkung dieses Mittels. Bei Menstruationsstörungen gleicht es *Pulsatilla*; jedoch gibt es eine Menge von Punkten, um sie zu unterscheiden: In der Beschaffenheit gleichen die Menses denen von *Calcium carbonicum,* aber bei *Graphites* sind sie spärlich und verspätet, bei *Calcium* zu früh und zu profus.

Graphites heilt Beschwerden mancherlei Art, wenn zwei Dinge vorhanden sind:

1. Die eigentümliche Neigung zu Fettleibigkeit.
2. Die charakteristischen klebrigen Ausschläge.

[illegible]: Trägheit, viel Appetit, Kälteempfindlich, [illegible], verzögerte Menses (5 "f": fett, faul, gefräßig, frostig, verstopft)

Psorinum = Psoricum

Die Krankheitsprodukte sind kräftige Heilmittel und haben, in der potenzierten Form angewendet, viele erstaunliche Kuren gemacht. Einige haben gemeint, daß sie in der potenzierten Form so verändert werden, daß sie für das Leiden, welches sie erzeugte, homöopathisch werden, besonders bei irgendeiner anderen Person als der, bei welcher die ursprüngliche Krankheit bestand.

Ich habe mit diesen sog. Nosoden, seitdem sie von Dr. Swan so sehr gerühmt wurden, hin und wieder Versuche angestellt. Ich habe sie in solchen Fällen niemals besonders wirksam gefunden, jedoch habe ich in Fällen, welche z. B. gonorrhoischen, syphilitischen oder psorischen Leiden glichen, ohne daß eine Krankengeschichte über ein vorhergegangenes derartiges Leiden vorlag, bemerkenswerte Resultate gesehen. Ich habe Hautausschläge, welche Krätze glichen, mit *Psorinum,* rheumatische Leiden, welche bei unseren gewöhnlichen Mitteln sehr hartnäckig blieben, mit *Medorrhinum,* und einen schon lange bestehenden Fall von Karies der Wirbelsäule mit *Syphilinum* geheilt, ohne daß der Patient in einem einzigen dieser Fälle, soweit ich feststellen konnte, Krätze, Gonorrhöe oder Syphilis gehabt hätte.

Die Erfahrungen vieler anderer scheinen davon abzuweichen. Ich gebe nur meine eigenen. Daß jede Nosode, wenn sie bei Prüfungen durch den Mund gegeben wird, imstande zu sein scheint, dieselben oder ähnliche Symptome hervorzurufen, als wenn sie auf die gewöhnliche Weise eingeimpft wird, scheint in dem Fall von *Psorinum* voll erwiesen. Ich sehe nicht ein, warum die konstitutionellen Symptome, die nach einer Impfung erscheinen, nicht ebensogut als eine Prüfung betrachtet werden sollen wie jene, die nach einem Bienenstich, einem Spanischfliegenpflaster oder örtlicher äußerlicher Vergiftung durch *Rhus*-Arten folgen. Wenn *Rhus,* sehr hoch, *Rhus*-Vergiftung zu heilen vermag, warum sollte *Syphilinum* usw. nicht Syphilis heilen? Wer will das widerlegen?

Alle Nosoden sind ebenso imstande zu heilen wie auch zu vergiften. Und warum auch nicht? Wir dürfen uns durch vorgefaßte Meinungen nicht in der redlichen Forschung hindern lassen. Wie wenn z. B. die Prüfungen von *Psorinum,* als Bestätigung der Theorie, daß das potenzierte Krankheitsprodukt die Krankheit zu heilen vermag, die es erzeugte, darauf hinweisen, daß die Hauptwirkung und Heilkraft des Giftes sich auf die Haut erstreckt. Und ist es nicht merkwürdig, daß *Psorinum* so stark dem alten Krätzemittel *Sulfur* gleicht, und ferner, daß sie bei der Heilung von Hautleiden einander folgen oder ergänzen? Merken Sie einige leitende Hautsymptome.

„Jucken, wenn der Körper warm wird.“

„Unerträgliches Jucken in der Bettwärme“ (*Mercurius solubilis*).

„Jucken, kratzt bis es blutet.“

„Jucken zwischen den Fingern und in den Gelenkbeugen“ (*Sepia*).

„Trockne, schuppige Ausschläge, die im Sommer verschwinden und im Winter wiederkehren."

„Wiederholte Ausbrüche von Ausschlägen."

„Die Haut hat ein schmutziges, schwarzbraunes Aussehen, als ob der Kranke sich niemals wüsche, und der Körper hat selbst nach einem Bad einen Schmutzgeruch."

Diese und viele andere Symptome (zu zahlreich, um hier erwähnt zu werden) zeigen, was dies für ein unschätzbares Mittel bei Hautleiden sein sollte, und reichliche Erfahrung und Beobachtung bestätigen die Wahrheit unseres Heilgesetzes in bezug auf die Heilkraft von Krankheitsgiften, gleich wie die von mineralischen, pflanzlichen, Insekten- oder tierischen Giften.

Psorinum hat sich ferner bei den Folgen von unterdrückten Ausschlägen dienlich erwiesen und sollte in solchen Fällen niemals vergessen werden, wenn andere Antipsorica versagen. Dr. Wm. A. Hawley in Syracuse, N. Y., machte einst eine glänzende Kur in einem sehr schlimmen Fall von Wassersucht bei einer alten Frau, wobei er durch das Aussehen der Haut zur Verordnung des Mittels geführt wurde. Eine Gabe von Finckes 42 m., trocken auf die Zunge, heilte den Fall in sehr kurzer Zeit. Es war ein Fall, der schon lange bestanden hatte. Wenn wir nun nachforschen, so werden wir finden, daß dieses Mittel auch *Graphites* in vielen Punkten gleicht. Eine genaue Vergleichung wird den die Arzneimittellehre fleißig Studierenden reich belohnen. *Psorinum* hat starke Depression des Gemüts. „Größte Verzweiflung, macht sich und den anderen das Leben fast unerträglich." Für diesen Gemütszustand, der akuten Krankheiten, wie Typhus, folgt, ist unser Mittel besonders nutzbringend. Als wir über *Graphites* schrieben, erwähnten wir die Ähnlichkeit beider Mittel in: „Stühle dunkelbraun, wäßrig und von unerträglich widerlichem Geruch." Dies findet man in schlimmen Fällen von Cholera infantum oder bei chronischer Diarrhöe. Es gibt aber einen wertvollen diagnostischen Unterschied zwischen ihnen, obgleich beide Mittel so sehr ähnlich sind: er besteht darin, daß die Feuchtigkeit aus den Ausschlägen bei *Graphites* klebrig und zäh ist, während dies bei *Psorinum* nicht so auffallend ist.

Ferner ist *Psorinum* sehr dienlich gegen Schwäche oder Entkräftung während der Genesung von schweren akuten Krankheiten. Der Kranke schwitzt übermäßig bei der geringsten Anstrengung. In der Regel ist die Haut jedoch im allgemeinen trocken, untätig und schwitzt selten. Hier kann wieder, wie bei den Stuhlsymptomen, die Wahl zwischen *Psorinum* und *China* zu treffen sein. Verlust von Körpersäften, Blut, Eiter usw. sollten zugunsten des letzteren, und juckende Ausschläge oder Neigung dazu vor oder während der Erkrankung zugunsten des ersteren entscheiden. Einen Umstand vergaß ich bei den übelriechenden Stühlen zu erwähnen: „Alle Ausscheidungen, Diarrhöe, Leukorrhöe, Menstruationsfluß und Schweiß haben einen Aasgeruch, und selbst bei häufigem Baden hat der Körper einen Schmutzgeruch.“ Der *Psorinum*-Kranke ist sehr empfindlich gegen kalte Luft oder Witterungswechsel (*Hepar sulfuris*), trägt gern eine Pelzmütze, Überzieher oder Umschlagtuch, selbst bei dem heißesten Wetter.

Psorinum hat sich bewährt bei chronischen Leiden, die auf eine vor Jahren unvollkommen geheilte oder unterdrückte akute Krankheit folgen oder zurückzuführen sind (*Carbo vegetabilis*). Ich rate jedem, sich Allens „Key notes“ zu kaufen, die eine sehr gute Darstellung der Nosoden enthalten. So sehen wir in *Psorinum*, nachdem es geprüft ist, ein wichtiges Mittel bei sehr ernsten Zuständen, und ich hege keinen Zweifel, daß alle Nosoden gleich wertvoll sind, wenn sie richtig aufgefaßt werden.

Aurum

Metallisches Gold

„Sieht alles von der schwarzen Seite an, weint, betet, denkt, sie paßt nicht für diese Welt, sehnt sich nach dem Tode, starke Neigung, Selbstmord zu begehen.“ Seltsam, daß dieses Edelmetall, nach dem die Menschheit wegen seines Geldwertes strebt, die größte Unglückseligkeit hervorruft, wenn es dem Organismus einverleibt wird.

Der *Aurum*-Patient ist in tiefsten Trübsinn und Verzweiflung verfallen. Das Leben ist ihm eine Last, und er ersehnt den Tod. Er hegt beständig Selbstmordgedanken. Bei Männern habe ich dies am häufigsten im Zusammenhang mit Leberleiden beobachtet, bei Frauen mit Gebärmutterleiden, besonders Geschwülsten, Verhärtung oder Vorfall. In beiden Fällen scheint es, soweit es die örtlichen Zustände betrifft, die Folge von wiederholtem Blutandrang nach diesen Stellen zu sein, die mit Hypertrophie endet. Die Leber ist vergrößert, die Gebärmutter ebenfalls, und der Vorfall wird durch die Gewichtszunahme dieses Organs herbeigeführt. Diese für das Mittel so charakteristischen Kongestionen finden auch in Kopf, Herz, in der Brust und den Nieren statt, jedoch, wo sie auch vorkommen mögen, sind die eigentümlichen Gemütssymptome stets vorhanden und liefern die Hauptindikation für *Aurum*. Der *Aurum*-Patient ist auch zuweilen „launisch und heftig, der geringste Widerspruch erregt seinen Zorn". Er läßt diesen Ausbrüchen dann und wann freien Lauf, wenngleich die charakteristischeren Depressionen und Trübsinn stark überwiegen. Andere Mittel haben ähnliche Depression und Neigung zu Selbstmord, wie *Naja* und *Nux vomica,* aber niemals in dem Grade wie *Aurum*. Ich behandelte einmal ein junges Mädchen, das durch Ertränken Selbstmord zu begehen versuchte. Nachdem sie geheilt war, lachte sie über den Vorfall und sagte, sie konnte nicht anders handeln; es schien ihr, als sei sie unnütz in der Welt. So empfand sie eben.

Aurum hat sich zur Heilung mancher Knochenerkrankungen syphilitischen Ursprungs wirksam erwiesen, besonders, wenn solche Fälle von der Schulmedizin mit Quecksilber behandelt worden waren. Die Ärzte würden viel weniger zu tun haben, wenn die Schulmedizin lernen könnte, ihre Patienten zu kurieren, ohne sie mit ihren Mitteln zu vergiften. Bei syphilitischen Quecksilber-Affektionen hat *Aurum* seine besten Leistungen bei Karies aufzuweisen (Karies der langen Knochen *Acidum fluoricum, Angustura*), Karies der Nasenknochen, des Gaumens, des Felsenbeines. Bei diesen Nasenleiden ist es manchmal bei Katarrh oder Ozaena von großem Nutzen, ehe das Leiden zu wirklicher Karies vorgeschritten ist. Die Nasenlöcher sind verklebt, geschwürig und die Nase verstopft und voller Schorfe, oder es besteht ungemein stinkender Ausfluß, und der Kranke ist melancholisch und neigt zu Selbstmord. *Aurum* ist eins der wenigen

Mittel, die Halbsichtigkeit haben, die es selbst in der 200. Potenz geheilt hat. *Lycopodium* und *Lithium carbonicum* haben ebenfalls Hemiopie, jedoch sieht *Aurum* nur die untere, während die beiden anderen nur die linke Hälfte des Gegenstandes sehen.

Aurum erzeugt und heilt nicht nur Verhärtungen der Gebärmutter, sondern auch Verhärtungen der Hoden, und in beiden Fällen liefern die stets vorhandenen Gemütssymptome von *Aurum* oder Syphilis und Mercurialismus die Hauptanzeigen für seine Anwendung. Bei Fettherz von gesund aussehenden, korpulenten alten Leuten ist es eins unserer besten Mittel. In diesen Fällen bestehen starke Gefäßstörungen. „Heftiges Herzklopfen mit Beängstigung und Blutandrang nach der Brust, sichtbares Schlagen der Hals- und Schläfenschlagadern."

Belladonna vermag den Anfall zu lindern; aber *Aurum* geht tiefer, und seine Wirkung hält länger an. *Aurum* ist eins unserer wichtigsten Mittel gegen Knochenschmerzen. Vergessen Sie das niemals. Es steht mit *Kalium jodatum, Asa foetida* und den *Mercur*-Präparaten bei Knochenhauterkrankungen auf gleicher Stufe.

Argentum nitricum

Salpetersaures Silber, Höllenstein

Guernsey sagt: „Wir denken an dieses Mittel bei durch Krankheit abgezehrten und vertrockneten Personen", und zwar besonders bei Kindern. „Es sieht aus wie ein kleiner, vertrockneter, alter Mann" (*Acidum fluoricum,* junge Leute sehen alt aus). *Argentum* wirkt wie *Aurum* tief auf das Gemüt. Wie Gold ist es eins unserer besten Mittel gegen Hypochondrie. Der Symptome sind so viele bei diesem Leiden, daß wir nur derjenigen Erwähnung tun können, die sich in Guiding Symptoms finden. Ich will nur einige hervorragendere und eigentümliche Symptome erwähnen, die häufig festgestellt worden sind. „Der Anblick hoher Häuser macht ihn schwindlig und läßt ihn wanken. Es scheint, als wollten sich die Häuser auf beiden Seiten der Straße ihm nähern und ihn zerquetschen." „Beim Gehen auf der Straße scheut er sich an einer Straßenecke vorüberzugehen, weil die Häuserecke hervorzuspringen scheint und er dagegen zu rennen fürchtet." „Impulsiv, muß sehr schnell gehen, immer hastig" (*Lilium tigrinum*). „Die Spannung vorm Kirchen- oder Theaterbesuch führt Diarrhöe herbei" (*Gelsemium*).

Das Gefühl der Hast von *Argentum nitricum* wie von *Lilium tigrinum* kommt meist bei Uterusleiden vor, während die Diarrhöe durch Erregung von einem allgemein nervösen Zustand abzuhängen scheint. Wofern die Indikationen nicht stark auf eins der beiden Mittel vorzugsweise hinweisen, würde es richtig sein, erst das Pflanzenmittel zu versuchen. Die mineralischen Mittel wirken im allgemeinen länger und tiefer und sind vielleicht bei chronischen Fällen vorzuziehen.

Einige von den sehr merkwürdigen Symptomen, welche bei diesen und anderen Mitteln auftreten, kommen in der Alltagspraxis nicht oft vor; aber wenn sie gefunden werden, sind sie um so wertvoller, weil die sie aufweisenden Fälle selten und nicht leicht zu verstehen oder mit gewöhnlichen Mitteln zu heilen sind. Einige unserer glänzendsten Kuren haben wir gerade in solchen Fällen gemacht, und sie sind sowohl für den Arzt als auch für den Patienten sehr befriedigend.

Argentum nitricum ist zuweilen das Mittel gegen Hemikranie; dieser Kopfschmerz ist oft sehr quälend und schwer zu heilen. Ein eigentümliches Symptom für *Argentum nitricum* bei Kopfschmerz ist ein Gefühl von Ausdehnung, als ob der Kopf ungeheuer groß wäre, und wie bei *Pulsatilla* und *Apis* wird dieses Gefühl durch festes Binden gebessert. Dieses Ausdehnungsgefühl ist auch ein allgemeines Symptom, als ob der ganze Körper oder einzelne Teile sich ausdehnten; einige beschreiben es als Vollheitsgefühl (*Aesculus Hippocastanum*). Es findet sich auch unter anderen Mitteln, aber sehr hervorragend unter diesem.

Argentum nitricum hat sehr viel Schwindel, welcher oft von Summen in den Ohren, allgemeiner Schwäche und Zittern begleitet wird. Kann nicht mit geschlossenen Augen gehen, der Anblick hoher Häuser macht ihn schwindlig. Diese Symptome erinnern an *Gelsemium*. Beide Mittel haben starken Schwindel, große, zittrige Schwäche, begleitet von allgemeiner Hinfälligkeit, wirkliches Zittern und zittriges Gefühl, und beide haben sich bei Rückenmarksdarre dienlich erwiesen. Ich würde unter sonst gleichen Umständen *Gelsemium* in frischen Fällen oder zu Anfang den Vorzug geben und späterhin *Argentum nitricum*. Jedoch sind in den meisten

Fällen diagnostische Indikationen vorhanden, die uns in den Stand setzen, zwischen ihnen zu wählen.

Bei Augenleiden ist *Argentum* eins unserer wertvollsten Mittel; es ist wie diese alle von den Schulmedizinern jammervoll mißbraucht worden. Es ist schade, daß sie nicht genug wissen, um sich der guten Wirkungen zu bemächtigen und die üblen Wirkungen solcher wertvollen Mittel zu meiden; denn vielfach bringen die unheilvollen Folgen ihres Mißbrauches die Mittel in solchen Verruf, daß andere davor zurückschrecken, sie überhaupt anzuwenden. Dies war der Grund dafür, daß die alten Pflanzenärzte alle mineralischen Arzneien verwarfen. Derart hatte *Mercurius* sie kopfscheu gemacht. Es war den Homöopathen vorbehalten, alle in der Weise anzuwenden, daß die guten Wirkungen erzeugt, üble dagegen vermieden wurden. Bei Augenleiden schreiben Allen und Norton folgendes: „Den wichtigsten Dienst leistet *Argentum nitricum* bei eitriger Augenentzündung. Durch reiche Erfahrung, sowohl im Krankenhaus als in der Privatpraxis, haben wir durch diese Erkrankung nicht ein einziges Auge verloren, und jeder Fall ist mit innerlichen Mitteln, die meisten mit *Argentum nitricum* in Hochpotenz, 30. oder 200., behandelt worden. Wir waren Augenzeuge, wie sehr heftige Chemosis (entzündliche Schwellung der Bindehaut) mit eingeschnürten Gefäßen, profusem eitrigen Ausfluß, sich trübender Hornhaut, die aussah, als ob sie sich abstoßen wollte, unter *Argentum nitricum* innerlich sich schnell legte. Subjektive Symptome gibt es fast keine. Ihr völliges Ausbleiben bei dem profusen eitrigen Ausfluß und die durch Eiteransammlung im Auge geschwollenen Lider, oder die Anschwellung der subkonjunktivalen Gewebe der Lider selbst, indizieren das Mittel. (*Apis, Rhus.*)" Weiterhin schreibt Norton: „Ich glaube, daß Ätzen nicht nötig ist, ausgenommen bei einer gonorrhoischen eitrigen Bindehautentzündung." Ein Zeugnis aus solchem Munde sollte den Mißbrauch dieses Mittels in den Händen der Schulmediziner und mancher unechten Homöopathen ein für allemal unterbinden. Bei der Augenentzündung Neugeborener habe ich in meiner eigenen Praxis als praktischer Arzt sehr oft mit *Mercurius solubilis* bessere Erfolge gehabt, besonders wenn sehr viel Eiter aus den Augen beim Öffnen floß. Bei Lidentzündung haben mir *Graphites* und *Staphisagria* häufiger genützt als *Argentum nitricum,* jedoch andere mögen andere Erfahrungen gemacht haben; denn bei Augenleiden, wie bei allen übrigen Leiden, müssen die Indikationen sorgfältig erforscht und in ihrer Gesamtheit erkannt werden. (*Borax* ist bei Lidentzündung nicht zu vergessen.) Spezialisten pflegen dies außer acht zu lassen und werden zu örtlicher Behandlung verleitet, wo eine konstitutionelle unendlich viel besser wäre.

Das Symptom „rote, schmerzhafte Zungenspitze, erhabene, vorstehende Papillen" hat zur Heilung der verschiedensten Fälle durch *Argentum nitricum* geführt. Es gibt auch einige wertvolle Symptome bei den Verdauungsorganen, z. B. „Unwiderstehliches Verlangen nach Zucker; Flüssigkeiten gehen bei ihm glatt durch; die meisten Magenbeschwerden sind von Aufstoßen begleitet; Aufstoßen nach jeder Mahlzeit, es ist, als ob der Magen von Blähungen platzen wollte, Aufstoßen schwierig; endlich kommt die Luft mit Ungestüm und starkem Geräusch herauf." All dieses sind charakteristische Kennzeichen, und es besteht kein Zweifel, daß dies Mittel manchmal angezeigt ist, wo *Carbo vegetabilis, China* oder *Lycopodium* verordnet wird, weil sie im allgemeinen viel besser erfaßt sind. Verdauungsschwäche, Magenschmerz und selbst Magengeschwüre haben manchmal in *Argentum nitricum* ein wirksames Mittel gefunden, und es hat in sehr hartnäckigen Fällen von verschiedenartiger Diarrhöe ebenfalls viel Gutes getan.

„Grüne, schleimige Stühle in Flocken, wie gehackter Spinat."

„Der Stuhl wird grün nach Verbleiben auf der Windel."

„Der Stuhl wird unter starkem Spritzen ausgeleert."

„Stuhl zerhackt, rot, grün mit Fetzen von Epithelmasse und Schleimlymphe." „Während des Stuhles Abgang von lauten Blähungen." Nun, es gibt andere Mittel, die dieselben Symptome in hervorragendem Grade haben, besonders: *Calcium phosphoricum,* das spritzenden Stuhl mit lautem Blähungsabgang hat, und es ist Tatsache, daß beide Mittel sehr wertvoll sind bei Gehirnreizung infolge lange anhaltender, austrocknender Wirkung von Enterocolitis (Darmentzündung). Wenn die Knochenentwicklung langsam sein sollte mit offenen Fontanellen und Kopfschweiß, so würde *Calcium phosphoricum* selbstverständlich den Vorrang haben. Dann verlangt das Kind bei *Calcium phosphoricum* Rauchfleisch, Schinken usw., bei *Argentum nitricum* Zucker oder Süßigkeiten. Jedoch beide haben starke Abmagerung, das Kind sieht alt und verschrumpelt aus, und es wird zuweilen streng zu individualisieren sein, um zwischen ihnen zu wählen.

Argentum nitricum ist weiterhin bei der Behandlung von Halsleiden angebracht. Es ist dicker, zäher Schleim in der Kehle vorhanden, der den Patienten zum Räuspern zwingt und leichte Heiserkeit verursacht. Rauheit, Schmerzhaftigkeit und Kratzen im Hals rufen Räuspern und Husten hervor. Empfindung, als ob ein Splitter im Halse säße (*Acidum nitricum, Hepar sulfuris, Dolichos*), und warzenartige Auswüchse, die beim Schlucken wie spitzige Körper empfunden werden. Dieser Zustand des Halses kann sich nach unten ausbreiten, bis er den Kehlkopf ergreift, besonders bei Sängern, Rednern, Lehrern und Rechtsanwälten, die ihre Stimme viel anstrengen müssen. Dann ist es doppelt indiziert.

Wenn wir zu dem Rücken und den Extremitäten kommen, so können wir mit unserem Mittel wiederum Ehre einlegen. „Rückenschmerz (im Kreuz), > beim Stehen oder Gehen, aber heftig beim Aufstehen vom Sitzen", ist ein Zustand, dem man in der Praxis häufig begegnet. Ich habe ihn oft durch *Sulfur* oder *Causticum* behoben, aber man denke auch an *Argentum nitricum.* Wenn wir bei Rückenleiden große Abgespanntheit finden (*Kalium carbonicum*) mit Ermüdung vorzüglich in den Unterarmen und den Unterschenkeln, besonders in den Waden, oder wenn außerdem Schwindel und Zittern der Glieder auftritt, so können wir sicher sein, daß *Argentum nitricum* helfen wird. Bei doppelseitiger Rückenmarkslähmung infolge schwächender Ursachen oder bei Lähmung nach Diphtherie können wir dieses Mittel angezeigt finden. Auch bei Epilepsie und Konvulsionen; bei ersterer (Epilepsie) ist es ein charakteristisches Symptom, daß für Stunden oder Tage vor dem Anfall die Pupillen erweitert sind, bei letzteren, daß den Konvulsionen für kurze Zeit große Ruhelosigkeit vorangeht.

Cuprum metallicum hat große Unruhe zwischen den Anfällen. Schließlich ist *Natrium muriaticum* das beste Gegenmittel gegen den Mißbrauch von *Argentum nitricum,* besonders bei den Schleimhäuten.

Ferrum metallicum — Ferrum aceticum

Metallisches Eisen — Basisches Eisenoxydacetat

Eisen ist ein noch oft mißbrauchtes Mittel. Die Schulmedizin macht bei Anämie viel Aufhebens davon, wie sie es mit *Chinin* bei Malaria tut. Jedes heilt und kann seine Art von beiden Zuständen heilen, aber keine anderen, und jedes wirkt, wenn es das richtige Heilmittel ist, am besten in der potenzierten Form. Dr. Hughes schreibt: „Die Behandlung der Anämie mit Eisen ist eine der wenigen befriedigenden und sicheren Tatsachen in der modernen Medizin. Aus was für einer Ursache dieser Zustand auch herrühren mag, ob es Bleichsucht ist durch fehlerhafte Menstruation, oder einfache Blutarmut infolge von Blutungen, Mangel an Luft und Licht und passender Ernährung, oder durch erschöpfende Krankheiten, *Eisen* ist das Hauptmittel." Ich muß sagen, daß meiner Meinung nach ein Mann, der über irgendein Mittel so sich äußert, nicht zu tadeln ist, wenn er von den wenigen befriedigenden und sicheren Tatsachen in der modernen Medizin spricht. *Eisen* ist ebensowenig ein Universalmittel gegen Anämie, wie es *Chinin* gegen Malaria oder *Calcium phosphoricum* gegen mangelnde Knochenbildung ist. Meine Erfahrung hat mich gelehrt, daß es für diese Zustände mehrere andere, gleich wirksame Mittel gibt und daß jedesmal, wenn sie verordnet werden, ohne indiziert zu sein, sie nicht nur nicht heilen, sondern schaden, namentlich in den massiven Dosen, in welchen sie gewöhnlich gegen solche Leiden empfohlen werden. Ich muß hier meine Erfahrung, die sich auf eine umfangreiche Praxis und Beobachtung gründet, niederlegen, daß derartige Verordnungen nicht nur unhahnemannisch sind, sondern in jeder Hinsicht unhomöopathisch, und ich warne alle Anfänger, in jener Richtung zu verfahren, sonst werden sie ebenfalls dahin kommen, von den wenigen befriedigenden und sicheren Tatsachen in der modernen Medizin zu reden. Da wir nun dieses Zitat von Hughes gebracht haben, ist es nur billig, ihn weiter zu zitieren, zumal er in folgenden Sätzen verständiger redet. Bei der Besprechung von Anämie sagt er: „Die Krankheit rührt gewöhnlich nicht von einem Mangel an Eisen in der Nahrung her. Wenn dieses Element im Blute fehlt, so liegt der Fehler in dem Assimilationsprozeß. Jedoch hat Reveil festgestellt, daß bei Anämie keine Änderung in dem Gesamteisengehalt des Blutes eintritt. Wie spärlich auch die Blutkörperchen sein mögen, so enthalten sie doch die für die normale Gesundheit erforderliche Menge des Metalls, und wiewohl sie sich unter der Wirkung von Eisen an Zahl verdoppeln und verdreifachen, bringen sie nicht mehr Eisen hervor." Ergänzend führt Cowperthwaite aus: „Es ist ebenfalls richtig, daß, wenn Eisen in das Körpersystem in großen Mengen eingeführt wird, in der Absicht, den Eisenmangel des Blutes zu ersetzen, es nicht assimiliert wird, sondern fast vollständig aus den Faeces gewonnen werden kann, in die es durch die Därme ausgeschieden worden ist. Daher ist es einleuchtend, daß Eisen nicht vermöge seiner Absorption als ein Bestandteil des Blutes als heilendes Agens wirkt; wir werden vielmehr infolge seiner physiologischen Wirkungen auf die Organe und Gewebe des Körpers zu dem Schluß geführt, daß es seine therapeutische Wirksamkeit derselben wesentlich dynamischen Wirkung verdankt, die auch andere Mittel besitzen, und daß seine Anwendung demselben therapeutischen Gesetz unterworfen ist." Das sind wahre Worte; drum soll niemand *Eisen* oder irgendein anderes Mittel gegen Anämie verschreiben ohne Indikationen, die unserem therapeutischen Heilgesetz entsprechen. Ich habe bessere Heilungen in schlimmen Fällen von Anämie durch *Natrium muriaticum* in potenzierter Form gesehen als jemals durch *Eisen* in irgendeiner Form, obgleich es Fälle gibt, wo *Eisen* am Platze ist, ebenso wie solche für *Pulsatilla, Cyclamen, Calcium phosphoricum, Carbo vegetabilis, China* und viele andere Mittel. Wir wollen nun die Aufmerksamkeit auf die Symptome lenken, die *Eisen* bei Anämie indizieren oder bei irgendeinem anderen Zustand, wo *Eisen* das Mittel ist: „Aschfahles, bleiches oder grünliches Gesicht; mit Schmerzen oder anderen Symptomen; das Gesicht wird hellrot" (Raue). „Die geringste Erregung oder Anstrengung ruft plötzliches Erröten hervor" (Guernsey); „plötzlicher Blutandrang nach dem Kopfe; Kopfadern geschwollen; fliegende Hitze im Gesicht." „Hämmernde, klopfende, pulsierende Kopfschmerzen" (*Belladonna, China, Natrium muriaticum, Glonoinum*). Große Blässe der Schleimhäute, namentlich in der Mundhöhle (Raue).

„Durch Herumgehen stets gebessert; trotzdem zwingt die Schwäche den Patienten, sich niederzulegen" (Guernsey).

„Menses zu früh, zu profus, zu lang anhaltend, mit feuerrotem Gesicht, Klingen in den Ohren *(China)*, Regel blaß, wäßrig und entkräftend." Wenn Sie nun außer diesen Symptomen, trotz des allgemeinen anämischen Zustandes des Kranken, noch häufigen Blutandrang nach dem Kopf, der Brust, dem Gesicht oder andere örtliche Kongestionen finden, so haben Sie einen typischen *Eisen*-Fall und können zuversichtlich eine Heilung erwarten, wenn es potenziert und in den richtigen Zwischenräumen verordnet wird. Wenn Ihre Patientin jedoch mit *Eisen* schon überladen worden ist, nach der Theorie, daß das Blut damit „gefüttert" werden müsse, so liegt die Sache gewöhnlich so, daß sie mehr infolge der Überdosierung leidet als durch die ursprüngliche Krankheit und daß Sie, durch die Symptome hier wie anderwärts geleitet, sich bemühen werden, das beste Antidot zu finden. Paßt ein derartiges Mittel für den Fall, so wird es oft imstande sein, sowohl die natürliche Krankheit als auch die Arzneikrankheit zugleich zu heilen.

Es ist ein glücklicher Umstand, daß es so ist, denn wenn die *Chinin-, Eisen-* und andere Arznei-Kachexien, die in unserer Mitte umherschleichen, nicht heilbar wären, so würden wir an den Menschen ein trauriges Schauspiel erleben, wenn mit allopathischen Dosen fortgefahren würde. Da wir in der Besprechung dieses sog. Blutmittels stehen, so wollen wir über seine allgemeine Neigung zu Blutungen sprechen.

Die für *Eisen* charakteristischen örtlichen Kongestionen sind von Nasen-, Lungen-, Gebärmutter-, Nierenblutungen usw. begleitet; daher wird es eins unserer besten Mittel gegen Blutungen bei anämischen oder entkräfteten Kranken mit den besonderen, vorher erwähnten Symptomen. In der Form von *Ferrum phosphoricum,* über das wir schon geschrieben haben, wird es dadurch, daß beide in der Verbindung vertretenen Mittel entschiedene Neigung zu Blutungen haben, in dieser Sphäre doppelt wirksam.

Die Dienlichkeit von *Eisen* ist jedoch keineswegs auf Blutstörungen beschränkt, und wir wollen kurz einige andere Anwendungen dieses wertvollen Heilmittels erwähnen. Bei Magen- und Darmstörungen wird es zuweilen das einzige Mittel sein, und es hat einige eigentümliche und charakteristische Symptome, die es hierbei anzeigen: „Heißhunger (*China*), der mit völligem Appetitmangel wechselt." „Erbrechen der Nahrung, oder Aufstoßen nach dem Essen." Verlangen nach Brot und Butter; Fleisch bekommt nicht (umgekehrt *Natrium muriaticum*). Verträgt nicht Bier oder Tee. Die Speisen liegen den ganzen Tag im Magen und werden nachts erbrochen. Schmerzgefühl in den Eingeweiden, als wären sie gequetscht oder als wären Abführmittel genommen worden; unverdaute, schmerzlose Stühle nachts oder während des Essens oder Trinkens (*Croton Tiglium, China*). Diese und viele andere Symptome lassen hier seinen Wert erkennen, und die Ähnlichkeit des Mittels mit *China* ist bemerkenswert. Die Wahl zwischen ihnen ist oft schwierig, jedoch ist bei *China* mehr Flatulenz vorhanden. Beide Mittel haben hervorragend Dysenterie und schmerzlose Diarrhöe. Diese zwei Mittel sind Antidote und ergänzen einander unter gewissen Umständen. Sie sollten zum Vergleich als Schwächemittel studiert werden. Neben dem leichten, plötzlichen Erröten des Gesichts steht als charakteristisches Symptom dieses: „Langsames Herumgehen erleichtert." (Ein anderes Mittel hat dies allgemeine charakteristische Kennzeichen fast so, wenn nicht ebenso stark, nämlich: *Pulsatilla*.) Dies bestätigt sich bei der allgemeinen Unruhe und auch bei der großen Schwäche; Patient fühlt sich besser beim langsamen Herumgehen, obwohl er so schwach ist, daß er sich alle Augenblicke setzen muß, um auszuruhen; Schmerz im Hüftgelenk treibt ihn aus dem Bett und wird allein beim langsamen Herumgehen gelinder.

Ich behandelte ein ziemlich blasses junges Mädchen wegen Schmerzen im Unterarm; nachdem ich ihr eine Woche lang verschrieben hatte, erwähnte sie das Symptom, daß sie sich in der Nacht (wo die Schmerzen fast unerträglich waren) nur dadurch Linderung verschaffen könne, daß sie aus dem Bett aufstehe und langsam im Zimmer umhergehe. *Ferrum metallicum* D 1000 heilte sie schnell, und sie hat niemals einen Rückfall gehabt. Manche Leute meinen, daß Metalle nicht potenziert werden können; aber da ich zahlreiche Kuren wie diese mit *Ferrum, Stannum, Zincum* und *Platinum* mache, glaube ich das nicht. Herzklopfen, Blutspeien und Asthma werden in gleicher Weise durch langsames Herumgehen gebessert. Es sollte kaum möglich erscheinen, daß derartige Beschwerden auf diese Weise gelindert werden könnten, aber es gibt viele solche seltsame und unerklärliche Symptome in unserer Materia medica, die zuverlässige Leitsymptome für die Verordnung gewisser Mittel geworden sind.

Ferrum metallicum ist ein ausgezeichnetes Mittel gegen Husten mit Speiseerbrechen. Es gehört auch zu den sehr wenigen Mitteln, die ein rotes Gesicht während des Fieberschauers haben, und es hat auf dies Symptom hin mehr als einmal zur Heilung von Wechselfieber geführt. Ferner ist es eins von den Mitteln, die bei solchen Wechselfiebern passen, die mit zuviel *Chinin* behandelt worden sind. In diesen Fällen finden wir häufig die Milzgegend druckempfindlich und geschwollen.

Plumbum metallicum — Plumbum aceticum

Metallisches Blei — Bleizucker

Trotz der sehr umfassenden Prüfungen ist *Plumbum* nicht so gebräuchlich geworden, wie es offenbar hätte werden sollen. Ein Symptom hat sich als sehr charakteristisch erwiesen und hat zu seiner erfolgreichen Anwendung in verschiedenen Erkrankungen geführt, nämlich: „Der Bauch ist bis zum Rückgrat eingezogen, als wenn er durch eine Schnur zusammengezogen wäre.“ Bei diesem Symptom kann der Bauch wirklich eingezogen sein oder nur das Gefühl davon bestehen. Ungemein heftiger Schmerz im Bauch, der nach allen Richtungen hin ausstrahlt (*Dioscorea*). Es findet sich meist bei Kolik, kann aber auch bei Uterusstörungen, wie Menorrhagie usw., gefunden werden, auch bei Stuhlverstopfung. H. N. Guernsey wies auf seine große Wirksamkeit bei Gelbsucht hin; das Weiße der Augen, Haut, Stühle, Urin sind sehr gelb. Ich habe es mit Erfolg verordnet. Seine Wirkung, Lähmung hervorzurufen, ist wohl bekannt, und durch diese Wirkung wird bisweilen Bleikolik herbeigeführt, eine der qualvollsten und gefährlichsten Krankheiten.

Ich heilte einen Fall von postdiphtherischer Lähmung damit. Es war ein sehr schwerer Fall bei einem Mann in mittleren Jahren. Seine unteren Glieder waren völlig gelähmt, und zugleich war ein Symptom vorhanden, das ich weder vorher noch später jemals in einem derartigen Fall angetroffen habe, nämlich ungemeine Überempfindlichkeit der Haut. Er konnte keinerlei Berührung vertragen, so sehr schmerzte es ihn. Nach vielem Suchen fand ich diese Überempfindlichkeit in Allens Enzyklopädie vollständig geschildert, und dies mit der Lähmung zusammengenommen schien mir ein guter Grund, *Plumbum* zu verordnen, das ich in einer Gabe von Finckes 40 m. gab mit dem Erfolg, daß es schnelle und dauernde Besserung herbeiführte, bis völlige Heilung erreicht war. Ich gab nur diese eine Gabe: eine Wiederholung war nicht nötig.

Der Schwiegervater von Dr. T. L. Brown, über 70 Jahre alt, wurde von einem sehr heftigen Schmerz im Unterleib befallen. Schließlich entwickelte sich in der Blinddarmgegend eine große, harte Geschwulst, die gegen Berührung oder bei der geringsten Bewegung sehr empfindlich war. Sie fing an, eine bläuliche Farbe anzunehmen, und in Anbetracht seines Alters und sehr großer Schwäche glaubte man, daß er sterben müsse. Seine Tochter jedoch studierte den Fall und fand in Raues Pathologie die Indikationen für *Plumbum,* wie sie bei den therapeutischen Fingerzeigen gegen Typhlitis aufgeführt sind. Es wurde in der 200. Potenz verabreicht, worauf Besserung und vollkommene Genesung folgte.

Plumbum hat sehr starke und schnelle Abmagerung; allgemeine oder teilweise Lähmung; „Radialis-Lähmung“ (Lähmung der Strecker des Handgelenks). Deutliche blaue Linie längs des Randes des Zahnfleisches (Bleisaum).

Chelidonium

Stammpflanze: *Chelidonium majus;* Schellkraut

Das Hauptwirkungsgebiet dieses bemerkenswerten Mittels ist die Leber, und sein charakteristisches Symptom ist ein feststitzender Schmerz (dumpf oder heftig) unter dem unteren, inneren, rechten Schulterblattwinkel. Dieses sehr charakteristische Symptom kann im Zusammenhang mit Gelbsucht, Husten, Diarrhöe, Lungenentzündung, Menstruation, Verlust der Milch, Erschöpfung usw. auftreten, kurz, der Krankheitsname tut nichts zur Sache; wo dieses Symptom vorhanden ist, sollte man sich stets an *Chelidonium* erinnern, und scharfes Beobachten wird gewöhnlich Leberleiden oder Leberkomplikationen aufdecken, wie bei einem derartigen Mittel natürlich zu erwarten war. *Chelidonium* ist wie *Lycopodium* vorzüglich ein rechtsseitiges Mittel: rechtsseitige Supraorbital-Neuralgie, rechtes Hypochondrium und Herzgrube gespannt und druckempfindlich; rechtsseitige Lungenentzündung und schmerzhafte Schulter, stechende Schmerzen in der rechten Hüfte, die sich bis zum Unterleib erstrecken; ziehende Schmerzen in den Hüften, Oberschenkeln, Beinen und Füßen, mehr rechtsseitig; rechter Fuß eiskalt, linker natürliche Wärme. Weiteres Studium wird zeigen, daß *Chelidonium* nicht allein ein rechtsseitiges Mittel ist, sondern in vielen anderen Punkten *Lycopodium* nahesteht, und nach meiner Erfahrung ist das eine häufig nach dem anderen angezeigt. Obwohl dieser charakteristische Schmerz unterhalb des Schulterblattes so zuverlässig wie nur etwas in unserer Materia medica ist, so kann es doch Fälle geben, bei denen er nicht erscheint und die allein durch *Chelidonium* geheilt werden können, namentlich Leber- und Lungenleiden. Finden wir drückenden Schmerz in der Lebergegend, ob sie angeschwollen und druckempfindlich ist oder nicht, bitteren Mundgeschmack, die Zunge dick gelb belegt, mit roten Rändern, welche die Zahneindrücke zeigen, Gelbfärbung des Weißen in den Augen, Gelbheit des Gesichts, der Hände und der Haut, graue, lehmfarbige oder goldgelbe Stühle, goldgelben, zitronengelben oder dunkelbraunen Urin, welcher eine gelbe Farbe in dem entleerten Gefäß hinterläßt, Appetitsverlust, Ekel und Übelkeit oder Erbrechen galliger Massen, besonders wenn der Patient außer heißen Getränken nichts im Magen behalten kann, so haben wir einen deutlichen Fall für *Chelidonium* vor uns, auch wenn der Schmerz unterhalb des Schulterblattes fehlt. All diese Symptome können sowohl in chronischen als auch in akuten Fällen gefunden werden. Wenn in einem chronischen Fall irgendein Antipsorikum wie *Lycopodium,* selbstverständlich mit Rücksicht auf die Indikationen, zur Vervollständigung der Kur hinzuzuziehen wäre, so würde doch der Hauptverlaß auf *Chelidonium* sein.

Diese Leberbeschwerden erstrecken sich von einfacher Kongestion und Entzündung des Organs bis zu den ernsteren und tiefer sitzenden Leiden, wie Fettleber, Gallensteine usw. *Chelidonium* ist eins unserer Hauptmittel bei Lungenentzündung, die mit Lebersymptomen kompliziert ist. Zuweilen hilft uns *Chelidonium* bei hartnäckigem Husten mit heftigem Schmerz durch die rechte Brustseite und in die Schulter hinein und bewahrt den Kranken vor einem Verlauf, der leicht mit Schwindsucht enden könnte.

Aurum muriaticum natronatum

Goldchlorid-Chlornatrium

Als wir über *Aurum metallicum* schrieben, hätten wir etwas über diese Verbindung, als ein Mittel gegen Gelbsucht und Leberleiden, sagen können. Vor einigen Jahren litt ich an häufigen Anfällen von Leberstörungen mit folgenden Erscheinungen: erst weißem Stuhl einige Tage hintereinander, mit Benommenheit des Kopfes, schlechtem Mundgeschmack, belegter Zunge, Vollsein und Schmerz in der rechten Seite und Schulter und Gelbsucht. Dies pflegte den Höhepunkt zu erreichen entweder in einem Anfall von Galleerbrechen und Diarrhöe oder in Stühlen schwarz wie Teer, einige Tage hintereinander, mit allmählicher Linderung der gewöhnlichen Gallensymptome. Ich versuchte verschiedene Mittel, so gut ich sie zu wählen vermochte, darunter *Mercurius, Leptandra, Podophyllum, Lycopodium,* mit keinem weiteren Ergebnis als zeitweiliger Besserung und manchmal nicht einmal das. Während eines Besuches in New York sprach ich bei Dr. M. Baruch vor, um den Mann zu sehen, der mir als erfahrener Praktiker und als ungewöhnlicher Mensch geschildert worden war. Während meines Besuches schilderte ich ihm meinen Fall. Er verordnete mir eine Gabe *Aurum muriaticum natronatum* D 1000. Danach je ein Pulver *Veronica officinalis* D 500, D 200 und D 30, wies mich an, sie in der angegebenen Reihenfolge, alle 60 Stunden eins, zu nehmen, und sagte: „In drei Monaten werden Sie gesund sein.“ Ich nahm die Pulver wie angeordnet und bin seitdem niemals wieder derartig belästigt worden. Seitdem habe ich *Aurum muriaticum natronatum* gegen einige hartnäckige Fälle von Gelbsucht mit abwechselnd weißen und dunklen Stühlen verordnet und habe gute Heilerfolge gehabt.

Leptandra

Stammpflanze: *Leptandra virginica;* Virginischer Ehrenpreis

Bei *Aurum muriaticum natronatum* erwähnte ich *Veronica,* das Dr. Baruch in der Kur meines eigenen Falles jenem Mittel folgen ließ. Nach meiner Heimkehr versuchte ich diese beiden Mittel zu finden, fand *Aurum muriaticum natronatum* in Herings Guiding Symptoms, und obwohl die Angaben dürftig waren, hatte ich doch etwas, wonach ich mich bei der Behandlung anderer Fälle richten konnte, mit dem dabei erwähnten Erfolg. Jedoch konnte ich über *Veronica* nichts finden, es sei denn, daß es *Leptandra* war, die zur Gattung *Veronica* gehört. Als ich Dr. Baruch wiedersah, fragte ich daher, ob das, was er mir gab, *Leptandra* war, und er sagte: „Nein, es war *Veronica officinalis*“ (Gemeiner Ehrenpreis). Bisher war es in unserer Materia medica nicht zu finden. Es besteht kein Zweifel, daß die *Veronica*-Arten und besonders *Leptandra* gute Lebermittel sind, aber außer den abwechselnd aschfarbenen und schwarzen Stühlen haben wir nicht viel Entscheidendes, was uns zu seiner Wahl führen könnte. Die beiden einzigen Prüfungen waren mit dem Alkaloid angestellt, und zwar in zu tiefen Präparaten, um viel Wert zu haben.

Ich habe einmal eine sehr kranke junge Dame, die nach Angabe ihres früheren Arztes Typhus hatte, mit *Leptandra* geheilt oder wenigstens gebessert, bis sie sich wieder wohl fühlte. Die folgenden Indikationen, die ich in Jahrs Clinical Guide (Lilienthal, 1. Aufl.) fand, führten mich zu seiner Verordnung: „Große Erschöpfung, Stupor, Hitze und Trockenheit der Haut, brennende Hitze oder Kälte der Extremitäten, d u n k l e, s t i n k i g e, t e e r i g e oder wäßrige Stühle mit blutigem Schleim gemengt und gelbsüchtige Haut.“ Sonst habe ich niemals einen deutlichen Nutzen dieses Mittels in irgendeinem Falle gesehen. Doch glaube ich, daß es nach wissenschaftlichen

Prüfungen in Potenzen große Heilkräfte entwickeln kann. Wenn ich durch diese kurzen Bemerkungen einige junge Ärzte zur gründlichen Prüfung von *Leptandra* anzuregen vermöchte, so hätte ich nicht vergebens geschrieben.

Berberis

Stammpflanze: *Berberis vulgaris;* Sauerdorn

„Zerschlagenheitsschmerz mit Steifheit und Lahmheit im Kreuz." „Das Aufstehen vom Sitzen fällt ihm schwer." „Rückenschmerz schlimmer beim Sitzen oder Liegen, besonders morgens im Bett." „Gefühl von Taubheit, Steifheit und Lahmheit mit schmerzhaftem Druck in der Lenden- und Nierengegend." Diese Schmerzen breiten sich zuweilen durch die ganzen Hüften aus. Guernsey sagt: „Eine große Menge veralteter Rückenbeschwerden. Die Rückenschmerzen werden durch Anstrengung verschlimmert." Jemand könnte sagen: alle diese Symptome findet man unter *Rhus Toxicodendron.* Richtig, aber in den *Berberis*-Fällen kommen sie von Nieren- oder Harnleiden her oder hängen damit zusammen, bei *Rhus Toxicodendron* ist dies selten der Fall. Die Schmerzen erstrecken sich häufig bis in die Blase und Harnröhre, und der Urin selbst ist verändert. Er kann ein trübes, flockiges, lehmartiges, reichliches, schleimiges Sediment haben, oder ein rötliches, mehliges Sediment, oder er kann blutrot sein, jedoch die hartnäckigen Rückenschmerzen sind die Hauptindikation. Es ist besonders bei gichtischen und rheumatischen Leiden daran zu denken, wenn diese Rückensymptome zusammen mit krankhaften Veränderungen des Harns vorhanden sind. Ein sehr charakteristisches Symptom ist ein Gefühl von platzenden Blasen (Brodeln) in der Nierengegend. Ein zweites ist Schmerzhaftigkeit in der Nierengegend beim Herausspringen aus einem Wagen, beim harten Auftreten beim Treppenhinabsteigen oder infolge irgendeiner erschütternden Bewegung. Bei den Rückenbeschwerden von *Berberis* besteht fast stets große Erschöpfung oder ein Gefühl von Schwäche über den Rücken; das Gesicht sieht blaß aus, hat erdfahle Farbe mit eingefallenen Backen, hohlen Augen und blauen Ringen darunter. Es kommt nicht darauf an, was dem Patienten fehlt, — wenn er den oben beschriebenen hartnäckigen Schmerz in der Nierengegend hat, dann vergessen Sie *Berberis* nicht!

Terebinthina

Terpentin

muß hier folgen, weil es wie *Berberis* heftigen Rückenschmerz bei Nieren- und Blasenleiden hat. Maler, die bei starkem Terpentingeruch arbeiten, haben oft schwer dadurch zu leiden. Einige können dabei nicht arbeiten. Bei den Nierenbeschwerden durch *Terpentin* pflegt mehr Harnzwang als bei *Berberis* zu bestehen, und es ist mehr Blut im Harn vorhanden. Der Harn bekommt durch mehr oder weniger Beimengung von Blut ein braunes, schwarzes oder rauchfarbenes Aussehen. Gegen Brennen und Schmerzen beim Harnlassen steht *Terebinthina Cantharis* oder *Cannabis sativa* näher als *Berberis*. Alle vier können im ersten Stadium von Albuminurie dienlich sein; *Terebinthina* steht an erster Stelle, und es erfordert zuweilen viel Nachdenken, um zwischen ihnen die Wahl zu treffen. *Mercurius corrosivus* ist gewöhnlich etwas später angezeigt. *Terebinthina* ist eins unserer bewährten Mittel gegen Blutungen, Blutharnen, Blutspeien und Blutungen aus den Därmen, besonders bei Typhus, und selbst bei Blutfleckenkrankheit kann es ausgezeichnet wirken. Ein Hauptmerkmal für seine Anwendung ist die glatte, glänzende, rote Zunge (*Crotalus, Pyrogenium*); ein zweites ist der ungemein aufgetriebene Bauch. Diese beiden Symptome findet man oft bei Typhus, und dann ist *Terebinthina* das Mittel. Scharlachwassersucht, mit rauchfarbenem Harn, kann hier ihr Heilmittel finden; doch werden *Lachesis, Apis, Helleborus niger* oder *Colchicum* hierbei ihm oft den Rang streitig machen. Die Schulmedizin macht davon bei vielen anderen Leiden starken Gebrauch zu örtlichen Umschlägen. Ich habe bei dieser Anwendung durch die Schulmedizin bei Lungenentzündung bisweilen üble Folgen gesehen und würde sie nicht empfehlen.

Cannabis

Stammpflanze: *Cannabis sativa;* Hanf

ist ein weiteres Mittel, das eine starke Wirkung auf die Harnorgane hat, hauptsächlich auf den Harnweg oder die Harnröhre. Es ist das Mittel par excellence, mit dem man die Behandlung der Gonorrhöe beginnt, wenn nicht irgendein anderes Mittel besonders angezeigt ist, und solche Fälle sind sehr selten. Das charakteristischste Symptom ist, daß die Harnröhre sehr empfindlich gegen Berührung oder äußerlichen Druck ist. Der Kranke muß breitbeinig gehen, weil ihn jeder Druck auf die Harnröhre schmerzt. Wenn die Erkrankung sich die Harnröhre hinauf oder bis in die Blase erstreckt, pflegt häufig alle paar Minuten heftiger Rückenschmerz zu bestehen, und der Harn kann blutig sein. Im Anfang meiner Praxis pflegte ich 5 Tropfen Urtinktur mit 100 g Wasser zu mischen und ließ den Patienten dreimal täglich einen Teelöffel davon nehmen. Nach ungefähr vier Tagen pflegten die entzündlichen Symptome nachzulassen und der dünne Ausfluß dicker und grünlich zu werden. Alsdann brachte *Mercurius solubilis* D 3, dreimal täglich ein Pulver, den Fall gewöhnlich zum Abschluß. Oder wenn ein geringer, dünner, eitriger Ausfluß verblieb, so heilte ich ihn mit *Sulfur, Capsicum* oder *Kalium jodatum.* Ich habe in dieser Weise viele Fälle in ein oder zwei Wochen geheilt. Später habe ich im ersten Stadium die c. m. Potenz angewendet und zuweilen nicht das zweite Mittel nötig gehabt. Falls ich es aber brauche, so ist gewöhnlich *Mercurius corrosivus* c. m. das Mittel, manchmal *Pulsatilla, Sulfur* oder *Sepia,* um die Krankheit zu beenden. Es gibt Ausnahmen, aber in der Regel genesen die Fälle bei dieser Behandlung prompt. Nach *Cannabis sativa* folgt *Mercurius corrosivus,* wenn der Ausfluß dick und grün ist und das Brennen fortdauert; *Pulsatilla* oder *Sepia,* wenn der Ausfluß dick und mild ist; *Sulfur* bei dünnem, eitrigem Ausfluß. Selbstverständlich habe ich nicht alle Mittel erwähnt, die bei dieser Krankheit nötig sind. Ich wende sie alle in der c. m. an, und ich weiß, da ich beides versucht habe, daß sie besser heilen als tiefe Potenzen.

Es gibt ein seltsames Symptom, das ich durch dies Mittel beseitigt habe, nämlich eine Empfindung von Herabfallen des Herzens. („Gefühl von Tropfenfallen." Boericke.) Ich kenne die pathologische Bedeutung dieses Symptoms nicht; aber es ist sehr beunruhigend, und der Patient ist sehr froh, davon befreit zu sein.

Acidum benzoicum

Benzoësäure

Das wichtigste Hauptmerkmal dieses Mittels findet sich beim Harn, der spärlich ist, von dunkelbrauner Farbe (wie Franzbranntwein) und sehr intensivem Uringeruch. Dieser Geruch erscheint beim Harnen und bleibt lange haften. Er findet sich im Zusammenhang mit Rheumatismus, Bräune, Wassersucht, Diarrhöe, Kopfschmerz und anderen Erkrankungen. Selbstverständlich haben auch viele andere Mittel einen unangenehm riechenden Harn; so *Acidum nitricum:* der Harn riecht wie Pferdeharn, *Berberis:* jedoch mit trübem Satz, *Calcium carbonicum:* mit weißem Bodensatz. Bei *Acidum benzoicum* riecht der Harn häufig fürchterlich ohne jeglichen Bodensatz. Sowohl *Acidum benzoicum* als *Berberis* sind wichtige Mittel bei gichtischen Leiden, welche diese Harnsymptome haben. *Lycopodium* und *Lithium carbonicum* sind bei diesen Leiden ebenfalls zu beachten; die begleitenden Umstände entscheiden die Wahl. Ich habe bei Nierenkolik mit dem charakteristisch übelriechenden Harn durch *Acidum benzoicum* vortreffliche Wirkungen gesehen. Bei Harnträufeln alter Männer mit Prostatahypertrophie leistet es ebenfalls gute Dienste. Der Harn in der Kleidung riecht durch das ganze Zimmer. Menstruationsstörungen und Gebärmuttervorfall mit den charakteristischen Harnsymptomen werden gleichfalls dadurch behoben; auch Herzleiden rheumatischen Ursprungs. So haben wir eine Reihe sehr verschiedenartiger Leiden, für die es das einzige Mittel ist, wenn sie mit diesem sehr charakteristischen Symptom verknüpft sind.

Sarsaparilla

Stammpflanze: *Smilax medica*

ist ein weiteres Mittel, das qualvolle Nierenneuralgie hat. Nierenkolik mit Abgang von Grieß und Bildung von Blasensteinen. Dr. Hering bringt viele Beweise für die Wirksamkeit dieses Mittels zur Linderung der den Grieß begleitenden Beschwerden, besonders wenn rheumatische Symptome zugegen sind. *Lycopodium* hat roten Sand mit klarem Harn; *Sarsaparilla* weißen Sand, mit spärlichem schleimigen oder flockigen Harn. Beide können bei chronischen rheumatischen Leiden mit diesen Harnsymptomen sehr dienlich sind. Das charakteristischste Symptom von *Sarsaparilla* ist „heftiger Schmerz zu Ende des Harnens, fast unerträglich" (*Berberis, Equisetum, Medorrhinum, Thuja*). In diesem Fall besteht häufig gleichzeitig starker Tenesmus der Blase. Kein Mittel hat dieses Symptom so stark wie *Sarsaparilla. Pulsatilla* hat etwas Ähnliches, soweit es den Tenesmus betrifft, in Verbindung mit

Prostatahypertrophie. *Natrium muriaticum* hat ebenfalls: „Nach dem Harnen Brennen und Schneiden in der Harnröhre; krampfhaftes Zusammenziehen im Unterleib usw." Also müssen wir beim Verordnen auf ein Symptom allein hin, sei es auch noch so hervorragend, vorsichtig sein. — Bei Marasmus steht *Sarsaparilla* neben *Jodum, Natrium muriaticum* und *Abrotanum.* Bei *Sarsaparilla* magert der Hals ab, und die Haut liegt (für gewöhnlich) in Falten. (*Sanicula, Natrium muriaticum* und *Lycopodium* magern von oben nach unten ab; *Abrotanum* von unten nach oben.) *Jodum*: allgemeine Abmagerung; verlangt immerfort zu essen. *Natrium muriaticum*: ißt und magert unaufhörlich ab, vorzüglich der Hals. *Abrotanum*: allgemeiner Marasmus, am meisten die Beine. *Argentum nitricum*: das Kind sieht alt aus, vertrocknet wie eine Mumie.

Sarsaparilla ist eins der besten Mittel gegen Kopfschmerz oder Knochenhautschmerzen infolge unterdrückter Gonorrhöe. Ich habe große Erfolge durch die 200. Potenz erlebt. Es ist ferner ein gutes Mittel gegen syphilitische Ausschläge mit starker Abmagerung: Risse auf Händen und Füßen, besonders an den Finger- und Zehenrändern.

Zurückgezogene Brustwarzen (*Silicea*).

Podophyllum

Stammpflanze: *Podophyllum peltatum*

Es gibt viele kräftige Abführmittel; dies ist eins. Ein oberflächliches Verständnis unseres homöopathischen Heilgesetzes könnte einen Anfänger zu dem Schluß führen, bei einem Fall von Diarrhöe brauche man einzig *Podophyllum* zu verordnen. Selbstverständlich würde häufig ein Mißerfolg das Resultat sein. Die einfache Tatsache einer Diarrhöe ist, in bezug auf die Mittelwahl zu ihrer Heilung, nur ein Faktor in dem betreffenden Falle; denn jedes Abführmittel hat nicht nur Diarrhöe, sondern eine besondere Art von Diarrhöe, die kein anderes Mittel hat. Die Diarrhöe von *Podophyllum* wird folgendermaßen charakterisiert:

1. Das Überreiche des Stuhls. 2. Das Stinken der Stühle. 3. Die Verschlimmerung am Morgen, bei heißem Wetter und während der Zahnung. Dann sind weiter die begleitenden

Umstände sehr eigentümlich. Es ist oft Vorfall des Afters vorhanden, Schlaf mit halb geschlossenen Augen, Herumwälzen des Kopfes von einer Seite zur anderen und Stöhnen, häufiges Brechwürgen und leeres Erbrechen. Das Vorhandensein dieser Symptome hat oft zur Verordnung dieses wichtigen Mittels mit sehr befriedigenden Ergebnissen geführt. Was die profusen Stühle anbetrifft, so können sie so stark sein, daß sie den Patienten jedesmal auszupumpen scheinen. Sie pflegen gelb oder grünlich wäßrig zu sein, und wenn sie wäßrig sind, immer profus. Ferner können sie breiig und profus sein (*Gambogia*) oder schleimig und spärlich, aber bei *Podophyllum* stets sehr stinkend. Ich habe diese Fälle in allen Stadien geheilt. Im ersten Anfall der Krankheit ebensogut wie in den weit vorgeschrittenen und anscheinend hoffnungslosen Fällen von Cholera infantum hat die 1000. Potenz (B. & T.) für mich das Beste geleistet. Trotz der Tatsache, daß dieses Mittel auf einer langen Liste der für Leberleiden aufgestellten Mittel erscheint, sowohl mit Durchfall als auch mit Stuhlverstopfung, habe ich es bei letzterer nicht sehr wirksam gefunden. Indes kann ich leicht einsehen, daß es bei Leberleiden mit Verstopfung, die auf eine vorangegangene Diarrhöe folgt, wirksam sein könnte, gerade wie *Opium* die auf Stupor folgende Schlaflosigkeit und *Coffea* die auf vorangegangene Aufregung folgende Schlaflosigkeit heilen kann. Alle Arzneien haben ihre doppelte Wirkung oder das, was primäre und sekundäre Wirkung genannt wird. Aber die sicherste und dauerndste Wirkung jedes Mittels ist die, bei welcher der zu heilende Zustand der primären Wirkung des Mittels ähnlich ist. Denn wie ich anderwärts ausgeführt habe, meine ich, daß das, was die sekundäre Wirkung genannt wird, in der Tat nicht die echte Wirkung des Mittels ist, sondern die gegen das Mittel erweckte Widerstandskraft des Organismus. So ist z. B. die abwechselnde Diarrhöe und Verstopfung in Krankheiten ein Kampf zwischen der Krankheit (Diarrhöe) und der natürlichen Widerstandskraft des Körpers. Es ist daher von beträchtlicher Wichtigkeit, in einem derartigen Fall erkennen zu können, ob Diarrhöe oder Verstopfung die Krankheit ist, gegen die der abwechselnde Zustand das Bemühen der Lebenskraft bedeutet, die Gesundheit wiederherzustellen. Dennoch ist eine solche Einsicht nicht immer durchaus maßgebend, denn in jedem Fall gibt es gewöhnlich genug gleichzeitige Symptome, welche die Mittelwahl bestimmen. In der Tat muß die Wahl stets entweder auf eigenartigen und charakteristischen Symptomen oder auf ihrer Totalität beruhen. Nur der wahre Homöopath weiß dies zu würdigen. Hier schlägt das, was man pathologisches Verordnen nennt, oft fehl; denn die Mittelwahl kann von Symptomen abhängen, die ganz außerhalb der Symptome liegen, welche die Pathologie des Falles ausmachen, wenigstens insoweit, als wir bis jetzt Pathologie verstehen.

Podophyllum hat starkes Verlangen, die Gaumen während des Zahnens aufeinander zu pressen. Wenn dieses Symptom hervorragend ist, kann man zwischen unserem Mittel und *Phytolacca* zu wählen haben; beide sind wichtige Mittel bei Cholera infantum. Bei der Übelkeit von *Podophyllum* ist Erbrechen nicht so hervortretend wie bei *Ipecacuanha,* aber das Brechwürgen ohne Erbrechen ist sehr bezeichnend, wie es auch bei *Secale cornutum* der Fall ist. Poltern im Bauch, besonders im Grimmdarm, ist eine wichtige Indikation für dieses Mittel, selbst bei chronischen Darmleiden. Aftervorfall ist ebenfalls ein hervorragendes Symptom von *Podophyllum,* auch Gebärmuttervorfall, besonders nach Anstrengung, Überheben oder Entbindung. Hier kann oft zwischen *Podophyllum, Rhus Toxicodendron* und *Nux vomica* zu wählen sein.

Podophyllum scheint ferner eine starke Beziehung zu den Ovarien zu haben, und es sind auf folgendes Symptom hin einige bemerkenswerte Heilungen erzielt worden: „Schmerz im rechten Eierstock, welcher meist den Oberschenkel dieser Seite hinabläuft“ (*Lilium tigrinum*). Zuweilen wird er von Betäubungsgefühl begleitet. Eierstockgeschwülste haben sich unter der Wirkung unseres Mittels verloren, wenn dieses Symptom vorhanden war. Ich habe einst eine glänzende Kur bei einem hartnäckigen Fall von Wechselfieber mit diesem Mittel gemacht. Die Frostanfälle waren sehr heftig, und es folgte ihnen hohes Fieber mit großer Redseligkeit. Dabei bestand starke Gelbsucht. Wenn das Fieber vorüber war, fiel die Patientin in Schlaf und konnte sich beim Erwachen nicht erinnern, was sie in ihrem geschwätzigen Delirium gesagt hatte. Der Umfang des Mittels scheint nicht sehr groß zu sein, aber innerhalb dieser Grenzen ist seine Wirkung überraschend schnell und gründlich.

Aloe Sokotrina

Stammpflanze: *Aloe Perryi;* Aloë

Dieses Mittel sollte neben *Podophyllum* in Betracht gezogen werden, weil es eins der sog. Abführmittel ist. Obwohl das eine ein so entschiedenes Abführmittel ist wie das andere, sind die Symptome, die zu ihrer Wahl führen, sehr verschieden.

Beide pflegen sich bei heißem Wetter zu verschlimmern.

Beide pflegen sich am Morgen zu verschlimmern.

Beide werden oft gut durch *Sulfur* ergänzt.

Aber nun lassen Sie uns einige der markanteren und eigentümlichen Symptome von *Aloe* betrachten. Stühle gelb, fäkal, blutig, oder durchsichtiger, gallertartiger Schleim. Manchmal stellt sich dieser gallertartige Schleim (*Kalium bichromicum*) in großer Menge, in großen „Portionen" ein und fließt fast unbemerkt aus dem Mastdarm. Ferner gehen die Stühle oft unwillkürlich beim Abgang von Blähungen oder beim Harnen ab. Es scheint nicht nur eine wirkliche Schwäche des Afterschließmuskels zu bestehen, sondern ein qualvolles Schwächegefühl. Im Rectum besteht ein Gefühl, als wäre es voll von einer schweren Flüssigkeit, die austreten oder dem Patienten entschlüpfen will, was auch geschieht, wenn er nicht rechtzeitig den betreffenden Ort aufsucht. Dieses fast unbemerkte Abgehen von Stühlen mit Blähungen bei *Aloe* findet sein Gegenstück in *Oleander*. Keine zwei Mittel sind sich in dieser Hinsicht verwandter, wenn auch *Acidum muriaticum* Ähnlichkeit hat. Ferner ist ein sehr charakteristisches Symptom bei der *Aloe*-Diarrhöe „heftiges Kollern im Bauch kurz vor dem Stuhl" und das schon erwähnte Schweregefühl im Rectum, welches jedoch nicht immer auf das Rectum beschränkt bleibt, sondern im ganzen Becken und Bauch empfunden wird. Ferner tritt das Rectum traubenartig hervor, was durch Kaltwasseraufschläge gebessert wird. *Acidum muriaticum* wird durch heiße Aufschläge gebessert. Alle beide Mittel haben blaue Hämorrhoiden; die von *Aloe* jucken heftig, während die von *Acidum muriaticum* sehr schmerzhaft und empfindlich gegen Berührung sind, selbst vom Bettzeug. Außer den schon erwähnten Verschlimmerungen verschlimmert sich die *Aloe*-Diarrhöe durch Gehen oder Stehen, nach Essen oder Trinken. Bei Dysenterie bestehen heftiger Tenesmus, Hitze im Rectum, Erschöpfung bis zum Ohnmächtigwerden und profuse kaltfeuchte Schweiße. Die Schwäche des Afterschließmuskels kommt auch bei Verstopfung vor. Es ist ein seltsames Symptom, und ich wollte nicht daran glauben, bis ich es mit eigenen Augen gesehen hatte. „Feste Stühle gehen unwillkürlich, fast unbemerkt ab.“ Ich wurde zu einem fünfjährigen Kinde gerufen, das seit seiner Geburt an einer sehr hartnäckigen Verstopfung litt. Es mußte zum Stuhlgang gezwungen und festgehalten werden, und während es weinte und schrie, war es nicht imstande, etwas Kot zu entleeren, selbst nicht nach einem Klistier. Nachdem ich mehrere Mittel vergeblich versucht hatte, bat ich die Mutter, das Kind umzudrehen (es war im Bett), um den After und das Rectum zu untersuchen. Als sie dies tun wollte und das Bett aufdeckte, erschien eine große Masse festen Kotes im Bett. „Da“, sagte sie, „das ist so seine Art. Trotz seiner Unfähigkeit auszuleeren, wenn er es versucht, finden wir häufig diese Bescherung im Bett. Er weiß nicht, wann es geschieht, und wir auch nicht.“ Ich verordnete einige Gaben *Aloe* D 200 und heilte das ganze Leiden schnell und dauernd.

Aloe hat wie *Podophyllum* außerdem noch Gebärmuttervorfall, und das Gefühl von Hitze, Schwere und Vollsein im Bauch, Becken und Rectum führt zu seiner Wahl. Wie *Podophyllum* ist sein Wirkungskreis nicht umfangreich, aber bestimmt, zuverlässig und befriedigend.

Croton Tiglium

Stammpflanze: *Croton Tiglium;* Purgierkörner

Wenn die Allopathen in irgendeinem Fall, wo sie eine Einwirkung auf die Därme als unumgänglich nötig betrachteten, ihre sämtlichen übrigen Hilfsmittel erschöpft hatten, war *Croton Tiglium* ihr „schwerstes Geschütz für die letzte Breitseite“. Mit anderen Worten, es ist ein höchst wirksames Abführmittel. Wenn der Grundsatz Similia similibus nicht wahr wäre, müßte es völlig mißlingen, Diarrhöe mit *Croton Tiglium* zu heilen; aber er ist wahr, und wiewohl dieses Mittel seine Wahrheit immer und immer wieder bestätigt hat, stellen es die Allopathen in Abrede und verwerfen die Homöopathie. Wie *Podophyllum* und *Aloe,* heilt *Croton Tiglium* seine Art und keine andere. Seine Leitsymptome sind:

Erstens: „Gelbe wäßrige Stühle."

Zweitens: „Plötzliche Ausleerung, kommt mit einem Male, wie herausgeschossen."

Drittens: „Verschlimmerung durch die geringste feste oder flüssige Nahrungsaufnahme."

In dieser Kombination steht *Croton Tiglium* an der Spitze aller Mittel. Das erste Symptom findet man hervorragend bei *Apis mellifica, Calcium carbonicum, China, Gratiola, Hyoscyamus, Natrium sulfuricum* und *Thuja.* Das zweite bei *Jatropha, Gratiola, Podophyllum* und *Thuja.* Das dritte bei *Argentum nitricum* und *Arsenicum album. Calcium carbonicum* paßt für das *Calcium*-Temperament und *China* für Fälle, die durch Säfteverlust geschwächt sind; alle übrigen haben scharfbestimmte Symptome, die sie von *Croton Tiglium* unterscheiden. Aus Mangel an Raum können wir sie hier nicht erwähnen. *Aloe* hat Kollern im Leib vor dem Stuhl, während *Croton Tiglium* Schwappen und Plätschern in den Eingeweiden hat, wie von Wasser. Beide Mittel haben Verschlimmerung nach Essen und Trinken; wir würden daher nach weiteren Symptomen zu sehen haben, um zwischen ihnen wählen zu können. Ein anderes Symptom, das häufig bei unserem Mittel festgestellt worden ist, ist „peinigender Schmerz, welcher von der Brustwarze nach dem Rücken (Schulterblatt) auf derselben Seite geht, wenn das Kind saugt". Durch dieses Symptom geleitet, habe ich schlimme Fälle von Mastitis geheilt.

Croton Tiglium heilt Ekzem, besonders des Skrotums, wenn der Ausschlag heftig juckt, aber so empfindlich und bei Berührung schmerzhaft ist, daß der Patient nicht kratzen kann. Dies umfaßt die wichtigsten Anwendungen dieses wertvollen Mittels.

Natrium sulfuricum

Glaubersalz

Natrium sulfuricum ist ebenfalls ein Mittel aus unserer Rüstkammer gegen Diarrhöe, sowohl akute als auch chronische. Wie bei *Podophyllum, Sulfur, Nuphar* und *Rumex* verschlimmert sich die Diarrhöe morgens. *Sulfur* treibt den Patienten aus dem Bett, aber *Natrium sulfuricum* wird wie *Bryonia* erst, nachdem man sich zu bewegen begonnen hat, schlimmer. Alsdann hat *Natrium sulfuricum* wie *Aloe* heftiges Kollern in den Därmen, wie von Blähungen. Dieses Kollern von Blähungen sitzt bei *Natrium sulfuricum* oft in der rechten Bauchseite in der Ileocöcalgegend.

Ferner sind die Stühle von *Natrium sulfuricum* wie bei *China, Argentum nitricum, Calcium phosphoricum, Agaricus* und *Aloe* von profusem Abgange von Blähungen begleitet. Diese Flatulenz ist nicht immer vorhanden, jedoch ist sie häufig da. Bei chronischer Diarrhöe bestehen fast immer Leberbeschwerden, die sich durch Schmerzhaftigkeit im rechten Hypochondrium kundgeben, das empfindlich gegen Berührung ist und beim Gehen und jeder Erschütterung schmerzt. Ein sehr zuverlässiges, charakteristisches Kennzeichen für dies Mittel bei diesen Beschwerden ist Verschlimmerung der Diarrhöe, der Schmerzen usw. bei feuchtem Wetter. Hierin gleicht es *Dulcamara* und *Rhododendron. Dulcamara* hat Verschlimmerung beim Wechsel von warmem zu kaltem Wetter, ob feucht oder trocken. Diese Verschlimmerung bei feuchtem Wetter ist bei *Natrium sulfuricum* nicht auf Diarrhöe beschränkt, sondern zeigt sich besonders in Fällen von chronischem Asthma. Ich habe es dann bei diesem lästigen, hartnäckigen Leiden von großem Nutzen gefunden, und da Verschlimmerung bei feuchtem Wetter in Fällen von schon lange bestehendem Asthma sehr häufig vorkommt, so ist dies Mittel oft angezeigt. Ich habe dagegen von ihm bei Fingergeschwüren, gegen die es sehr empfohlen wird, nicht viel Nutzen gesehen; jedoch habe ich bei sehr hartnäckiger Gonorrhöe, mit dickem, grünlichem Ausfluß und wenig Schmerz, sehr gute Resultate erzielt. Lockerer Husten mit Wundheit und Schmerz durch die linke Brust ist sehr charakteristisch. Dies ist einer der diagnostischen Hauptpunkte zur Unterscheidung zwischen *Bryonia* und *Natrium sulfuricum,* daß während bei beiden mit dem Husten große Wundheit der Brust besteht, der Husten bei *Bryonia* trocken, während er bei *Natrium sulfuricum* locker ist. Der Patient springt im Bett auf, weil ihn der Husten so schmerzt.

Es besteht ebensoviel Schmerzhaftigkeit wie bei *Bryonia,* so daß der Patient beim Husten im Bett aufspringt und die Hände gegen die schmerzende Seite preßt, um den Schmerz zu lindern. Dies Symptom kann bei chronischen Leiden der Atmungsorgane beobachtet werden, wie Asthma, Phthisis usw., und ich habe, wenn es vorhanden war, der Verordnung von *Natrium sulfuricum* einige

Male bemerkenswert schnelle Besserung und Heilung bei Lungenentzündung folgen sehen. Dieser Schmerz durch die untere Seite der linken Brust ist für *Natrium sulfuricum* ebenso charakteristisch, wie es der durch die rechte untere Brust gehende Schmerz für *Kalium carbonicum* ist.

Natrium muriaticum = Natrium chloratum

Natriumchlorid

Da wir bei den Natriumsalzen sind, will ich damit fortfahren. Gewöhnliches Kochsalz. Ein Herr sagte einmal zu mir, als ich ihm eine Dosis von *Sulfur* D 30 verschrieb: „Pah, ich nehme mit jedem Ei, das ich esse, mehr Schwefel zu mir als das. Wie kann mir das etwas nützen?“ Meine Antwort war: Abwarten und sehen! Und er wurde sowohl von seinem Leiden wie von seinen Zweifeln geheilt. Es gibt kein Mittel in der Materia medica, meine ich, über das die Fürsprecher der Tiefpotenzen und nur der tiefen, sich so ärgern wie über dieses. Die unzweifelhafte Heilung der hartnäckigsten Fälle von Wechselfieber mit der 200. und höheren Potenzen verblüfft sie. Daß Leute, die Kochsalz in beträchtlichen Mengen essen, ohne dasselbe nicht leben können und doch nicht davon gesund werden, aber von demselben Stoff potenziert gesund werden, in dem das Mikroskop, die Molekültheorie, die Spektralanalyse oder irgendeine andere (sog.) wissenschaftliche Methode nicht imstande sind eine Spur davon nachzuweisen, will ihnen nicht einleuchten. Aber die Heilungen stehen da, wie der Blinde, den Jesus heilte. Es ist eine peinliche Sache, wenn solche Tatsachen unseren Vorurteilen gegenübertreten. „Ganz schön,“ sagte einer von den Zweiflern, „Leute werden manchmal ohne Arznei gesund.“ „Aber manchmal auch mit Medizin“, antwortete ich. Ist es nicht seltsam, wie manche Ärzte über eine Potenz spotten und dann vor einem Bazillus in der Größe von 0,004 bis 0,006 mm fliehen? Sie können kaum essen, trinken oder schlafen, aus Furcht, es könnten sich irgendwo kleine Mikroben von der 15. Kultur auf sie niederlassen; aber — in einer Potenz über der 12. ist nichts. Was ist das für eine Logik! Wenn erst das Vorurteil der redlichen, ernsten Forschung nach Wahrheit wiche, so würde es in der Welt besser aussehen.

Natrium muriaticum ist eins unserer besten Mittel gegen Anämie. Es scheint nicht viel auszumachen, ob die Anämie durch Säfteverlust hervorgerufen wird (*China, Kalium carbonicum*), durch Regelstörungen (*Pulsatilla*), Samenverlust (*Acidum phosphoricum, China*), Kummer oder andere seelische Leiden. In den Fällen von Anämie, für die *Natrium muriaticum* paßt, können wir neben allgemeiner Blässe Abmagerung haben, obwohl der Kranke gut ißt. Heftige Anfälle von klopfendem Kopfschmerz; Kurzatmigkeit besonders beim Treppensteigen oder bei anderer körperlicher Anstrengung; spärliche Menstruation; mehr oder weniger Verstopfung und gewöhnlich große Niedergeschlagenheit. In der Tat ist Niedergeschlagenheit für dieses Mittel charakteristisch; der Kranke weint viel, wie bei *Pulsatilla*. Der Unterschied besteht darin, daß der *Pulsatilla*-Patient durch Zuspruch beruhigt und getröstet wird, während es bei dem *Natrium-muriaticum*-Patienten verschlimmert.

Bei diesen Fällen von Anämie besteht fast immer viel Herzflattern und Herzklopfen, selbst zeitweiliges Aussetzen der Herztätigkeit. Ich habe viele derartige Fälle mit diesem Mittel geheilt, hoch, in einzelnen Gaben, welche nur wiederholt wurden, wenn die Besserung sich verzögerte. Ich hatte einen Patienten, der 40 Pfund abgenommen hatte (er wog 160 Pfund), obgleich er jederzeit gut aß, der nach einer Gabe *Natrium muriaticum* 3 Monate später 200 Pfund wog. Zu Anfang der Behandlung war er sehr hypochondrisch. Ich kann *Natrium muriaticum* bei diesem Leiden nicht warm genug empfehlen.

Natrium muriaticum ist ein vortreffliches Mittel bei chronischen Kopfschmerzen. Sie kommen in Anfällen und würden wegen ihres heftig klopfenden Charakters an *Belladonna* denken lassen, nur daß sie meist bei Anämischen vorkommen und das Gesicht blaß oder höchstens schwach gerötet ist. Wenn das Gesicht rot und brennend ist, die Augen gerötet, der Schmerz von klopfendem, hämmerndem Charakter, würden wir sogleich an Mittel wie *Melilotus, Belladonna* oder *Nux vomica* denken und alsdann nach begleitenden Symptomen suchen, um zwischen ihnen zu entscheiden. Die Kopfschmerzen von *Natrium muriaticum* pflegen nach der Menstruation aufzutreten, als ob sie durch den Blutverlust veranlaßt würden, und Sie wissen, daß in derartigen Fällen *China* ebenfalls klopfenden Kopfschmerz hat. Bei *Natrium muriaticum* tritt der klopfende Kopfschmerz auf, gleichviel ob die Menses spärlich oder profus sind. *Natrium muriaticum* heilt auch den Kopfschmerz von Schulmädchen, und hier mag es schwierig sein, zwischen ihm und *Calcium phosphoricum* zu wählen, da beide Mittel auch besonders bei anämischen Zuständen passen. In der Tat habe ich zuweilen fehlgegriffen und hätte *Calcium phosphoricum* verordnen müssen, als *Natrium muriaticum* versagte, und umgekehrt, weil ich keine sichere Wahl treffen konnte. Diese Kopfschmerzen rühren oft von Augenanstrengung her, wie von lange anhaltendem Studieren, feiner Näharbeit usw. Dann haben wir Schwachsichtigkeit bei dem Kopfschmerz und müssen auch *Argentum nitricum* und *Ruta graveolens* berücksichtigen. In der täglichen Praxis kann es manchmal vorkommen, daß der betreffende Fall in den symptomatischen Indikationen noch nicht soweit entwickelt ist, um zwischen zwei ziemlich gleich stark indizierten Mitteln wählen zu können. Wenn ein Arzt das richtige trifft, ohne je mehr als zwei Versuche machen zu müssen, so ist ihm das erste Mißlingen zu verzeihen, und ich nehme dies für mich in Anspruch. Bei Fehlschlägen kann wohl der Arzt getadelt werden, aber nicht die Homöopathie, die niemals fehlgeht. — Kopfschmerz mit Übelkeit findet häufig in *Natrium muriaticum* sein Simillimum. Aus Raummangel können wir hier nicht alle Symptome geben, die es indizieren.

Natrium muriaticum wirkt auf den ganzen Verdauungsweg vom Mund bis zum After und hat sehr charakteristische Symptome für seine Verordnung. Die Lippen und Mundwinkel sind trocken, geschwürig oder rissig (*Condurango*). Hierin ähnelt es *Acidum nitricum,* das diese Symptome am anderen Ende des Verdauungskanals auch hat; denn bei beiden Mitteln ist der After rissig, wund, schmerzhaft und blutet zuweilen. In dieser Beziehung sind noch *Antimonium crudum* und *Graphites* zu erwähnen; während aber *Graphites* diesen Zustand sowohl am Mund als auch am After hat, wird es mehr als jedes der übrigen Mittel durch Ekzeme oder Ausschläge gekennzeichnet. *Natrium muriaticum* hat ein starkes Gefühl von Trockenheit im Munde, ohne daß wirklich Trockenheit besteht. *Mercurius* hat Durst bei feuchtem Mund, aber bei diesem Mittel ist die Zunge geschwollen oder welk, mit Zahneindrücken und sehr widerlich riechendem Atem; alles das ist bei *Natrium muriaticum* nicht so ausgesprochen, so daß keine Gefahr besteht, beide zu verwechseln.

Erinnern Sie sich, daß *Pulsatilla,* obgleich in seinen Gemüts- und Geistessymptomen gleich oder ähnlich, in bezug auf dieses Symptom gerade das Gegenteil hat, nämlich trocknen Mund ohne Durst, was bei einer erforderlichen Wahl den deutlichen Unterschied liefert. *Natrium muriaticum* hat noch darin eine Ähnlichkeit mit *Pulsatilla,* daß es bitteren Geschmack und Verlust des Geschmackes hat. Ferner hat *Natrium muriaticum* eine *Silicea* ähnliche Empfindung auf der Zunge, nämlich Gefühl eines Haares auf der Zunge (auch *Kalium bichromicum*). In Guiding Symptoms wird ein tiefer schmerzhafter Spalt in der Mitte der Oberlippe angeführt, aber ich habe ihn in der Unterlippe beobachtet und halte dies für gerade so charakteristisch. Ich machte eine glänzende Kur, wobei ich durch dieses Symptom zu einem Versuch mit dem Mittel geführt wurde.

Um den Mund finden sich bei *Natrium muriaticum* Bläschen, wie Perlen, besonders bei Wechselfieber. Wenn die Oberlippe sehr verdickt oder geschwollen ist, nicht mit rotlaufartigem Charakter, so würden wir an drei Mittel denken, die dies haben: *Belladonna, Calcium carbonicum, Natrium muriaticum.* Allein würde dieses Symptom natürlich nicht viel zu bedeuten haben; aber es wirkt sehr beweiskräftig, wenn es im Zusammenhang mit den übrigen Symptomen gefunden wird. Die Zahnfleischsymptome können in ein Wort zusammengefaßt werden: skorbutisch. Da sind ferner *Mercurius, Carbo vegetabilis, Acidum muriaticum* usw. zu berücksichtigen.

Es gibt ein weiteres seltsames Symptom, bei welchem mir in einem Falle, der mich lange Zeit geäfft hatte, der ältere Lippe zur Verordnung von *Natrium muriaticum* mit Erfolg verhalf, nämlich Taubheitsgefühl und Kribbeln der Zunge, Lippen und Nase. Dies trat in Zusammenhang mit chronischer Schmerzhaftigkeit der Leber und Verdauungsstörungen auf, so wie es in dem Zustand, welchen der Volksmund Galligkeit nennt, sich findet. In diesem Zustand *Natrium muriaticum* sehr hoch (nach Lippe c. m.) gegeben, bringt den Fall in sehr kurzer Zeit in Ordnung. Landkartenzunge findet sich unter *Natrium muriaticum, Arsenicum album, Lachesis, Acidum nitricum* und *Taraxacum.* Ich habe *Natrium muriaticum* häufiger mit Erfolg angewendet als die übrigen. Als ein wichtiges Halsmittel habe ich *Natrium muriaticum* nicht gefunden, ausgenommen bei follikulärer Pharyngitis, die durch örtliche Anwendung von Silbernitrat verschlimmert worden ist. Bei postdiphtherischer Lähmung der Schlingmuskeln haben mir *Lachesis* oder *Causticum* bessere Dienste geleistet. Profuser, wäßriger und salziger Speichelfluß ist die reaktionäre oder sekundäre Wirkung von *Natrium muriaticum* und kann darin sein Heilmittel haben. Jedoch findet sich dies nicht so häufig wie der andere Zustand: Trockenheit. *Natrium muriaticum* hat einige wichtige charakteristische Kennzeichen unter der Rubrik Appetit, Durst, Verlangen und Widerwillen. Hierhin gehört: starker Hunger, dennoch magert der Patient ab bei reichlicher Nahrungsaufnahme (*Acidum aceticum, Abrotanum, Jodum, Sanicula* und *Tuberculinum*). *Jodum* hat diesen Heißhunger mit Abmagerung; jedoch fühlt sich der *Natrium*-Patient nach dem Essen matt und schläfrig, während der *Jodum*-Patient sich wohler fühlt. Der *Natrium*-Patient fühlt sich nach dem Essen verdrießlich, mit drückendem Schmerz, Vollheitsgefühl und Unbehagen in der Magen- und Lebergegend, das sich bei fortschreitender Verdauung bessert (siehe *China*); der *Jodum*-Patient wiederum möchte fortwährend essen und fühlt sich nur behaglich, wenn der Magen voll ist oder gefüllt wird. Es gibt noch einige Mittel, die entweder Hunger haben oder Besserung durch Essen, ebenso wie *Natrium muriaticum* und *Jodum*: namentlich *Anacardium, Chelidonium* und *Petroleum*. Man könnte noch als Hungermittel *China* und *Lycopodium* hinzufügen. Der *Anacardium*-Patient hat Magenschmerz, der sich nach dem Rückgrat ausbreitet, und ein Leerheits- und Schwächegefühl, das durch Essen gebessert werden muß, nach zwei Stunden wiederkehrt, wo er wieder essen muß. *Chelidonium*-Hunger wird von den charakteristischen Lebersymptomen begleitet (siehe *Chelidonium*). Bei dem *China-, Natrium-muriaticum-* und *Lycopodium*-Hunger ist der Patient schnell voll, und Vollheitsgefühl, Blähungen und Unbehagen folgen, bis der Verdauungsprozeß gut vorgeschritten ist, worauf Besserung eintritt. Ferner ist *Natrium muriaticum* ein sehr dienliches Mittel gegen anomale Begierde nach Kochsalz. Der Patient salzt alles, was er ißt. Eine Gabe von der c. m. stellt diesen Mißbrauch ab und beseitigt häufig andere, begleitende Symptome. *Causticum* hat dieses Symptom ebenfalls, und wenn es die übrigen Symptome indizieren, so ist ihm der Vorzug zu geben. Natürlich ist der heftige Durst durch Salz wohl bekannt, der mit dem Hunger Schritt hält. Dies ist bei Diabetes der Fall, für welchen *Natrium muriaticum* ein Heilmittel. ist, wenn es auch im übrigen paßt. Selbstverständlich muß es in all diesen Fällen hoch angewendet werden, denn tief nehmen wir es in unseren Speisen.

Unter der Rubrik Stuhl und Rectum hat *Natrium mur.* ausgeprägte Symptome. Ich zitiere wörtlich aus „Guiding Symptoms“: „Stuhlverstopfung; hartnäckige Stuhlverhaltung; Stühle unregelmäßig, hart, unzulänglich; während der Menses; Stühle in großen Stücken; wie Schafkot; infolge Untätigkeit des Rectums; After zusammengezogen, oder zerrissen, blutend, schmerzend, oder nachher brennend; Stechen im Rectum, Hypochondrie oder schlechte Laune verursachend; starke Trägheit des Rectums ohne Schmerz; Trockenheit der Schleimhäute infolge Feuchtigkeitsmangel, mit wäßrigen Ausscheidungen an anderen Stellen; schwierige Ausleerung, die den After zerreißt mit heftigen Blutungen und das Gefühl von starker Wundheit hinterläßt; bei Gebärmutterverletzungen; Hämorrhoiden; bei Addisonscher Krankheit.“ Um dies richtig zu verstehen, müssen wir die Symptome, die hier durch ein Semikolon getrennt sind, völlig trennen und vor ein jedes das Wort „Verstopfung“ setzen. Dies bewahrt vor dem Irrtum, anzunehmen, daß sämtliche hier aufgeführten Symptome bei einem einzelnen Fall von Stuhlverstopfung vorhanden sein müßten, um *Natrium muriaticum* zum passenden Mittel zu machen.

Eine der besten Übungen für das Studium der Materia medica ist das Vergleichen der verschiedenen folgenden Symptome: Trockne, krümelige Stühle finden sich auch unter *Ammonium muriaticum* und *Magnesium muriaticum.* Verstopfung infolge Untätigkeit des Rectums: *Alumina, Veratrum album, Silicea* usw. After zusammengezogen, gerissen, blutend, schmerzend und Schmerz nach dem Stuhl: *Acidum nitricum.* Trockenheit der Schleimhäute infolge Mangels an Feuchtigkeit: *Bryonia* und *Opium*; hinterläßt Gefühl von starker Wundheit: *Ignatia, Acidum nitricum, Alumen.* Dann kann ferner *Natrium muriaticum* das einzige Heilmittel werden gegen Cholera infantum, chronische Diarrhöe und andere Zustände, wo lockere Stühle vorherrschen. Ich will hier nicht alle Symptome anführen. Abmagerung, Hunger und Durst sind vorhanden, besonders bei Cholera infantum; die Abmagerung macht sich am Hals am stärksten bemerkbar (*Abrotanum* an den Beinen, auch *Ammonium muriaticum* und *Argentum nitricum,* allgemeine Abmagerung *Natrium muriaticum, Sarsaparilla, Jodum*). Bei den Harnorganen will ich nur auf die schon erwähnte vermehrte Ausscheidung aufmerksam machen, sowie auf den unwillkürlichen Harnabgang, was sich auch unter *Causticum, Pulsatilla, Zincum* und anderen findet, und Brennen und Schneiden in der Harnröhre nach dem Harnen. *Sarsaparilla* steht diesem letzten Symptom am nächsten, und wir erinnern hier an die Ähnlichkeit dieser beiden Mittel in bezug auf Abmagerung bei Cholera infantum. Dieses Schneiden in der Harnröhre kann man bei chronischem Tripper finden, und in diesen Fällen ist der Ausfluß fast immer, wie bei *Natrium muriaticum* in allen Schleimhäuten überhaupt, hell und wäßrig. Dieses Mittel gehört zu den besten gegen herabdrängende Schmerzen bei Frauen, mit Verschlimmerung am Morgen. Die Kranke hat das Gefühl, als wenn sie sich setzen müßte, um einen Vorfall zu verhüten. Dies gleicht den Schmerzen der *Sepia*-Patienten, die das Gefühl haben, als müßten sie die Schenkel zu demselben Zweck übereinanderschlagen. Wenn nun die Stuhl- und Aftersymptome von *Natrium muriaticum* vorhanden sind, besonders auch noch die Hypochondrie, so haben wir in *Natrium muriaticum* beinahe ein sicheres Mittel. Die Uterussymptome von *Natrium muriaticum* werden häufig von Rückenschmerzen begleitet, die durch Liegen auf dem Rücken gebessert werden, wie bei *Rhus.* Ich habe schon von den dabei auftretenden Kopfschmerzen, besonders nach den Menses, gesprochen. Sie sind klopfend, mit starkem Wehtun der Augen, besonders beim Drehen derselben. Ich habe jetzt eine Patientin, die gelegentlich diesen Kopfschmerz hat. Sie neigt zu Anämie. In ihrer Jugend war sie sehr anämisch. Sie wird stets durch dieses Mittel in der D 250 gebessert und gewinnt dadurch ihre Farbe und allgemeines Wohlbefinden wieder.

Natrium muriaticum wirkt stark auf das Herz und den Kreislauf, wie die folgenden hervorragenden Symptome anzeigen: Herzflattern mit Schwäche- und Ohnmachtsgefühl, schlimmer beim Niederlegen. Unregelmäßiges Aussetzen des Herz- und Pulsschlages, schlimmer durch Liegen auf der linken Seite. Heftiges Schlagen des Herzens, das den Körper erschüttert (*Spigelia*). Alle diese Symptome treten bei anämischen Personen, deren Konstitution durch Kummer, geschlechtliche Exzesse, Blutverlust und andere entkräftende Ursachen geschwächt ist, bedeutend stärker auf. Es ist besonders wirksam bei Personen, die infolge *Chinin*-Mißbrauches leidend sind. Bei Fiebern ist es unter den Anhängern Hahnemanns zu gut bekannt, um hier viel Raum zu beanspruchen. Bei Wechselfieber ist es namentlich in Fällen dienlich, die durch *Chinin* unterdrückt, aber nicht geheilt sind, und zwar ist die Zeit, in welcher der Frost auftritt, sein Leitsymptom:

Natrium muriaticum, Frost vormittags 10 bis 11 Uhr.

Eupatorium perfoliatum, Frost vormittags 7 Uhr.

Apis mellifica, Frost nachmittags 3 Uhr.

Lycopodium, Frost nachmittags 4 Uhr.

Arsenicum album, Frost 1—2 Uhr nachmittags oder vormittags.

Es gibt viele Mittel, die Frost morgens oder gegen Abend usw. haben, ohne daß die Zeit gerade auf die Stunde festgesetzt werden kann. Was die Zeit der Verschlimmerung bei Fiebern anbetrifft, so ist sie ebenso charakteristisch bei anderen Fiebern wie bei Wechselfieber. Zum Beispiel *Natrium muriaticum* um 10 Uhr vormittags, *Arsenicum* nachmittags 1 Uhr oder morgens usw.

Das Fieber, der Kopfschmerz und alle übrigen Symptome von *Natrium muriaticum* werden durch Schwitzen gebessert, ebenso wie die von *Arsenicum.*

Es gibt noch einige wichtige Symptome bei den Extremitäten. „Niednagel"; der *Natrium*-Patient hat diese stets. Ferner sollten Taubheit und Kribbeln in den Fingern und Zehen, wie sie auch in den Lippen und in der Zunge auftreten, an *Natrium muriaticum* denken lassen. Die Fußknöchel sind schwach und knicken leicht um, besonders bei Kindern, welche spät laufen lernen. Schmerzhaftes Spannen in den Gelenkbeugen, als ob die Sehnen zu kurz wären. Dies kann zu wirklichen Deformitäten führen, wie bei *Causticum, Guajacum* und *Cimex.* Ferner ist das Rückgrat sehr reizbar, empfindlich gegen Berührung, jedoch durch starken Druck gebessert, mit Schwäche der Glieder, Herzflattern, selbst halbgelähmten Extremitäten. Soweit die Rückenmarksschwäche in Betracht kommt, kann sie die Form allgemeiner Entkräftung annehmen, gegen die es kein besseres Mittel gibt als *Natrium muriaticum.* Die geistigen und körperlichen Kräfte scheinen außerordentlich erschlafft, und geistige und körperliche Arbeit erschöpfen in gleicher Weise. Dieser Zustand kann allmählich zu Lähmung fortschreiten und kann die Folge von schlecht behandeltem Wechselfieber, geschlechtlichen Exzessen, Diphtherie, niederdrückenden Gemütsbewegungen oder von anderen Ursachen nervöser Erschöpfung sein.

Die Wirkung von *Natrium muriaticum* auf die Haut darf nicht übersehen werden. In erster Linie sein Ekzem, das rauh und entzündet ist, besonders schlimmer an den Haarrändern. Dann gegen Bläschenausschläge in den Gelenkbeugen. Sie springen auf und überziehen sich mit Schorfen, aus denen eine scharfe Flüssigkeit sickert. Endlich steht es bei Urticaria mit *Apis, Hepar sulfuris* und *Calcium carbonicum* in einer Reihe. Ich habe für dies Mittel, wie für *Lachesis* und *Causticum,* aus folgenden Gründen mehr Raum als für die meisten übrigen Mittel gebraucht: Erstens, es sind alles Mittel, die in Hochpotenzen wirksamer sind. Zweitens werden sie im allgemeinen von den Berufsgenossen nicht gewürdigt. Drittens hoffe ich, die, welche sie bisher nicht gebrauchten, zu einem Versuch mit ihnen zu veranlassen. Ich habe gefunden, daß gewöhnlich gute homöopathische Praktiker diese drei Mittel besonders hochschätzen.

Natrium carbonicum

Natriumcarbonat

Eins der am häufigsten bestätigten Symptome dieses Mittels ist die Modalität: Verschlimmerung durch geistige Anstrengung. Der Kranke ist unfähig, zu denken oder irgendeine geistige Arbeit ohne Kopfschmerz zu verrichten (*Argentum nitricum, Sabadilla),* Schwindel oder ein Gefühl von Benommenheit. Dies Symptom allein macht es zu einem unschätzbaren Mittel, da wir oft auf derartige Patienten stoßen; ich wenigstens habe durch Beseitigung dieser Beschwerden häufig große Ehre eingelegt. Gewöhnlich gebrauche ich hier die 30. Potenz. Ferner pflegt diese Art von Kopfschmerz unter der Einwirkung von Sonnenstrahlen oder Gaslicht schlimmer zu werden. Personen, welche infolge von Überhitztwerden durch die Sonne leiden, pflegen durch *Natrium carbonicum, Glonoinum, Lachesis* oder *Lyssinum* Besserung zu finden. Wie die übrigen Natriumsalze hat das Carbonat große Niedergeschlagenheit, völlig mit traurigen Gedanken beschäftigt. Es ist eins unserer besten Mittel bei chronischem Nasenkatarrh, welcher sich auf die hinteren Nasenlöcher und den Rachen erstreckt. Es besteht heftiges Räuspern und Spucken von dickem Schleim, der sich beständig wieder ansammelt (*Corallium*). Obgleich bei den Prüfungen niemals beobachtet, hat es sich am Krankenbett bei herabdrängenden Schmerzen als wichtiges Mittel erwiesen. Die begleitenden Gemütssymptome hierbei, Traurigkeit, Überempfindlichkeit gegen Geräusche, besonders Musik usw., werden seine Wahl bestätigen.

Schwäche der Fußknöchel von Jugend an findet in *Natrium carbonicum* ein gutes Mittel. Ich heilte einen sehr schlimmen Fall bei einem sehr korpulenten jungen Mann, der infolge derartiger Schwäche auf der Innenkante der Füße ging, weil die Fußgelenke ihn nicht trugen, besonders wenn er etwas übermüdet war. Dies sind die einzigen Anwendungen von *Natrium carbonicum*, die ich aus eigener Erfahrung oder Beobachtung kenne.

Magnesium carbonicum

Basisches Magnesiumcarbonat

Die Magnesiumsalze sind im ärztlichen Beruf als Heilmittel nicht neu. Besonders in bezug auf ihre wohlbekannte Wirkung auf den Darmkanal sind sie lange Zeit das gewöhnliche Zufluchtsmittel der Damen gegen Magensäure und Stuhlverstopfung gewesen. Natürlich sollten sie dann in den Händen der Homöopathen sehr brauchbare Mittel gegen Diarrhöe sein, und so ist es in der Tat. Die Art von Diarrhöe, bei der *Magnesium carbonicum* am besten paßt, ist: „Stühle grün und schaumig, wie der Schaum auf einem Froschteich.“ Alle Magnesiumsalze erzeugen große Schmerzen, folglich bessern sie auch Schmerz, und wie zu erwarten ist, gehen den Stühlen von *Magnesium carbonicum* kneipende und zum Krümmen zwingende, kolikartige Schmerzen voraus. Soweit es die Kolik betrifft, dürfte es zuweilen schwierig sein, zwischen *Magnesium carbonicum* und *Colocynthis* zu wählen; die Stühle sind sich jedoch nicht ähnlich. *Rheum* kommt insofern *Magnesium carbonicum* am nächsten, als beide vor dem Stuhl Kolik haben, saure Stühle und sauren Geruch des ganzen Körpers; jedoch steht bei *Magnesium* der grüne Stuhl voran, bei *Rheum* die

Säure. Bei *Rheum* ist der Stuhl häufiger dunkelbraun als grün. *Chamomilla* hat grünen Stuhl mit viel Schmerz; jedoch ist der Stuhl wäßrig, während er bei *Magnesium carbonicum* mehr schleimig ist. *Mercurius* hat schleimigen Stuhl, der auch grün sein kann; aber bei *Mercurius* ist Tenesmus (Stuhlzwang) das Leitsymptom, und die Mundsymptome und Schweiß ohne Linderung unterscheiden es von den anderen Mitteln. *Magnesium carbonicum* hat Zahnschmerz, der im ersten Augenblick dem von *Mercurius* zu gleichen scheint. Er kommt bei schlechten Zähnen vor und ist nachts schlimmer. Indessen gibt es einen vortrefflichen Unterschied: *Mercurius* wird in der Bettwärme schlimmer (ein allgemeines Symptom von *Mercurius*), während *Magnesium carbonicum* in der Ruhe sich verschlimmert. Der Patient muß herumgehen, um Linderung zu finden. Diese Art Zahnschmerz ist bei Schwangeren häufig, und ich habe ihn oft geheilt (*Ratanhia*). Ich habe es gegen dieses Leiden in der 200. Potenz angewendet. Bei Diarrhöe habe ich tiefere Potenzen gebraucht. Ich behandelte einen schweren Fall von schon lange bestehenden Steißbeinschmerz (Coccygodynia). Die Schmerzen waren plötzlich, durchdringend und machten den Patienten fast ohnmächtig. *Magnesium carbonicum* D 200 heilte schnell. *Lobelia inflata* hat äußerste Empfindlichkeit; sitzt nach vorn gebeugt, um die Berührung selbst mit einem weichen Kissen zu vermeiden.

Magnesium muriaticum = Magnesium chloratum

Magnesiumchlorid

Dieses Magnesiumsalz scheint anders als *Magnesium carbonicum* zu wirken, denn während dieses sehr charakteristisch Diarrhöe erzeugt und wir es am häufigsten hier dienlich finden, verstopft jenes. Es hat eine eigentümliche Form von Verstopfung: Die Stühle sind hart, schwierig, träge, ungenügend, knotig, wie Schafkot, und zerbröckeln am Rande des Afters. Zuweilen gehen sie nur durch Anwendung der Bauchpresse ab. Die Mittel, die dieser Form von Verstopfung am meisten gleichen, sind *Natrium muriaticum* und *Ammonium muriaticum;* und da ich gerade daran denke, kann ich hier eine andere Ähnlichkeit zwischen *Ammonium muriaticum* und *Magnesium carbonicum,* die sehr charakteristisch ist, erwähnen, nämlich: Der Menstruationsfluß ist schlimmer nachts, was ich bei *Magnesium carbonicum* zu erwähnen vergessen habe. Durch die nachträgliche Einfügung wird man sich vielleicht um so eher an dies Symptom erinnern. Bei *Magnesium muriaticum* ist die Menstruation sehr schmerzhaft und von heftigem Krampf begleitet, der sich zu allgemeinen Krämpfen hysterischer Natur steigern kann. Wenn dieser nervöse Zustand mit der beschriebenen eigentümlichen Verstopfung verknüpft ist, so pflegt dies eine sichere Indikation für die Anwendung unseres Mittels zu sein. Ferner besteht ein eigentümlicher nervöser Kopfschmerz, der durch starken Druck (*Pulsatilla*) oder warmes Umhüllen des Kopfes besser wird (*Silicea*). Dieser Kopfschmerz ist ebenfalls oft hysterisch. Die Krämpfe im Zusammenhang mit Gebärmutterleiden können in *Cimicifuga* und *Caulophyllum* rivalisierende Mittel finden; das Gesamtbild muß entscheiden. *Magnesium muriaticum* ist ein Lebermittel und ähnelt in einigen Symptomen *Mercurius*, namentlich: die Zunge zeigt Zahneindrücke, und Verschlimmerung tritt ein durch Liegen auf der rechten Seite. Jedoch sind die Stühle dieser Mittel in sehr charakteristischer Weise verschieden. Ferner: während *Mercurius* am besten bei akuten Leiden der Leber paßt, entspricht *Magnesium muriaticum* mehr den chronischen Leberaffektionen. *Ptelea*: Leberbeschwerden werden durch Liegen auf der linken Seite verschlimmert. Ein sehr eigentümliches, oft bestätigtes Symptom von *Magnesium muriaticum* ist: Herzklopfen, wenn der Patient sich ruhig verhält, gebessert durch Umherbewegen.

Kinder können während der Zahnung die Milch nicht verdauen (*Sepia*).

Magnesium phosphoricum

Magnesiumphosphat

Wir kommen nun zu dem Hauptmittel unter den Magnesiumsalzen. Es ist verhältnismäßig neu, und es ist ihm in unserer Materia medica durchaus nicht die seiner Wichtigkeit und seinen Vorzügen entsprechende Stelle eingeräumt worden. Dr. H. C. Allen gibt die beste Darstellung davon in den Transactions of the International Hahnemannian Association 1889. *Magnesium phosphoricum* nimmt den ersten Platz unter unseren besten neuralgischen oder Schmerzmitteln ein. Keins hat eine größere Mannigfaltigkeit von Schmerzen. Sie sind heftig, schneidend, durchdringend, bohrend, wie mit Messern, schießend, stechend, blitzartig kommend und vergehend (*Belladonna*), intermittierend, in Anfällen, die fast unerträglich werden, oft die Stelle wechselnd und **krampfartig**. Dies letzte ist meiner Meinung nach das charakteristischste und findet sich am häufigsten im Magen, Bauch und Becken. Gegen Kolik kleiner Kinder steht es neben *Chamomilla* und *Colocynthis*, und gegen die neuralgische Art der Dysmenorrhöe mit den charakteristischen krampfhaften Schmerzen habe ich kein Mittel gefunden, das ihm gleichkommt.

Bei dem letzten Leiden verschreibe ich gewöhnlich die 55 m., welche ich selbst mit der Potenziermaschine bereite, so daß ich genau weiß, was es ist. Wenn wir über Kuren mit Hochpotenzen berichten, wird so oft die Frage aufgeworfen: Woher erhalten Sie diese, und sind Sie sicher, daß sie ihrer Signatur entsprechen? Lassen Sie mich hier sagen, falls ich es nicht schon vorher getan habe, daß wir Hochpotenzen, wie die m., uns selbst auf der genau selbstregulierenden Potenziermaschine hergestellt haben, welche von erstaunlicher Heilkraft waren. Wir (Dr. Santee und ich selbst) erfanden die Maschine für unseren eigenen Gebrauch und haben die Potenzen niemals zum Verkauf angeboten. So können uns schwerlich gewinnsüchtige Beweggründe untergeschoben werden, wenn wir über Heilungen durch diese berichten.

Neben den charakteristischen krampfhaften Schmerzen ist seine charakteristische Modalität: Besserung durch heiße Aufschläge. Kein Mittel hat dies hervorragender als *Arsenicum*, jedoch wollen Sie beachten, daß unter all den verschiedenen Arten von Schmerz, welche wir als zu *Magnesium phosphoricum* gehörig erwähnt haben, eine wichtige Schmerzensart, welche für *Arsenicum* die charakteristischste ist, fehlt, nämlich: brennende Schmerzen. Ich habe diesen Unterschied beobachtet und gefunden, daß, wenn brennende Schmerzen durch Hitze gebessert wurden, *Arsenicum* meist sicher Abhilfe schaffte, während nicht brennende, aber ebenfalls durch Hitze gebesserte Schmerzen durch *Magnesium phosphoricum* geheilt wurden. Ich glaube, daß dies ein wertvolles Merkmal zur Unterscheidung dieser beiden Mittel sein wird. Wenigstens habe ich es so gefunden. Während einer schmerzhaften Menstruation erweist sich

Magnesium phosphoricum in seiner Wirkung schneller als *Pulsatilla, Caulophyllum* und *Cimicifuga* oder jedes andere mir bekannte Mittel. *Cimicifuga* scheint mir besser in Fällen von rheumatischem Charakter zu passen oder bei rheumatischen Personen, während *Magnesium phosphoricum* jene von rein neuralgischem Charakter heilt. Die Schmerzen hören bei *Magnesium phosphoricum* auf, wenn der Fluß beginnt. Bei Gesichtsneuralgie hat dieses Mittel viele Heilungen zustande gebracht. Überhaupt paßt es für Neuralgien beliebiger Lokalisation, wenn die besonderen Umstände vorhanden sind. Was seine Wirkung bei Krämpfen oder Konvulsionen betrifft, so habe ich keine Erfahrung darüber, außer seiner bewährten Wirkung bei krampfhaften Schmerzen. Ich habe in dieser Beziehung keinen Glauben an die Schüßlersche Theorie. Similia similibus curentur hat die Probe bei anderen Mitteln bestanden und wird es auch bei den sog. Gewebemitteln tun, ungeachtet irgendwelcher Theorien.

Nun zu den so charakteristischen **krampfhaften Schmerzen** von *Magnesium phosphoricum.* Wenn ein derartiges Symptom so bedeutend hervorragt, so ist es ein wichtiges Leitsymptom und begrenzt die Wahl auf eine Klasse von Mitteln, die dasselbe haben. Lassen Sie mich dies erläutern.

Krampfhafte Schmerzen: *Cuprum, Colocynthis, Magnesium phosphoricum.*

Brennend: *Arsenicum, Cantharis, Capsicum, Phosphorus, Acidum sulfuricum, Sulfur, Carbo vegetabilis.*

Kältegefühl: *Calcium carbonicum, Arsenicum, Cistus, Heloderma.*

Kälte (objektiv): *Camphora, Secale, Veratrum album, Heloderma.*

Vollheitsgefühl: *Aesculus Hippocastanum, China, Lycopodium.*

Leerheitsgefühl: *Cocculus, Phosphorus, Sepia.*

Herabdrängen: *Belladonna, Lilium tigrinum, Sepia* usw.

Zerschlagenheitsgefühl: *Arnica, Baptisia, Eupatorium perfoliatum, Pyrogenium, Ruta.*

Zusammenschnüren: *Cactus grandiflorus, Colocynthis, Anacardium.*

Erschöpfung oder Abgespanntheit: *Gelsemium, Acidum picrinicum, Acidum phosphoricum,* alle Säuren und *Silicea.*

Betäubung: *Aconitum, Chamomilla, Platinum, Rhus Toxicodendron.*

Wandernde Schmerzen: *Lac caninum, Pulsatilla, Tuberculinum.*

Schmerzempfindlichkeit: *Aconitum, Chamomilla, Coffea.*

Empfindlich gegen Berührung: *China, Hepar sulfuris, Lachesis, Silicea.*

Knochenschmerzen: *Aurum, Asa foetida, Eupatorium perfoliatum, Mercurius, Silicea.*

Stechende Schmerzen: *Bryonia, Kalium carbonicum, Scilla, Apis.*

Pulsieren oder Klopfen: *Belladonna, Glonoinum, Melilotus.*

Blutungen (passive): *Hamamelis, Secale, Crotalus, Elaps.*

Blutungen (aktive): *Ferrum phosphoricum, Ipecacuanha, Phosphorus.*

Abmagerung: *Jodum, Natrium muriaticum, Lycopodium, Sarsaparilla* usw.

Leukophlegmasie (wassersüchtige Schwellungen): *Calcium carbonicum, Graphites, Capsicum.*

Psorische Konstitution: *Sulfur, Psorinum* usw.

Sykotische Konstitution: *Thuja, Acidum nitricum, Medorrhinum* usw.

Syphilitische Konstitution: *Mercurius, Kalium jodatum, Syphilinum* usw.

Blaue Geschwülste: *Lachesis, Pulsatilla, Tarantula cubensis.*

Auf diese Weise könnten wir fortfahren und auf ein bis drei oder mehr Mittel hinweisen, die eine charakteristische Wirkung bei gewissen Symptomen oder Zuständen haben; es ist gut, diese im Gedächtnis zu haben, denn mit einer solchen Anfangsgrundlage sind wir befähigt, den diagnostischen Unterschied zwischen ihnen zu erkennen oder herauszufinden. Solches Wissen wappnet, bereitet auf alle Fälle vor und setzt den Arzt oft in den Stand, jene verblüffenden Kuren zu machen, die den Kranken und alle Beobachter in Erstaunen setzen.

Opium

Stammpflanze: *Papaver somniferum;* Mohn

Eins der von allen medizinischen Schulen am schlimmsten mißbrauchten, weil am häufigsten angewandten Mittel. Ich muß dies auseinandersetzen. Ich sagte: von allen Schulen. Der wahre Homöopath mißbraucht es nicht, aber manche Ärzte, die sich selbst Homöopathen nennen, tun es. Ein Lehrer an einem der homöopathischen Colleges verteidigte seinen Gebrauch in narkotischen Dosen mit der Absicht, Schlaf oder Linderung von Schmerzen herbeizuführen. Ich will gerade hier sagen, daß jeder homöopathische Arzt, der sich veranlaßt fühlt, *Opium* oder seine Alkaloide in dieser Weise und zu diesem Zweck zu verordnen, sein Handwerk nicht versteht und besser täte, seine Materia medica zu studieren und die Grundsätze, wie es nach Hahnemann angewendet wird. Sonst sollte er lieber zur Schulmedizin übergehen, die keinen Anspruch macht, irgendein Heilgesetz zu haben. Erstens erzeugt *Opium* in narkotischen Gaben keinen Schlaf, sondern Betäubung und lindert den Schmerz nur, indem es den Patienten bewußtlos macht. Wie viele Fälle sind durch eine derartige Behandlung verschleiert worden, bis das Leiden so weit vorgeschritten war, daß keine Aussicht auf Heilung mehr war. Schmerz, Fieber und alle übrigen Symptome sind die Sprache der Krankheit, die sagt, wo das Leiden sitzt, und uns zum rechten Mittel führt. Das richtige Heilmittel lindert Schmerz oft schneller als *Opium,* und zwar, weil es den Zustand, von dem er herrührt, heilt. Und selbst in Fällen, wo der Schmerz nicht so schnell behoben wird, ist es oft weit besser, kurze Zeit zu leiden, bis das Heilmittel seine Wirkung ausüben kann. Wahrscheinlich sind 99 Prozent der an Morphinismus Leidenden erst durch Ärzte, die *Morphium* „zur Linderung der Schmerzen und um Ruhe und Schlaf zu verschaffen" verschreiben, dahin gebracht worden. Und wenn wir den Mißbrauch mit Reizmitteln, die unter dem Namen Tonica von derselben Gattung von Ärzten gewohnheitsmäßig verordnet werden, in Betracht ziehen, so ist es kein Wunder, daß man sie oft sagen hört: Ich weiß nicht, ob ich mehr Nutzen oder Schaden angerichtet habe.

Es ist gerade diese narkotische Wirkung, welche die charakteristische Hauptindikation für die homöopathische Anwendung dieses Mittels anzeigt. Kein Mittel erzeugt eine derartig tiefe Betäubung, und das wird in unserer Arzneimittellehre wie folgt ausgedrückt: „Komatöser (betäubter) Schlaf, mit stertorösem, rasselndem Atmen." Außerdem ist das Gesicht rot und gedunsen, die Augen blutunterlaufen und halb geöffnet und die Haut mit heißem Schweiß bedeckt. Dieser Zustand bedeutet eben eine derartige Überfüllung der Gefäße des Gehirns oder des Kopfes, daß infolge Druckes eine Lähmung oder Halblähmung der Nerven eintritt, welche die Atmung versorgen, den Unterkiefer aufrecht erhalten (der herabfällt) und die Schweißdrüsen schließen. Es gibt viele Krankheiten, bei denen diese Zustände eintreten können. So z. B. Typhus, wo der Kranke völlig bewußtlos wird und seine Umgebung vergißt; es tritt keine Reaktion ein auf Licht, Berührung, Geräusch oder sonst irgend etwas, außer auf das angezeigte Mittel, das *Opium* heißt. So bei Lungenentzündung, wo *Opium* in den Händen des Homöopathen bemerkenswerte Kuren gemacht, während es in massiven oder, wie man es zu nennen beliebt, in heroischen Dosen der Schulmedizin (verordnet, um Schmerz zu stillen oder Schlaf zu verschaffen) gar manches seiner Opfer ins Grab gebracht hat. In vielen anderen Krankheiten, tatsächlich in jeder Krankheit, wo diese Symptome auftreten, können wir zuversichtlich erwarten, daß *Opium* entweder den Fall heilt oder den Zustand so weit ändert, daß andere Mittel danach folgen können, um eine völlige Heilung herbeizuführen. Andere Mittel können mit ihm konkurrieren, z. B. bei Typhus *Lachesis* und *Hyoscyamus*. Diese beiden Mittel werden häufig bei typhöser Lungenentzündung Beachtung verdienen. Es erfordert oft eine scharfe Unterscheidung, um zwischen ihnen wählen zu können. Bei Apoplexie paßt *Opium* häufig: jedoch hier wie anderwärts müssen die Symptome entscheiden.

Die Tatsache, daß *Opium* imstande ist, Schmerz zu vertreiben oder, wie ich lieber sagen möchte, den Organismus gegen Schmerzgefühl unempfindlich zu machen, bildet eine der Hauptindikationen für seine Anwendung in der homöopathischen Therapie. Es besteht nicht nur vollkommene Schmerzlosigkeit, sondern vollständige Unempfänglichkeit für Arzneiwirkung. Sie wissen, daß uns gesagt worden ist: wenn ein anscheinend angezeigtes Mittel nicht wirkt, gib *Sulfur*. Nun kann es sein, daß *Opium* ein besser zu verordnendes Mittel ist, wenn in dem ganzen Krankheitsfall keine Reaktion vorhanden zu sein scheint. *Sulfur* würde wahrscheinlich das beste Mittel sein, wenn der Reaktionsmangel auf irgendeiner psorischen Schwäche beruht; aber selbst hier müssen alle Symptome in Betracht gezogen werden. *Laurocerasus* ist ein weiteres Mittel, um die Reaktion anzuregen, wenn sie infolge außerordentlich gesunkener Lebenskraft auszubleiben scheint. *Psorinum* kann bei psorischer Verstopfung erfolgreich zu lebendiger Reaktion führen, wenn *Sulfur* versagt. Bei homöopathischen Verordnungen ist nichts mehr zu verurteilen als Schablone. Dieselbe lähmende Wirkung von *Opium* ist bei den Eingeweiden zu beobachten. Ihre Reizfähigkeit ist verlorengegangen, die peristaltische Tätigkeit gänzlich aufgehoben. Es besteht nicht einmal Verlangen nach Stuhlgang. Die Faeces liegen in den Darmwindungen, bilden harte, dunkle Kugeln und müssen durch Klistiere oder Abführmittel entleert werden. Auch die Harnorgane fallen unter dieselbe Wirkung. Der Harn wird durch Lähmung des Blasengrundes verhalten; kann das Wasser nicht lassen infolge Abstumpfung der Empfindungsfähigkeit der Blasenwände usw. Oder das andere Extrem, unwillkürlicher Harn- und Stuhlabgang infolge Lähmung der Schließmuskeln. Überall bringt *Opium* Unempfindlichkeit und teilweise oder völlige Lähmung hervor und ist, wo die übrigen Symptome vorliegen, homöopathisch angezeigt.

Wir finden unter *Opium* einen dem eben beschriebenen genau entgegengesetzten Zustand, der folgende Symptome aufweist: „Phantasieren; Augen weit offen, glänzend; Gesicht rot, aufgetrieben.“ „Lebhafte Einbildungskraft, geistige Erregung.“ „Nervös und reizbar, leicht erschreckt.“ „Krampfhaftes Zucken, Zittern von Kopf, Armen und Händen; Zucken der Beugemuskeln, selbst Konvulsionen.“ „Schlaflosigkeit (*Cimicifuga, Coffea*), mit verschärftem Gehör; das Schlagen der Uhren und Krähen der Hähne aus weiter Entfernung hält sie wach.“ Dieses sind die sekundären oder rückwirkenden Symptome von *Opium*. Die Natur hat einen Stoß erhalten wie ein Pendel, das deutlich nach einer Seite aus der senkrechten oder normalen Lage ausschlägt. Nun zieht die Natur in dem Bestreben, den Schaden wieder gutzumachen (nach dem Gesetz der Schwere) das Pendel mit solcher Kraft zurück, daß es nicht nur in seine normale Lage zurückschwingt, sondern weit darüber hinaus auf die andere Seite ausschlägt und dann sich selbst überlassen fortfährt, rückwärts und vorwärts zu schwingen, bis es die normale Lage gefunden hat und das Naturgesetz wieder die Oberherrschaft hat. Es muß hier daran erinnert werden, daß die ersten Symptome Mittelwirkungen sind, die letzteren dagegen Anstrengungen der Natur gegen das Mittel, so daß derartige Erregung, Reizbarkeit und Krämpfe niemals unter die homöopathische Wirkung von *Opium* als Arznei fallen, es sei denn, daß diesem

Zustand Schläfrigkeit, Betäubung und Unempfindlichkeit usw. vorausgegangen sind. Ohne diese kann es für den Fall nicht das homöopathische Mittel sein, denn seine vollständige Ähnlichkeit kann darin nicht gefunden werden. Dies ist der Grund, warum der Homöopath mit *Opium* in kleinen Gaben seinem schlaflosen Patienten einen natürlichen Schlaf bringen kann, während der Allopath mit seinen großen Dosen seine Patienten in Betäubung (nicht Schlaf) hineintreibt. Das eine ist heilsam, das andere verderblich.

Nux moschata

Stammpflanze: *Myristica fragrans;* Muskatnuß

Die Muskatnuß, obgleich wegen ihres eigentümlichen Wohlgeschmackes in der alltäglichen Küche häufig gebraucht, ist dennoch ein starkes Gift, und daher ein wertvolles Heilmittel. Es wirkt tief auf Geist und Sensorium, wie folgende charakteristischen Symptome zeigen: „Betäubung, Unempfindlichkeit und unüberwindliche Schlafsucht.“ Ferner „Vergehen der Gedanken beim Sprechen, Lesen oder Schreiben“. Ferner „Gedächtnisschwäche oder Verlust des Gedächtnisses“. Ferner „launenhafte Stimmung, die von der tiefsten Betrübnis bis zum lustigsten Benehmen wechselt; bald ernst, bald heiter“. Ferner „Geistesabwesenheit, kann nicht denken; muß seine Gedanken sammeln, ehe er die einfachste Frage beantworten kann“. Bei den Prüfungen erscheinen noch mancherlei Symptome, die die Wirkung dieses Mittels auf das Gehirn dartun. Die Wirkung auf das Gehirn, indem es Schlaflosigkeit und Schwäche erzeugt, gleicht fast der von *Opium,* trägt aber ganz verschiedenen Charakter: bei *Opium* ist es dem Anschein nach eine Überfüllung der Blutgefäße und Druck, während es bei *Nux moschata* eine Betäubung der Nervensubstanz selbst zu sein scheint. Es ist interessant, auf die Schlafsucht von *Opium, Nux moschata* und *Tartarus emeticus* zu achten und diese Mittel im Vergleich zu studieren. *Opium* und *Tartarus emeticus* sind oft Mittel gegen Lungenentzündung, aber die begleitenden Symptome sind sehr verschieden; *Opium* und *Nux moschata* bei Typhus, aber obwohl beiden das Symptom Betäubung gemeinsam ist, ist die Wahl keineswegs schwierig; alle drei Mittel haben bei Darmbeschwerden der Kinder dieses Symptom gemeinsam, aber es ist nicht schwer zwischen ihnen zu wählen.

Ein weiteres sehr charakteristisches Symptom unseres Mittels ist ungemeine Trockenheit des Mundes. Der Mund ist so trocken, daß die Zunge am Gaumen kleben bleibt, jedoch ohne Durst. Zunge, Lippen und Schlund sind sämtlich trocken. Natürlich gibt es andere Mittel, die auch diese Trockenheit ohne Durst haben, wie *Apis, Pulsatilla* und *Lachesis,* aber *Nux moschata* hat das Symptom am stärksten. Alsdann hat *Nux moschata* heftige Blähungsbeschwerden. Der Bauch ist ungeheuer aufgetrieben, besonders nach den Mahlzeiten. Es gibt zwei Mittel, die Schmerz und Magenbeschwerden unmittelbar nach dem Essen haben, sogar wenn der Patient noch bei Tisch sitzt: das sind *Nux moschata* und *Kalium bichromicum.* Bei *Nux vomica* und *Anacardium* tritt der Schmerz eine oder zwei Stunden nach dem Essen auf. Bei *Nux moschata* scheint sich alles, was man ißt, in Blähungen zu verwandeln (*Kalium carbonicum, Jodum*), die Magen und Bauch so füllen, daß ein Druck auf alle Organe der Brust und des Unterleibes ausgeübt wird. Ferner hat dies Mittel Diarrhöe. Es ist bei Cholera infantum sehr wirksam, wenn die erwähnten, das Sensorium betreffenden Symptome vorhanden sind. Ich hatte einst einen sehr schweren Typhusfall nach Art der Febris nervosa stupida. In Anbetracht der Betäubung, der gelben, wäßrigen Diarrhöe, des Kollerns und der Aufgetriebenheit des Bauches dachte ich, daß *Acidum phosphoricum* sicher helfen müßte; aber es tat es nicht. Schließlich entdeckte ich die außerordentliche Trockenheit des Mundes, welche meiner Aufmerksamkeit vorher entgangen war. Dies vervollständigte das Bild von *Nux moschata.* Unter der Wirkung der 200. Potenz besserte sich das Befinden des Kranken schnell bis zur völligen Genesung. So müssen wir auf der Hut sein, wenn das scheinbar angezeigte Mittel nicht hilft; denn es muß nicht immer *Sulfur, Opium, Laurocerasus* oder *Psorinum* sein, das wir zu verordnen haben, wie wir schon bei der Besprechung von *Opium* und *Sulfur* sagten; wir haben dann eben, trotz allem Anschein, das homöopathisch passende Mittel nicht getroffen, und ein neues Symptom macht, wie in unserem Fall, eine ganz andere Mittelwahl nötig.

Wir wollen nun die erwähnten Gemüts- und Sensoriumsymptome ausführlich vergleichsweise anführen. Ich will zu dem zwischen diesem Mittel und *Antimonium tartaricum* und *Opium* angestellten

Vergleich *Apis mellifica* hinzufügen, das krankhaft tiefen, betäubten Schlaf hat; jedoch wird er durch schrilles Aufschreien unterbrochen, besonders bei Gehirnkrankheiten, wo die Betäubung gewöhnlich gefunden wird. Keins der anderen Mittel hat diese Aufschreie (cri encéphalique) so hervorragend. „Vergehen der Gedanken beim Sprechen, Lesen oder Schreiben" kann sein Simile unter *Camphora, Cannabis indica* und *Lachesis* finden. „Gedächtnisverlust" wird bei vielen Mitteln, besonders aber unter *Anacardium, Lycopodium, Baryum carbonicum, Sulfur* und *Natrium muriaticum,* die „launenhafte, wechselnde Stimmung und Neigung" wird unter *Aconitum, Ignatia, Crocus* und *Platinum* gefunden. „Geistesabwesenheit": *Anacardium, Kreosotum, Lachesis, Natrium muriaticum* und *Mercurius.* Ich bemerke, daß diejenigen Mittel, die in ihren Gemüts- und übrigen Symptomen *Nux moschata* am ähnlichsten sind, meist zu den sog. Hysteriemitteln gehören. Und warum auch nicht? Denn *Nux moschata* ist eins unserer besten Mittel bei diesem hydraköpfigen Leiden. Nehmen wir die sämtlichen Symptome, die wir überblickt haben, zusammen und fügen das eine „fällt leicht in Ohnmacht" hinzu, wo können Sie dann ein vollständigeres allgemeines Bild der durchschnittlichen Hysterie finden? Ich will hier nicht mehr Raum für das Mittel verwenden, aber ich empfehle jedem sorgfältigen Studenten und Praktiker, der es noch nicht gründlich kennt, das sorgfältige Studium dieses gewiß wertvollen Mittels. Daß es in der Praxis nicht die Anwendung gefunden hat, die es hätte finden sollen, ist ohne Zweifel dadurch verschuldet, daß es so häufig in Speisen verwendet wird und viele daher meinen, es könne als Heilmittel nicht viel an ihm sein.

Baryum carbonicum

Baryumcarbonat

Dies ist eins der führenden sog. antiskrofulösen Mittel. Ich verweise Sie auf das, was ich über diesen Gegenstand (Skrofeln), als ich *Sulfur* abhandelte, gesagt habe. Es ist auch eins von den Mitteln, die wie *Calcium carbonicum* ihre Hauptindikationen in der Konstitution des Kranken haben: Beschwerden von in der Entwicklung zurückgebliebenen Kindern; Geist und Körper schwach; wachsen nicht; neigen zu Drüsenanschwellungen; sowohl geistig wie körperlich mangelhaftes Wachstum. Die Geistesschwäche kann sich bis zu Schwachsinn und Idiotie steigern. Anderseits eignet sich *Baryum carbonicum* in gleicher Weise für das Alter mit geistiger und körperlicher Schwäche; schwach und wacklig; kindisches Wesen und gedankenloses Benehmen. Es paßt besonders bei Apoplexie alter Leute oder Neigung hierzu. Gegen Gedächtnisverlust bei solchen Leuten kommt es *Anacardium* gleich. Wir sehen also, daß *Baryum carbonicum,* wenn dies alles richtig ist, ein wertvolles Mittel für Lebensanfang und -ende wird. Kindlicher oder seniler Marasmus fallen in gleicher Weise in seinen Bereich. Beim Marasmus von Kindern können wir wohl unter anderen Mitteln zu wählen haben, wie *Silicea, Abrotanum, Natrium muriaticum, Sulfur, Calcium* und *Jodum.* Unter all diesen Mitteln können wir Abmagerung des übrigen Körpers finden, während der Bauch stark vergrößert ist. Unter jedem von ihnen kann das Kind Heißhunger haben; ißt genug, aber wächst die ganze Zeit hindurch dürftig. Es besteht mangelhafte Assimilation (Stoffansatz). Es gibt einige wichtige Punkte von Ähnlichkeit zwischen *Baryum carbonicum* und *Silicea,* nämlich: Übelriechender Fußschweiß. Der Kopf ist für den Körper unverhältnismäßig groß. Beide leiden unter dem Eintritt von feuchtem Wetter und zeigen Empfindlichkeit gegen Kälte am Kopf. Aber *Silicea* hat den wichtigen diagnostischen Unterschied: Übermäßiger Schweiß auf dem Kopf gleich dem von *Calcium carbonicum,* den *Baryum* nicht hat. Ferner besteht bei *Silicea* nicht die geistige Schwäche, die man bei *Baryum* findet; im Gegenteil: das Kind ist eigenwillig und widersetzlich.

Die Ähnlichkeiten mit anderen Mitteln als mit denen, die wir schon erwähnt haben, sind so zahlreich, daß wir es nicht unternehmen wollen, sie hier zu vergleichen, sondern fortfahren, einige andere wichtige Symptome von *Baryum* anzuführen.

Neben der kräftigen Wirkung von *Baryum* auf das Drüsensystem im allgemeinen scheint es eine besonders starke Beziehung zum Rachen zu haben, besonders zu den Mandeln, die sich heftig entzünden, anschwellen und, sobald sie auch nur im geringsten der Kälte ausgesetzt werden, eitern. Daher wird es eins unserer wertvollsten Mittel bei Kranken mit schon lange bestehender Neigung zu Halsbräune. Es ist oft allein hinreichend, einen Anfall von Halsbräune zu kupieren und mit einer Gabe dann und wann in langen Pausen in Hochpotenz die Neigung hierzu zu überwinden (*Psorinum*). Jedoch wie *Lachesis, Lycopodium, Phytolacca* und andere Mittel muß es nach den ganzen Indikationen gewählt werden. *Baryum* ist in der Tat ebenso dienlich, die konstitutionelle Neigung zur Halsbräune zu ändern, wie es beim akuten Anfall nützlich ist. Sie werden ab und zu in den Zeitschriften einen Fall von chronischem Husten bei Kindern mit vergrößerten Mandeln finden, der durch dies Mittel geheilt sein soll. Die Heilung des Hustens hängt offenbar von der Wirkung des Mittels auf den Zustand ab, der die vergrößerten Mandeln hervorrief; denn abgesehen hiervon habe ich niemals gefunden, daß es ein wichtiges Hustenmittel sei. Bei akuter oder chronischer Mandelentzündung, die als Folge von unterdrücktem Fußschweiß aufgetreten zu sein scheint, würden wir sogleich an *Baryum* denken, obwohl *Silicea* mehr Beschwerden als irgendein anderes Mittel hat, die infolge einer solchen Unterdrückung auftreten; aber *Silicea* hat nicht annähernd die Beziehungen zum Rachen, die *Baryum* hat.

Hier will ich mit *Baryum* abschließen, denn obgleich es ein Mittel von größtem Wert ist, so ist doch sein Umfang nicht groß. Etliche Mittel dieser Art ersetzen den Mangel an Umfang durch Zuverlässigkeit in ihrem Bereich, und dieses gehört zu ihnen.

Jodum

Jod

Dies ist ein weiteres sog. antiskrofulöses Mittel. Hier sind einige charakteristische Indikationen:

Erstens: „Skrofulöse Diathese; schlechter, kachektischer Allgemeinzustand, mit großer Entkräftung und starker Abmagerung."

Zweitens: „Es besteht ein bemerkenswertes und unerklärliches Schwächegefühl und Atemnot beim Treppensteigen."

Drittens: „Heißhunger, ißt oft und viel, magert aber fortwährend ab."

Viertens: „Fühlt sich nach dem Essen oder während des Essens wohler."

Fünftens: „Schwinden der Brüste mit Schmerzhaftigkeit.“

Sechstens: „Profuse Gebärmutterblutungen; Gebärmutterkrebs.“

Siebentens: „Chronischer Weißfluß, der reichlich und so scharf ist, daß er Löcher in die Wäsche frißt.“

Achtens: „Drüsenanschwellungen, besonders der Mesenterial-(Gekrös-) Drüsen und der Schilddrüse.“

Neuntens: „Häutige Bräune, keuchendes, sägendes Atmen, trockner, bellender Husten, besonders bei Kindern mit dunklen Augen und Haaren; das Kind greift beim Husten nach dem Hals.“

Zehntens: „Verschlimmerung aller Symptome im warmen Zimmer.“

Das ist *Jodum* in wenig Worten. Der außerordentliche Hunger, durch Essen gebessert, mit fortschreitender Abmagerung ist in erster Linie von Wichtigkeit. Die Besserung durch Essen betrifft nicht nur das Hungergefühl, sondern seine Leiden im allgemeinen; er fühlt sich nur wohl beim Essen, oder er fühlt sich stets beim Essen am wohlsten. Dies Symptom, wenn es scharf ausgeprägt ist, schließt alle anderen Mittel aus, ganz gleich, ob es sich um Schwindsucht der Lungen, des Dünndarmgekröses oder allgemeinen Marasmus handelt, und hat zu vielen bemerkenswerten Kuren geführt. Ich habe viele Fälle von Kropf mit *Jodum* c. m. (100 000. Potenz), wenn es indiziert war, geheilt, indem ich für vier Abende nach Vollmond je ein Pulver abends verordnete.

Es ist mir nur in einem Falle nicht gelungen, der Weiterentwicklung Einhalt zu tun bzw. ihn zu heilen. Einige werden darüber die Nase rümpfen, jedoch keiner von den Geheilten. Die örtliche Anwendung gegen Drüsenvergrößerung ist töricht und gefährlich.

Bromum

Brom

Ein von Hering geprüftes und bearbeitetes Element und ein wichtiges Mittel bei Kehlkopfleiden, desgleichen bei skrofulösen und tuberkulösen Drüsenleiden. Es wirkt bekanntlich am besten auf Personen mit hellblauen Augen, blondem Haar, hellen Augenbrauen, heller, zarter Haut, bei rotbäckigen, skrofulösen Mädchen. Es muß daran erinnert werden, daß *Jodum,* welches ebenfalls ein antiskrofulöses Hauptmittel ist, fast das gerade Gegenteil von *Bromum* ist, soweit es die Konstitution betrifft. Bei Drüsenleiden wird an drei Mittel nicht so oft gedacht, wie es vielleicht der Fall sein sollte, es sind dies *Carbo animalis, Conium* und *Bromum*; bei allen dreien sind die Drüsen steinhart mit Neigung zu Krebs. Bei *Bromum* sind die Schmerzen nicht charakteristisch; bei *Conium* und *Carbo animalis* aber sind sie lanzinierend, schneidend oder brennend, mehr wie Krebsschmerzen.

Bei Diphtherie, wo unser Mittel oft vortrefflich wirkt, bilden sich die Häute zuerst in den Bronchien, in der Luftröhre oder im Kehlkopf und gehen aufwärts, gerade umgekehrt wie bei *Lycopodium,* bei welchem sich die Häute zuerst in der Nase bilden und abwärts gehen.

Bei häutiger Bräune besteht starkes Schleimrasseln wie bei *Hepar,* aber kein Auswurf. Es scheint hier infolge Schleimanhäufung im Kehlkopf (in den Bronchien *Antimonium tartaricum*) große Erstickungsgefahr zu bestehen.

Empfindung von Spinnweben im Gesicht (*Baryum, Graphites* und *Borax*).

Fächerartige Bewegung der Nasenflügel (*Antimonium tartaricum, Lycopodium*).

Herzhypertrophie infolge von Leibesübungen (*Causticum*).

Dysmenorrhoea membranacea (häutige Menstruationskolik) (*Lac caninum*).

Cina

Stammpflanze: *Artemisia cina;* Zitwerblüten

Hier haben wir ein in seiner Art wahrhaft einzigartiges Mittel, von dem außer dem Homöopathen niemand weiß, wie es anzuwenden ist. Die alte Schule, ärgerlich über unsere Erfolge damit, aber nicht willens, zu unseren kleinen Dosen überzugehen, hat mit seinem Alkaloid gestümpert und mehr Schaden als Gutes gestiftet, und zuletzt sind sie dazu gekommen, über den Gedanken, Kinder könnten durch Würmer beunruhigt werden, zu hohnlächeln. Ich kenne verschiedene Beispiele dieser Art. Jedoch ist *Cina* nicht immer das Mittel gegen Würmer. Aber es ist vielleicht das am häufigsten angezeigte Mittel gegen Beschwerden, die von Spulwürmern herrühren, und bei Kindern, die mit ihnen behaftet sind. Etwas anderes habe ich zu meiner Genugtuung beweisen können, und das ist, daß für diese Fälle die 200. oder höhere Potenzen wirksamer sind als das Alkaloid oder tiefe Potenzen. Ich erwähne dies, um diejenigen, welche den Glauben an das Mittel verloren haben, zu veranlassen, es hoch zu versuchen, gemäß den bekannten Indikationen, wie sie in unserer Arzneimittellehre niedergelegt sind. So manchen „entgeht das Gute, das sie gewinnen könnten, aus Scheu vor dem Versuch". Betrachten wir einige der Hauptsymptome. Das Wurmkind pflegt in der Nacht sehr unruhig zu sein, „schreit im Schlaf durchdringend auf", so daß man an *Apis* denken könnte; aber die übrigen auftretenden Symptome schalten *Apis* aus. Das Kind ist eigensinnig und launisch, wie bei *Chamomilla,* stößt und schlägt nach der Pflegerin, will herumgetragen (*Chamomilla*) oder gewiegt sein, mag nicht berührt oder angesehen werden (*Antimonium crudum*), verlangt allerlei Sachen und weist sie zurück, wenn sie ihm geboten werden (*Bryonia* und *Staphisagria),* oder, ungleich *Chamomilla,* es schreit, wenn es jemand anfassen oder herumtragen will. Ist das nicht ein vollkommenes Bild des Gemütszustandes eines wurmkranken Kindes? Wenn diese Symptome bei einem Kinde auftreten, können wir manchmal unschlüssig sein zwischen *Cina* und *Chamomilla,* aber genaues Beobachten wird gewöhnlich richtig entscheiden lassen. Zum Beispiel, wenn Sie beobachten oder die Wärterin befragen, werden Sie finden, daß ein heißes, rotes Gesicht mit glühender Röte auf beiden Backen mit einem blassen, kränklichen Gesicht mit dunklen Ringen um die Augen abwechselt, oder aber ein rotes Gesicht mit starker Blässe um Mund und Nase. Das ist *Cina.* Wenn das Gesicht häufig auf der einen Seite rot und heiß, auf der anderen blaß und kalt ist, so ist es *Chamomilla.* Dann ferner, wenn wir durch Befragen erfahren oder selbst beobachten, daß das Kind fortwährend in der Nase bohrt und stochert, im Schlaf mit den Zähnen knirscht, auffährt und zuckt, häufig schluckt, als ob ihm etwas in dem Hals heraufkäme, oder selbst ein Gefühl des Erstickens hat und aus ebendiesem Grunde hustet. Eine derartige Kombination findet sich unter keinem anderen Mittel. Sowohl *Chamomilla* als *Cina* haben profusen und blassen Harn;

jedoch der Harn bei *Cina* wird, nachdem er eine Weile steht, milchig. *Cina* hat abwechselnd Heißhunger und völlige Appetitlosigkeit. *Cina* ist ein sehr gutes Mittel gegen Keuchhusten, auch gegen Zucken, Zittern, krampfhaftes Muskelzucken und selbst Konvulsionen; jedoch bei allen diesen Leiden habe ich es am wirksamsten gefunden, wenn die vorerwähnten Wurmsymptome vorhanden waren.

Ich hatte einst zu gleicher Zeit und in einer Familie fünf Typhuskranke, die sehr krank waren. Betreffs der Diagnose lag kein Irrtum vor, und ich erwähne dies ausdrücklich, weil manche meinen, ein Kind unter sechs Jahren könne nicht daran erkranken. Dies Kind im Alter von fünf Jahren war das letzte Familienglied, das von der Krankheit befallen wurde, die denselben Verlauf nahm wie bei den übrigen, mit dem regelmäßigen Steigen und Fallen der Temperatur, aufgetriebenen Unterleib, Diarrhöe und den sonstigen gewöhnlichen Symptomen dieser Erkrankung. Es war in den ersten Jahren meiner Praxis, und da *Cina* in den Handbüchern nicht als Mittel gegen Typhus aufgeführt war, wählte ich, so gut ich konnte, aus den üblichen Typhusmitteln. Ich wußte ganz gut, daß es *Cina*-Symptome mit den schon vorher erwähnten hatte, und als sich der Fall nicht rasch bessern wollte, entschloß ich mich, immerhin einige Gaben *Cina* zu geben. Zu meiner Überraschung fand ich bei meinem nächsten Besuch meinen Patienten in jeder Weise besser, und die Besserung nahm ihren steten Fortgang bis zur völligen Genesung. Ich habe zu Anfang meiner homöopathischen Praxis mehrere solcher Lektionen lernen müssen, ehe es mir definitiv klar wurde, daß beim Verordnen der Name der Krankheit von geringer Bedeutung ist. Seitdem habe ich häufig Gelegenheit gehabt, meinen jungen Kollegen aus Schwierigkeiten in dieser Richtung herauszuhelfen, und sie sind ebensosehr erstaunt gewesen, wie ich es war.

Dulcamara

Stammpflanze: *Solanum Dulcamara;* Bittersüß

Dieses Mittel findet, wie so viele andere, sein charakteristisches Hauptkennzeichen in seinen Modalitäten. „Krankheiten werden durch Witterungswechsel von warm zu kalt hervorgerufen oder verschlimmert.“ Selbstverständlich können einer solchen Ursache allerhand entzündliche und rheumatische Erkrankungen entspringen, und es wird daher *Dulcamara* bei vielen derartigen angezeigt sein. Zum Beispiel: Nach einer Erkältung wird der Nacken steif, der Rücken schmerzhaft und die Glieder lahm, oder der Hals wird schmerzhaft und es folgt Halsbräune, mit steifer Zunge und steifen Kinnladen; selbst die Zunge kann gelähmt werden. Wir sehen hier eine Ähnlichkeit mit *Baryum carbonicum,* und in der Tat ergänzen die beiden Mittel einander gut. Wenn wir bei Halsschmerz die erwähnte Steifheit und Lähmung vorfinden, würde *Dulcamara* vorzuziehen sein. Diese Erkältung im Hals kann weiter hinabgehen und die Bronchien und die Lungen befallen und Husten und blutiger Auswurf daraus folgen. So geschieht es besonders gern bei Kindern und alten Leuten, und es pflegt dann viel Schleimabsonderung vorhanden zu sein mit schwierigem Auswurf und drohender Lähmung des Vagus. Hier ähnelt es wieder *Baryum carbonicum.* Es ist ihm auch in der Neigung, sich in solcher Weise zu erkälten, ähnlich. Feuchtes Asthma, lockerer Husten und Schleimrasseln ist ein anderes Leiden, und die Wahl kann hier zwischen *Dulcamara* und *Natrium sulfuricum* liegen, das ebenfalls ein Mittel bei feuchtem, kaltem Wetter ist. Kolik und Diarrhöe infolge Kältewirkung werden oft durch *Dulcamara* schnell gebessert, besonders bei heißem Wetter, wenn die Tage oder Nächte plötzlich kalt werden, auch bei Dysenterie. Lassen Sie mich wiederholen, daß es ein wichtiges Mittel gegen Rückenbeschwerden infolge von Erkältungen ist. Ich habe diese Leiden besonders erwähnt, weil seiner Verordnung eine so bemerkenswerte Besserung folgte; jedoch brauchen wir keineswegs hier haltzumachen. Die Blase, die Haut und andere Körperteile fallen unter die nützliche Wirkung unseres Mittels, wenn seine charakteristische Modalität vorhanden ist. *Dulcamara* ist gegen Erkrankungen infolge feuchter Kälte, was *Aconitum* für die infolge trockner Kälte ist.

Rhododendron

Stammpflanze: *Rhododendron Chrysanthum;* Goldgelbe Alpenrose

muß hier selbstverständlich erwähnt werden, da wir bei den Wettermitteln sind. Wie *Dulcamara* liegt sein zuverlässigstes charakteristisches Kennzeichen in seiner Modalität: „Verschlimmerung bei nassem, stürmischem Wetter", jedoch *Rhododendron* hat hauptsächlich Verschlimmerung vor dem Sturm, besonders Gewitter; nach Ausbruch des Sturmes fühlt sich der Kranke wohler. Die Verschlimmerung vor einem Gewitter scheint nicht allein von der Kälte und Feuchtigkeit abzuhängen, sondern wenigstens teilweise von dem elektrischen Zustand der Atmosphäre. Dies ist wie bei *Phosphorus, Natrium carbonicum* und *Silicea. Rhododendron* gleicht *Rhus Toxicodendron* darin, daß es Verschlimmerung während der Ruhe und Besserung während der Bewegung hat. Dagegen unterscheiden sich die Schmerzen von *Rhododendron,* die bei feuchtem Wetter schlimmer werden, von denen von *Rhus Toxicodendron* dadurch, daß sie tiefer zu sitzen scheinen und in der Knochenhaut empfunden werden, wie in den Zähnen und in den Knochen der Unterarme und Unterschenkel. Diese Schmerzen sind indessen nicht auf die Knochenhaut beschränkt, sondern ergreifen auch die Muskeln und Bänder, so daß es oft schwer ist, zwischen den beiden Mitteln zu wählen.

So haben wir eine ganze Reihe von hervorragenden Mitteln gegen den Einfluß von nassem Wetter in *Dulcamara, Natrium sulfuricum, Rhododendron, Rhus Toxicodendron* und *Nux moschata* (*Calcium phosphoricum* nasse Kälte, besonders bei schmelzendem Schnee).

Rhododendron scheint eine besondere Beziehung zu den Hoden zu haben. Sie sind geschwollen, sehr empfindlich gegen Berührung, wie gequetscht, mit ziehenden Schmerzen, die sich zuweilen bis in den Bauch und in die Oberschenkel erstrecken. Die ihm ähnlichsten Mittel sind *Aurum metallicum, Clematis recta, Pulsatilla, Argentum metallicum* und *Spongia.* Ist das Leiden syphilitischen Ursprungs, so würden wir *Aurum* den Vorzug geben, besonders wenn der Fall von der Schulmedizin mit Quecksilber mißhandelt worden war. Rührt es von unterdrücktem Tripper her, *Clematis* oder *Pulsatilla;* ist es rheumatischen Ursprungs, *Rhododendron.* Selbstverständlich muß die Gesamtheit der Symptome bei Aufstellung des Krankenbildes in Betracht gezogen werden.

Ruta

Stammpflanze: *Ruta graveolens;* Weinraute

Dies Mittel, das bereits wegen seiner hervorragenden Wirkung auf die Knochenhaut, besonders bei Verletzungen und ihren Folgen, erwähnt worden ist, hat ebenso wie *Arnica* ein „Zerschlagenheits-

und Lähmungsgefühl im ganzen Körper, wie nach einem Fall, schlimmer in Gliedern und Gelenken" und auch „alle Körperteile, auf denen er liegt, schmerzen wie zerschlagen". Wie bei *Rhus Toxicodendron* liebt der *Ruta*-Patient die Lage häufig zu wechseln. Die Schmerzen und Lahmheit von *Ruta* scheinen eine besondere Vorliebe für das Handgelenk zu haben. Hier muß auch an *Eupatorium perfoliatum* gedacht werden. Diese Schmerzen im Handgelenk von *Ruta* werden wie bei *Rhus Toxicodendron* < bei kaltem, feuchtem Wetter und > bei Bewegung.

Es gibt kein Mittel, das für Augenanstrengung durch angestrengtes Studieren, Nähen usw. häufiger dienlich ist als *Ruta*. Die Augen sind ermüdet und tun weh wie von Anstrengung oder brennen wie Feuer. Zwei andere Mittel müssen noch gegen Augenanstrengung erwähnt werden, nämlich *Natrium muriaticum* und *Senega*. Ein gutes Verständnis dieser drei Mittel kann manche Fälle von Schwachsichtigkeit oder Schwäche der Akkommodation infolge Mißbrauchs von Augengläsern retten.

Ruta ist auch eins unserer besten Mittel gegen **Mastdarmvorfall.** *Ignatia* steht hier am nächsten. Beide haben Verschlimmerung beim Bücken, Heben oder beim Stuhlgang. An *Acidum muriaticum* und *Podophyllum* ist ebenfalls zu denken; bei dem ersteren ist das vorgefallene Organ sehr schmerzhaft und empfindlich gegen die geringste Berührung, selbst durch das Bettuch, auf dem er liegt, und der Mastdarm tritt sogar beim Harnen heraus (*Aloe*). Der Vorfall von *Podophyllum* ist fast stets von der charakteristischen Diarrhöe begleitet, jedoch kann er die Folge von Anstrengung beim Heben sein, wobei der Uterus ebenfalls vorfallen kann. Diese Anwendungen von *Ruta* machen es zu einem sehr wertvollen Mittel.

Ledum

Stammpflanze: *Ledum palustre;* Porst

Ledum ist ein sehr wertvolles Mittel gegen Rheumatismus. Dies Leiden ist eingestandenermaßen mit den Mitteln der Schulmedizin sehr schwer zu heilen. Selten wird ein Fall der entzündlichen Form vollständig durch sie geheilt. Die große Mehrzahl ihrer Fälle verläuft von der akuten in die chronische Form und besteht fürs ganze Leben. Die Patienten werden oft ganz verunstaltet, oder es bleibt ein unheilbarer Herzklappenfehler zurück. Dies ist unter homöopathischer Behandlung nicht der Fall. Im Gegenteil werden die homöopathisch behandelten Kranken gewöhnlich geheilt, und sehr selten bleibt ein Herzfehler zurück, selbst wenn die Erkrankung an dieser Stelle beginnt, wie es zuweilen der Fall ist. Öfter fängt das Leiden im Rücken, allgemein in den Extremitäten oder den Gelenken an und wird dann, wenn es allopathisch mit örtlichen Anwendungen behandelt wird, nach dem Herzen getrieben, das mit örtlichen Anwendungen nicht zu erreichen ist, so daß es hier stehenbleibt, bis Exsudate eintreten und sich verhärtete Ablagerungen auf den Klappen bilden. Jeder homöopathische Arzt, der sich eine derartige Behandlung mit solchen Folgen zuschulden kommen läßt, sollte seine Praxis und sein Diplom verlieren.

Ich sage das nicht unüberlegt, denn ich habe 30 Jahre lang in einem entschieden rheumatischen Distrikt gelebt und praktiziert und bin mir wohl bewußt, was ich behaupte. Wenn wir Homöopathen des Ostens jene des Westens wegen der *Chinin*-Behandlung (in massiven Gaben) bei Wechselfieber verurteilen, müssen wir bedenken, daß wir nicht in miasmatischen Bezirken leben und somit keine Autorität sind, und können nur entgegnen, daß wir viele Ärzte kennen, welche dort leben und ihre Patienten ohne *Chinin*-Mißbrauch kurieren. Jedoch von meinem Urteil über Rheumatismus kann ich auf solche Weise nicht abgebracht werden. Rheumatismus ist eine von denjenigen Krankheiten, die eine Fülle von Symptomen und Modalitäten darbieten, um aus einer langen Reihe von Mitteln zur Wahl des einen, für den betreffenden Fall geeigneten, zu führen. In den Resultaten bei Anwendung des Mittels gemäß den symptomatischen Indikationen und jenen, die sich bei einfach pathologischen Verordnungen ergeben, besteht ein so großer Unterschied, daß man nicht lange Versuche anzustellen braucht, um überzeugt zu werden. In der Tat spielt der pathologische Zustand in bezug auf die Verordnungen bei diesem Leiden keine große Rolle, jedoch die Empfindungen und die Modalitäten.

Der *Ledum*-Rheumatismus fängt in den Füßen an und wandert aufwärts. Das ist das Gegenteil von *Kalmia*, welches in der anderen Richtung geht. *Ledum* kann sowohl in akuten als in chronischen Formen dieses Leidens angezeigt sein. Bei der akuten Form sind die Gelenke geschwollen und heiß, aber nicht gerötet. Die Anschwellungen sind blaß, und die Schmerzen verschlimmern sich nachts und von der Bettwärme, die Kranken decken sich gern auf. Dies ist wie bei *Mercurius,* jedoch bei *Mercurius* entscheiden der profuse Schweiß ohne Linderung und besonders die Mund- und Zungensymptome. Ich habe in derartigen Fällen ausgezeichnete Wirkungen von *Ledum* gesehen.

Bei den chronischen Formen der Krankheit ist unser Mittel gleichermaßen wirksam. Hier haben wir ebenfalls die Gelenke geschwollen und schmerzhaft, besonders in der Bettwärme, harte, schmerzhafte Knoten und Ablagerungen zuerst in den Fuß-, dann in den Handgelenken. Die Knochenhaut der Finger- und Zehenglieder ist gegen Druck empfindlich. Die Knöchel sind geschwollen, und die Fußsohlen sind empfindlich und schmerzen; kann kaum auftreten. Diese schmerzhaften und empfindlichen Fußsohlen finden sich auch unter *Antimonium crudum, Lycopodium* und *Silicea,* und ich habe, wenn die übrigen Symptome entsprachen, dann mit dem einen oder anderen dieser Mittel abgeholfen. Bei diesen Fällen von rheumatischen Leiden ist der *Ledum*-Patient unnatürlich kalt: Mangel an Lebens- oder tierischer Wärme, darin wieder *Silicea* gleichend; aber obgleich der *Silicea*-Patient chronischen Rheumatismus der Füße, Gelenke und Fußsohlen ähnlich *Ledum* hat, der sich nachts verschlimmert, so verschlimmert Bettwärme nicht, sondern im Gegenteil, er verlangt, warm zugedeckt zu werden. Unter *Ledum* ist die Besserung durch Kälte so ausgesprochen, daß zuweilen das einzige Besserungsmittel darin besteht, die Füße in kaltes Wasser zu halten. Es ist gut, in allen Fällen von Rheumatismus in den Füßen an *Ledum* zu denken und es daraufhin zu studieren.

Wir dürfen *Ledum* nicht verlassen, ohne die Aufmerksamkeit auf seine Vorzüge als Mittel gegen Verletzungen gelenkt zu haben. Wir pflegen bei Quetschungen und ihren Folgen zuerst an *Arnica* zu denken und in Anbetracht seines wohlverdienten Rufes zu vergessen, daß andere Mittel manchmal gleich wertvoll sind. *Ledum* bringt zuweilen das Werk zum Abschluß, das *Arnica* gut begann, aber nicht vollenden konnte, selbst wenn *Arnica* anfangs geeigneter war; denn es beseitigt Blutunterlaufungen und Mißfärbungen schneller und vollständiger. Gegen dunkle und blaue Flecke infolge von Stößen und Quetschungen gibt es kein besseres Mittel als *Ledum.*

Dann haben wir noch *Acidum sulfuricum* als ein sehr dienliches Mittel bei Blutunterlaufungen aus denselben Ursachen, besonders wenn sie bei kachektischen oder geschwächten Konstitutionen vorkommen, mit Neigung zu Purpura oder Zersetzung des Blutes. Dieser pathologische Zustand pflegt von den charakteristischen Symptomen des Mittels begleitet zu sein. Wir haben oft Blutungen in die Augenbindehaut oder Lederhaut, gegen welche *Nux vomica* spezifisch ist; jedoch gegen ein „blaues Auge" durch einen Faustschlag gleicht kein Mittel *Ledum* in der 200. Potenz. *Ledum* ist ein gutes Mittel gegen Stichwunden, wie Einstechen eines Nagels in den Fuß oder eines Pfriemens in die Hand usw., auch gegen Insektenstiche, besonders von Mücken; jedoch bedarf es gewisser Einschränkung. Es macht nämlich einen Unterschied, welche Gewebsart von dem Stich betroffen wurde. Wenn es ein Nerv ist, würde *Hypericum* vorzuziehen sein, ist es die Knochenhaut, *Ruta*, ist es der Knochen, *Calcium phosphoricum* oder *Symphytum*, um die Heilung zu fördern. In bezug auf das, was wir von *Ledum* bei Augenverletzungen gesagt haben, dürfen wir nicht vergessen zu erwähnen, daß, wenn im Augapfel selbst infolge eines Schlages heftiger Schmerz besteht, vielleicht *Symphytum* angewendet werden muß. Gegen alle diese Affektionen halte ich die 200. Potenz für besser als niedrige Potenzen.

Bismutum metallicum

Wismut

Dies ist eins unserer besten Mittel gegen Cholera infantum, echte Cholera infantum, wo die Krankheit plötzlich auftritt und einen rapiden Verlauf nimmt. Solche Fälle sterben in einer Nacht oder selbst in wenigen Stunden, wenn nicht *Bismutum, Veratrum, Kreosotum* oder irgendein Mittel von solch schneller Wirksamkeit sie rettet. Bei *Bismutum* sind die Stühle wäßrig, profus, schmerzlos und von sehr widrigem Geruch, aashaft riechend. Dabei besteht auch Erbrechen großer Massen, aber der heftige Durst wird von Erbrechen des getrunkenen Wassers begleitet, in demselben Augenblick, wo es den Magen berührt. Es wird auf diese Weise nur Wasser erbrochen. Speisen werden etwas länger behalten (bei *Arsenicum* werden sowohl Wasser als auch Speisen erbrochen). Es besteht große Schwäche gleich der von *Arsenicum* oder *Veratrum album,* jedoch die Körperoberfläche ist warm und häufig mit warmem Schweiß bedeckt. Das Gesicht ist leichenblaß, mit Ringen um die Augen. Dies ist ein vollkommenes Bild von *Bismutum,* und kein anderes Mittel kann damit verwechselt werden.

Ferner ist *Bismutum* ein Mittel gegen rein nervösen Magenschmerz. Der Schmerz ist drückender Art, manchmal als Druck zwischen den Schultern und manchmal mit heftigem Magenbrennen (*Arsenicum*). Es ist ebenfalls häufig von Nutzen bei Magenkrebs, wenn zeitweises Erbrechen von ungeheuren Mengen von Speisen auftritt, die tagelang im Magen gelegen zu haben scheinen. In solchen Fällen besteht heftiges Brennen und Schmerz. Es hat Unruhe und Beängstigung ähnlich *Arsenicum*; der Patient bewegt sich gern umher, kann nicht lange an einer Stelle verweilen. Bei der neuralgischen Form von Magenschmerz haben mir niedrige Verreibungen am besten gedient; bei Cholera infantum habe ich jedoch niemals niedrigere als die 200. Potenz verordnet und damit außerordentliche Erfolge erzielt. Einsamkeit ist unerträglich, das Kind verlangt, daß die Mutter der Gesellschaft halber seine Hände hält (*Stramonium*).

Kreosotum

Kreosot

Dieser merkwürdige Stoff scheint hauptsächlich auf die Schleimhäute zu wirken, indem er profuse und ekelhafte Absonderungen und Geschwüre erzeugt mit stark herabgesetzter Lebenskraft. Dies trifft besonders bei den weiblichen Geschlechtsorganen zu. Der Weißfluß riecht faulig, ist scharf, ätzend, färbt die Wäsche gelb. Die Teile, mit welchen der Ausfluß in Berührung kommt, jucken und brennen, während Kratzen nicht lindert, sondern die Teile entzündet. Das Mittel hat Neigung zu Blutungen, welche oft sehr hartnäckig sind. Die Blutungen treten bei Weißflußleiden intermittierend auf, hören zeitweise fast ganz auf, um dann immer wieder stärker zu werden. Dies ist oft bei dem Wochenfluß der Fall, wo die Wahl zwischen den drei Mitteln *Kreosotum, Rhus Toxicodendron* und *Sulfur* liegen kann. Die übrigen Symptome müssen zwischen ihnen entscheiden. Die Geschwürbildung zeigt sich bei Gebärmutterkrebs, und da wird *Kreosotum* von großem Wert sein. Ich zweifle nicht daran, daß viele Fälle, welche in Krebs ausarten, durch seinen rechtzeitigen Gebrauch verhütet werden könnten. In einigen Fällen besteht entsetzliches Brennen im Becken, wie von glühenden Kohlen, mit Abgang von Klumpen faulig riechenden Blutes. Ich sehe, daß es Guernsey gegen Brustkrebs empfiehlt, indem er sagt, daß er hart, blaurot und mit schorfigen Höckern bedeckt ist. Ich habe es niemals hierfür angewendet, wohl aber bei scharfem Weißfluß und Geschwüren zu meiner großen Zufriedenheit. Gewöhnlich verordne ich es in der 200. Potenz, gleichzeitig mit lauwarmen Wasserausspülungen aus Reinlichkeitsgründen.

Es gibt vielleicht kein Mittel, welches eine entschiedenere Wirkung auf das Zahnfleisch hat (selbst *Mercurius* nicht) als *Kreosotum*. Es wird nicht oft genug bei schmerzhafter Zahnung verordnet. Das Zahnfleisch ist sehr schmerzhaft, geschwollen, sieht dunkelrot oder blau aus, und die Zähne werden meist hohl, sobald sie durchgebrochen sind. Ein Kind, welches einen Mund voll hohler Zähne hat, mit schwammigem, schmerzhaftem Zahnfleisch, wird in *Kreosotum* seinen besten Freund finden. Bei solchen Kindern kommt häufig Cholera infantum vor, von sehr ernstem Charakter, insofern das Erbrechen unstillbar ist und die Stühle aashaft riechen. Vergessen Sie niemals *Kreosotum* bei Cholera infantum, welche anscheinend infolge schmerzhafter Zahnung entsteht oder in irgendeinem Zusammenhang damit steht, denn ich habe davon die schönsten Erfolge gesehen. Ich habe es hier ebenfalls in der 200. Potenz angewendet.

Kreosotum ist auch ein nützliches Mittel bei anderen Arten von Erbrechen: bei Erbrechen in der Schwangerschaft und bei dem anderen schwer zu behandelnden Magenleiden, welches als Magenerweichung bekannt ist. Ich kenne hierfür keine charakteristische Indikation; aber wenn ich die vorerwähnten Beschwerden teilweise oder ganz finden sollte, wie scharfen Weißfluß oder Blutungen oder allgemeine Neigung zu Blutungen, kleine Wunden haben die Neigung, stark zu bluten (wie *Lachesis* und *Phosphorus*), so würde ich auf *Kreosotum* bauen.

Kreosotum hat hinsichtlich des Harnes zuverlässige charakteristische Kennzeichen:

Erstens hat es reichlichen, blassen Harn.

Zweitens plötzlichen, heftigen Harndrang (*Petroselinum*).

Drittens, das Kind näßt das Bett während des ersten Schlafes, der sehr tief ist, so daß es kaum munter wird (*Sepia*).

Viertens, kann nur im Liegen harnen (*Zincum metallicum* nur wenn er zurückgebeugt sitzt).

Wir wollen wiederholen: Schlechte Zähne und krankes Zahnfleisch; stinkende, scharfe Ausflüsse; große Schwäche und Neigung zu Blutungen sollten stets an dieses Mittel erinnern.

Lac caninum

Hundemilch

Einst wollte ich diesen Stoff nicht in meine Mittelliste aufnehmen, denn ich hielt es für eine Schmach, zu versuchen, Hundemilch als homöopathisches Mittel bei der Ärzteschaft einzuschmuggeln. Aber als sich die Beweise zu seinen Gunsten mehrten, entschloß ich mich gemäß dem Grundsatz, den ich mir für meinen Beruf beizeiten zu eigen gemacht hatte, „alles zu prüfen und das Beste zu behalten", einen Versuch zu machen. Der erste betraf einen Fall von entzündlichem Rheumatismus, der meinen größten Anstrengungen, zu helfen, zwei Wochen lang widerstanden hatte. Der Schmerz ging von Gelenk zu Gelenk, aber *Pulsatilla* versagte völlig. Ich beobachtete nach einiger Zeit, daß er nicht nur von Gelenk zu Gelenk ging, sondern kreuzweise; einen Tag im rechten Knie, den nächsten Tag oder nach zwei Tagen in dem linken und dann wieder zurück usw. *Lac caninum* heilte den Fall sehr schnell.

Nicht lange darauf hatte ich einen sehr schweren Fall von Scharlach. Der Hals war ganz geschwollen, und die Unruhe mit Gliederschmerzen war so bedeutend, daß sich der Kranke von einer Seite zur anderen wälzte und ich glaubte, *Rhus Toxicodendron* müßte ohne Zweifel das Mittel sein. Aber es besserte nicht. Alsdann entdeckte ich, daß das Halsweh und die Gliederschmerzen die Seite wechselten. Dies rief mir unser Mittel ins Gedächtnis, das schnelle Besserung herbeiführte. Ich gebrauchte in beiden Fällen die c. m. Potenz.

Zwei Fälle von Mandelentzündung in einem Hause bei verschiedenen Familien. Ich wurde zur Behandlung des einen gerufen und ein sehr tüchtiger Allopath zu der des anderen. Natürlich wurde scharf beobachtet, welcher Fall schneller gesunden würde, und besonders, ob einer geheilt werden könnte, ohne daß Eiterung einträte. Beides waren sehr schlimme Fälle. Beide schritten in 48 Stunden sehr rasch vorwärts. In meinem Fall begann die Anschwellung auf einer Seite, den nächsten Tag war sie auf der anderen Seite sogar schlimmer. So glaubte ich, da die erste Seite besser sei, daß die andere morgen besser sein würde; aber leider war am nächsten Tag Nummer 1 wieder schlimmer, der Kranke konnte nicht schlucken, Speisen und Getränke kamen durch die Nase wieder heraus. Mit Mühe und Not gelang es, einen Löffel Arznei einzugeben. Ich zögerte nicht länger, sondern gab mittags *Lac caninum* c. m., und als ich die Patientin abends besuchte, trank sie Austernbrühe und konnte deutlich sprechen, während sie morgens kein Wort herausbringen konnte. Nach einem weiteren Tage fühlte sich die Patientin bis auf etwas Schwäche wohl. Der andere Fall ging in Eiterung über, und der Patient brachte über eine Woche damit zu. So wurde ein weiterer Sieg für die Homöopathie davongetragen, und ich habe dieses charakteristische Symptom von wandernden Schmerzen, die die Seiten wechseln, wieder und wieder geprüft, bis ich es nunmehr als ebenso zuverlässig wie das Leitsymptom irgendeines anderen Mittels betrachten kann.

Da die Heilkraft dieses Mittels bei mir feststand, beschloß ich, es durch eine Prüfung zu beweisen. Ich überredete drei Angestellte eines Schnittwarengeschäftes, alle zwei Stunden Streukügelchen in D 200 (B. & T.) einzunehmen. Sie wollten anfangs nicht einwilligen, bis ich ihnen erklärte, worum es sich handelte, und einer von ihnen, ein wohl belesener junger Mann, lachend bemerkte, daß, wenn Romulus und Remus nicht an Wolfsmilch gestorben seien, es ihnen auch nicht schaden würde. Das Resultat war, daß sie innerhalb drei Tagen Halsschmerzen hatten und der erwähnte junge Mann auf beiden Mandeln einen deutlichen Belag in Größe eines Daumennagels hatte. Der andere junge Mann fürchtete sich und wollte die Prüfung nicht fortsetzen, und bei der dritten Person, einem jungen Mädchen, folgte dem entstandenen Halsschmerz heftiger Husten mit Brustschmerz über eine Woche lang.

Ich habe *Lac caninum* bei Mastitis als ein sehr dienliches Mittel gefunden; die Hauptindikation ist große Empfindlichkeit und

Schmerzhaftigkeit, wobei die geringste Erschütterung des Bettes oder Tritte auf dem Fußboden nicht vertragen werden. Ferner ist *Lac caninum* das Mittel, wenn die Brüste und der Hals während der Menstruation weh tun, besonders wenn der Fluß, anstatt ununterbrochen, gußweise erfolgt.

Kalium sulfuricum

Kaliumsulfat

Als ich über die Kalisalze schrieb, ließ ich dies eine aus. Es gibt keine Prüfung von dieser Arznei (die diesen Namen verdiente); aber wie bei einigen anderen Mitteln unseres Arzneimittelschatzes hat die klinische Anwendung nach der Theorie von Schüßler einige für seinen homöopathischen Gebrauch wertvolle Symptome ergeben. In einer Anzahl seiner Symptome gleicht es *Pulsatilla,* und da es ein tiefer wirkendes Mittel ist, dient es manchmal zur Ergänzung dieses Mittels. Nehmen wir jedoch zuerst Kenntnis von den Ähnlichkeiten:

1. Gelbe oder grünliche Ausflüsse aus den Schleimhäuten.
2. Abendliche Verschlimmerung der Fiebersymptome.
3. Besserung (im allgemeinen) in freier Luft.
4. Rheumatische Schmerzen in den Gelenken oder in irgendeinem Körperteil von veränderlicher, wandernder Natur.
5. Verschlimmerung in einem geheizten Raum.
6. Lockerer Husten mit Schleimrasseln.

Dies sind alles *Pulsatilla* sehr ähnliche Symptome, die ich oft in Fällen von Katarrh der Schleimhäute festgestellt habe, ob akut oder chronisch, aber besonders bei chronischen oder nach Versagen von *Pulsatilla.*

Ich habe einmal mit *Kalium sulfuricum* Gelenkrheumatismus von der oben beschriebenen Art hervorgerufen und damit bewiesen, daß das Symptom echt ist, obgleich es bis zu der Zeit nur klinisch bestätigt war. Ich gebrauche immer die D 30 und meine, daß jedes durch eine so hohe Potenz wie die D 30 geheilte Symptom mit unserem Ähnlichkeitsgesetz in Übereinstimmung gefunden werden wird, wenn erst eine gründliche Prüfung des Mittels gemacht ist.

Anacardium orientale

Stammpflanze: *Semecarpus Anacardium;* Ostindische Elefantenlaus

ist ein sehr wertvolles Mittel, das meiner Meinung nach von unserer Schule im allgemeinen nicht richtig gewürdigt wird. Es sollte oft bei dem hydraköpfigen Leiden, der sog. Dyspepsie, angewendet werden, gegen das *Nux vomica* unterschiedslos verordnet wird. Beide sind ausgezeichnete Mittel, und es ist nur nötig, ihre Verschiedenheiten zu kennen, um leicht zwischen ihnen wählen zu können. *Anacardium* hat Magenschmerz, welcher nur auftritt, wenn der Magen leer ist, und wird durch Essen gebessert, während *Nux vomica,* nachdem der Verdauungsprozeß vorüber ist, bessert. Der Schmerz von *Nux vomica* ist zwei oder drei Stunden nach den Mahlzeiten am schlimmsten, dauert aber nur so lange, bis die Verdauung beendet ist, dann tritt Besserung ein, wohingegen bei *Anacardium* zu diesem Zeitpunkt das Leiden am schlimmsten ist. Ich habe viele derartige Fälle (manche schon sehr lange bestehende) mit *Anacardium* geheilt, und ich treffe fast ebensoviel solche wie *Nux-vomica*-Fälle an. Ich habe die D 200 hierbei wirksamer gefunden als die niederen Potenzen. Die Potenz hat hier wie anderwärts und bei allen Mitteln mehr mit dem Heilungserfolg zu tun, als einige meinen.

Fall: Ich wurde zu einer 35jährigen verheirateten Frau, Mutter von drei Kindern, gerufen. Sie war völlig abgemagert, mit gelblichem, kachektischem Aussehen des Gesichts. Ein paar Jahre vorher behandelte ich sie bei einem Brechanfall, bei welchem sie kaffeesatzähnliche Massen erbrach. Sie war zu jener Zeit mit einer Gabe *Arsenicum album* 40 m. geheilt worden, hatte jedoch bislang mehr oder weniger Verdauungsbeschwerden. Der letzte Anfall war hartnäckiger und wollte *Arsenicum* und einigen anderen Mitteln nicht weichen. Nach einiger Zeit stellte sich heraus, daß die Schmerzen (welche sehr heftig waren) und das Erbrechen auftraten, wenn der Magen leer war. Sie mußte in der Nacht ein- oder zweimal zur Linderung essen. Die erbrochenen Massen waren stets schwarz oder braun, wie Kaffeesatz aussehend. Ihre Schwester war an Brustkrebs operiert worden; sie war daher sehr nervös und befürchtete Magenkrebs. *Anacardium* heilte sie schnell, und das Leiden ist seitdem nicht wiedergekehrt. Ob die Heilung eine vollständige ist, bleibt abzuwarten, aber der Nutzen des Mittels war fraglos.

Jene beiden Mittel haben häufig erfolglosen Stuhldrang, aber bei *Nux vomica* ist es die Folge von unregelmäßiger peristaltischer Tätigkeit, nach den Beobachtungen von Carol Dunham, während *Anacardium* ungenügende Tätigkeit oder einen Lähmungszustand des Rectums hat, was unter *Nux vomica* nicht erscheint. Mit anderen Worten, *Nux vomica* hat das Verlangen, aber mit unregelmäßiger oder übermäßiger Tätigkeit, *Anacardium* hat das Verlangen, mit unzureichender Leistungsfähigkeit. Ferner hat *Anacardium* das Gefühl eines Knollens oder Pflockes im After, der herauskommen möchte, was unter *Nux vomica* nicht erscheint.

Anacardium ist ferner eins unserer Hauptmittel gegen Gedächtnisverlust, besonders bei alten, sehr geschwächten Leuten. Selbstverständlich würde die Indikation noch verstärkt werden, wenn die charakteristischen Magen- oder Darmsymptome vorhanden wären oder der Patient in früheren Jahren daran gelitten hätte, als Begleiterscheinung oder als treibende Ursache der geistigen Störung.

Es gibt viele Mittel, welche Gedächtnisverlust als Leitsymptom haben, aber keins stärker als dies eine. Natürlich muß der ganze Fall in Erwägung gezogen werden. Dies Mittel hat zwei andere eigentümliche Gemütssymptome. Erstens: „Unwiderstehliche Neigung zu fluchen und zu schwören." Dies Symptom ist nicht sonderbarer als das andere, unter *Stramonium* gefundene und häufig festgestellte: „der Kranke möchte fortwährend beten". Einige der bemerkenswertesten und überzeugendsten Kuren sind gerade auf diese Symptome hin gemacht worden. Ein zweites Symptom ist „der Kranke hat das Gefühl, als habe er zwei Willen"; jeder heißt oder treibt ihn, entgegengesetzte Dinge zu tun, oder der eine heißt ihn, etwas zu tun, und der andere heißt ihn, es nicht zu tun. Solche Symptome werden oft bei Geistesgestörtheit gefunden und sind wertvolle Wegweiser für das Heilmittel. Siehe meinen unter *Platinum* berichteten Fall. — Dann hat *Anacardium* noch zwei andere eigentümliche Symptome: Das eine ist Druck wie von einem Reif um einzelne Teile, das andere wie von einem Pflock in inneren Teilen. Dies kann im Kopf, in der Brust, im Unterleib oder im After gefunden werden. Das Gefühl von einem Reif um einzelne Teile kann man bei Rückenmarksleiden finden, und *Anacardium* ist dann das Heilmittel. Wie *Anacardium* das Gefühl eines Pflockes hat, so haben andere Mittel ein allgemeines charakteristisches Gefühl, z. B. *Aesculus Hippocastanum* Vollheitsgefühl, wie mit Blut überfüllt, *Cactus grandiflorus* Zusammenschnürungsgefühl. *Anacardium* soll auch ein gutes Gegenmittel gegen *Rhus*-Vergiftung sein. Ich habe es niemals dagegen angewendet.

Alumina

Tonerde

Das Hauptkennzeichen, welches zur Anwendung dieses Mittels führt, liegt in seiner eigentümlichen Verstopfung. „Untätigkeit des Mastdarmes, selbst weicher Stuhl erfordert große Anstrengung."

Wie bei *Bryonia* besteht kein Verlangen nach Stuhlentleerung, und die Verstopfung scheint auf einer Trockenheit der Schleimfollikel zu beruhen. Ferner paßt es für dürre, magere Personen. Zwischen diesen beiden Mitteln, welche einander gut ergänzen, bestehen noch andere Ähnlichkeitspunkte. Beide sind vortrefflich bei Verstopfung kleiner Kinder, die oft ein sehr schwer zu behandelndes Leiden ist. *Anacardium, Sepia, Silicea* und *Veratrum album* stehen bei dieser Kraftlosigkeit des Rectums am nächsten.

Alumina ist eins unserer Mittel bei bleichsüchtigen Zuständen. Die Kranke ist blaß, schwach, müde, muß sich setzen, um auszuruhen. Die Menses sind spärlich, verzögert, blaßfarbig, wenn sie kommen, und die Kranke ist hinterher bleich und erschöpft (*Carbo animalis* und *Cocculus*). Es besteht ferner profuser Weißfluß, der zuweilen die Schenkel hinab bis zu den Füßen läuft, wenn sie nicht eine Binde trägt (*Syphilinum*). Er ist so profus, wie es die Menses sein sollten. Diese anämischen Kranken haben häufig absonderlichen Appetit, so nach Stärke, Kreide, Lappen, Kohle, Gewürznelken und anderen ungenießbaren Dingen. In derartigen Fällen ist *Alumina* ein wichtiges Mittel. Die *Natrium-muriaticum*-Bleichsüchtige möchte kein Brot essen oder hat Widerwillen dagegen. Der *Alumina*-Patient kann keine Kartoffeln essen, sie bekommen ihm nicht. *Pulsatilla* kann keine fetten Speisen essen, Backwerk usw. *Alumina* ist

Pulsatilla bei chronischem Nasenkatarrh ähnlich, beide haben weinerliches Temperament; aber die Konstitutionen sind verschieden: *Alumina* ist mager und dürr, *Pulsatilla* phlegmatisch. Unter Stuhl und Rectum vergaß ich etwas zu erwähnen, nämlich: *Alumina* ist ein hervorragendes Mittel gegen Darmblutungen bei Typhus. Das Blut kommt in großen festen Klumpen, die wie Leber aussehen.

Das Mittel ist auch bei chronischen Halsschmerzen sehr wirksam, wie Halsschmerz bei Rednern. Es besteht „Schmerzhaftigkeit, Roheitsgefühl, Heiserkeit und Trockenheit". Diese Trockenheit reizt zu fortwährendem Räuspern, und nach langer Zeit wirft der Kranke etwas dicken, zähen Schleim aus. Diese Art von Halsschmerzen wird vorübergehend durch warme Speisen und Getränke gebessert. *Argentum nitricum* steht dem Mittel am nächsten, jedoch bei *Argentum* bestehen warzenähnliche Auswüchse oder Granulationen im Hals. Beide Mittel haben das Gefühl eines Splitters im Schlunde, wie es auch *Hepar sulfuris, Dolichos* und *Acidum nitricum* haben.

Alumina hat auch ein Gefühl von Zusammenschnüren im Schlund und in der Speiseröhre. Es schmerzt beim Schlucken. *Alumina* wird gegen folgende Symptome empfohlen, die bei Ataxia locomotrix häufig auftreten: Große Schwere in den unteren Gliedmaßen, „kann sie kaum schleppen, wankt beim Gehen und muß sich setzen; abends", „kann nur mit offenen Augen und am Tage gehen", Taubheitsgefühl in den Fersen beim Auftreten", „ungemein schwach und müde, muß sich setzen", „Schmerz im Rücken, als wenn ein heißes Eisen durch die Wirbel getrieben würde". Ich führe diese Symptome auf das Zeugnis anderer an, denn ich habe sie niemals festgestellt. Hieran füge ich das wertvolle Mittel

Alumen

Alaun

bei typhösen Darmblutungen. Es ist ein vortreffliches Mittel; seine Stühle bestehen aus großen Mengen dunkel geronnenen Blutes. Es wirkt auch ausgezeichnet gegen Erschlaffung des Zäpfchens bei Halsschmerz.

Sticta

Stammpflanze: *Lobaria pulmonaria;* Lungenflechte

Dies Mittel hat sich, obgleich es niemals irgendwo völlig geprüft worden ist, als überaus brauchbar erwiesen. Bei akutem Katarrh ist es eins unserer besten Mittel. Sein charakteristisches Symptom hierbei ist heftiger Schmerz und schwerer Druck in der Stirn und in der Nasenwurzel. Dies zeigt sich zu Anfang einer Erkältung; wenn die Nase anfängt zu laufen, hört der Schmerz auf oder wird geringer.

Es ist ebenfalls von großem Wert bei der Form von Nasenkatarrh, wo bei Aufhören des Ausflusses ebendieser Schmerz in Stirn und Stirnhöhle besteht. In diesem Falle neigen die Nasenabsonderungen zum Eintrocknen und sind schwer zu entleeren; die Reizung ist aber so stark, daß eine fortwährende Neigung zum Schnauben besteht, wenn auch mit geringem Erfolg. Diese Absonderungen werden so hart und trocken, daß sie Schorfe bilden. Dieser Zustand kommt den harten Pflöcken und Schorfen von *Kalium bichromicum* sehr nahe, welche oft zu Geschwürbildung an der Nasenscheidewand führen. Ich habe viele Fälle von chronischem Nasenkatarrh mit *Sticta* geheilt; einige bestanden schon jahrelang.

Sie werden sich erinnern, daß *Kalium bichromicum* ebenfalls heftigen Stirnkopfschmerz an der Nasenwurzel hat, besonders infolge unterdrückten Katarrhs, so daß sämtliche sonstigen Symptome in Betracht gezogen werden müssen, um zwischen ihnen zu wählen. Die übrigen Mittel, die mit *Sticta* bei akutem Katarrh Ähnlichkeit haben, sind *Aconitum, Ammonium carbonicum, Camphora, Nux vomica* und *Sambucus* und in der chronischen Form *Ammonium carbonicum* und *Lycopodium.*

Bei *Sticta* besteht niemals der wäßrige Schnupfen oder Fließschnupfen, der *Euphrasia, Mercurius, Arsenicum* und *Kalium jodatum* erfordert. Auch habe ich es niemals bei dem dicken, milden Ausfluß von Nutzen gefunden, der *Pulsatilla, Sepia* und *Kalium sulfuricum* erheischt. *Sticta* ist auch eins von unseren Hustenmitteln, und eine sichere Indikation für seine Anwendung, besonders bei akutem Husten, ist der vorerwähnte Nasenkatarrh, der ihn begleitet. Der *Sticta*-Husten wird ebenfalls nachts beim Niederlegen schlimmer und hält den Kranken wach, wiewohl ich nicht glaube, daß die Schlaflosigkeit lediglich von dem Husten herrührt, sondern daß ein nervöser Zustand, der ebenfalls unter die Heilwirkung von *Sticta* fällt, dazu beiträgt.

Dies Mittel ist eins unserer besten gegen den hartnäckigen Husten, der die Masern begleitet oder ihnen folgt, und hier fällt uns ein, daß Schlaflosigkeit eine häufige Begleiterscheinung ist. In dieser Beziehung ist *Sticta,* wie *Coffea cruda,* hier wunderbar wirksam. Der Husten von *Sticta* ist zuerst trocken, aber später pflegt er locker zu werden; daher ist dies Mittel bei dem unaufhörlichen, quälenden, erschöpfenden Husten der Schwindsüchtigen häufig von Nutzen. Für Heufieber ist es das Mittel, wenn das Leiden sich auf Kopf und Stirnhöhlen konzentriert; die Nase ist vollständig verstopft, obgleich der Kranke beständig niest.

Ich habe *Sticta* bei entzündlichem Rheumatismus des Kniegelenks schnell wirksam gefunden. Die Anfälle kommen plötzlich, und wenn sie durch *Sticta* nicht unverzüglich behoben werden, gehen sie in das Exsudationsstadium über und werden chronisch. In einem Fall waren die Schmerzen so heftig, daß der Kranke, obwohl ein kräftiger, widerstandsfähiger Mann, vor Schmerz rasend wurde (delirierte). *Sticta* half und heilte ihn völlig, so daß er innerhalb einer Woche wieder imstande war, seinem Geschäft (Fuhrmann) nachzugehen. *Sticta* bedarf einer gründlichen Prüfung. Es hat ein nervöses Symptom, das verschiedene Male festgestellt worden ist, nämlich: „Gefühl, als ob die Beine in der Luft schwebten, oder sie fühlte sich leicht, wie schwebend, als ob sie nicht mehr im Bett läge.“ Siehe *Asarum* und *Valeriana.* Derartige Empfindungen, die sehr beunruhigend sind, findet man häufig bei hysterischen Zuständen.

Rumex

Stammpflanze: *Rumex crispus;* Ampfer

Es gibt drei Stellen, an welchen dieses Mittel ganz besonders wirkt, nämlich: Atmungsorgane, Därme und Haut. „Heftiger, unaufhörlicher Husten, trocken und ermattend, mit sehr geringem oder keinem Auswurf, verschlimmert durch Druck, Sprechen und besonders durch Einatmen kalter Luft, und nachts.“ (Dunham.) Es gibt vielleicht kein Mittel, unter dem die Empfindlichkeit der

Schleimhäute des Kehlkopfes und der Luftröhre mehr erhöht wird als durch dieses. Der Kranke zieht das Bett über den Kopf, um sich vor dem Einatmen kalter Luft zu schützen, die sofort Husten erregt. Einige andere Mittel, wie *Phosphorus* und *Spongia,* haben auch Husten, durch Einatmen kalter Luft verschlimmert, aber nicht so hervorragend wie *Rumex.* Beim Gehen aus einem warmen Zimmer in die kühle Luft oder umgekehrt. *Bryonia* und *Natrium carbonicum* haben das Gegenteil. Der Kitzel, der zum Husten reizt, pflegt im Schlundkopf oder hinter dem Brustbein zu sitzen und kann sich bis zum Magen erstrecken, oft tritt ein Gefühl von Wundheit und Roheit hinzu (*Causticum*). Ferner haben wir es wirksam gefunden bei Husten mit stechendem Schmerz durch die linke Lunge, gerade unter der linken Brustwarze (*Natrium sulfuricum*).

Die Diarrhöe von *Rumex* ist der von *Natrium sulfuricum, Sulfur* und *Podophyllum* insofern ähnlich, als sie morgens auftritt, aber es ist braune Diarrhöe und sie pflegt von Husten begleitet zu sein.

Auf der Haut heilt es einen Ausschlag, für den heftiges Jucken abends beim Auskleiden vorm Zubettgehen charakteristisch ist. Dieser Ausschlag kann bläschenförmig wie Krätze sein, oder er kann das Aussehen einer einfachen Urticaria haben. Jucken beim Auskleiden findet sich auch bei *Natrium sulfuricum* und *Oleander,* jedoch bei *Natrium* pflegt sich dieses Jucken im Zusammenhang mit Gelbsucht- oder Malariasymptomen zu finden. Wenn wir heftiges Jucken über den ganzen Körper antreffen, das sich durch Wärme verschlimmert, namentlich durch Bettwärme, so denken wir an *Mercurius solubilis* oder *Mercurius jodatus flavus.*

Arum triphyllum

Stammpflanze: *Arisaema atrorubens;* Zehrwurzel

Dies ist ein Mittel ohnegleichen. Ich kenne keins, das so abseits von allen übrigen steht, und die ihm eigentümlichen und charakteristischen Symptome finden in verschiedenen Krankheiten eine so bemerkenswerte Bestätigung, daß sie den Skeptischsten von der Wahrheit des Similia similibus überzeugen werden oder überzeugen müßten.

Herings „Guiding Symptoms“ geben die beste Darstellung davon. Ich führe einige der wichtigsten Symptome an: „Rohes, blutiges

Aussehen der Lippen, der Mundhöhle, der Nase usw." „Die Kranken nagen und bohren an den rohen Stellen, obgleich es heftig schmerzt, so daß sie aufschreien, aber sie setzen das Bohren fort" (*Helleborus niger*). Es gibt noch ein anderes Symptom, das Hering nicht so gut beschreibt, nämlich: diese rohen Stellen sind sehr rot wie ein Stück frisches, rohes Rindfleisch. Diese Symptome von Mund, Zunge und Nase werden von Hering hauptsächlich in bezug auf Scharlach angeführt. Ich möchte sagen, daß sie sich auch bei typhösen Fiebern und bei Typhus finden. Sooft sich bei irgendeiner Krankheit dieser rote, rohe Zustand des Mundes, der Nase und der Lippen ständig findet, bei welchem der Patient fortwährend nagt und bohrt, ist *Arum triphyllum* zu verordnen. Eine zweite wichtige Verwendung findet dieses Mittel bei Kehlkopf- und Bronchialleiden. Heiserkeit oder Stimmverlust, oder hat die Stimme nicht in der Gewalt; beim Versuch, in einem hohen Ton zu singen oder zu sprechen, schlägt die Stimme um. Dies findet man oft bei Halsschmerz der Lehrer, Redner und Sänger. Verschlimmerung der Heiserkeit durch Singen findet man auch unter *Argentum nitricum, Arnica, Selenium, Phosphorus* und *Causticum*.

Arnica

Stammpflanze: *Arnica montana;* Bergwohlverleih

Dies ist das Hauptmittel gegen Quetschungen und ihre Folgen, und die Symptome „Schwäche, Müdigkeit, Zerschlagenheitsgefühl", „fühlt sich am ganzen Körper wie zerschlagen," wie sie bei den Prüfungen gefunden wurden, erklären den Grund und die vielen Kuren, die es selbst in hohen und höchsten Potenzen sowohl in akuten als auch in chronischen Leiden gemacht hat. Der Erfolg bei Verwundungen ist ein weiterer Beweis für die Wahrheit unseres Heilgesetzes. Eins der besten charakteristischen Kennzeichen ist: „Alles, worauf er liegt, scheint ihm zu hart" (*Pyrogenium*), er muß die Lage ändern, um Erleichterung zu finden. Dies geschieht infolge des Gefühls von Schmerz, als ob er überall zerschlagen wäre.

Baptisia hat „Gefühl, als läge er auf einem Brett; ändert die Lage, das Bett ist ihm zu hart, schmerzt ihn, fühlt sich wie zerschlagen".

Phytolacca hat: „Fühlt überall Schmerzen, vom Kopf bis zu den Füßen, Muskeln schmerzhaft und steif, kann sich kaum bewegen ohne zu stöhnen."

Rhus Toxicodendron hat: „Schmerzhaftigkeit in jedem Muskel, die bei anhaltender Bewegung vergeht, Steifheitsgefühl und Schmerz zu Anfang der Bewegung."

Ruta hat: „Alle Körperstellen, auf welchen er liegt, sind schmerzhaft, wie zerschlagen."

Hier sind fünf Mittel, welche sehr ähnlich zu sein scheinen, und es könnten noch andere hinzugefügt werden, wie *Staphisagria,* welches hat: „Alle Glieder schmerzen wie zerschlagen und als ob keine Kraft darin wäre" und

China: „Er fühlt überall Schmerzen, in den Gelenken, Knochen und in der Knochenhaut, als ob sie verrenkt wären, wie ein ziehendes Reißen, besonders im Rückgrat, im Kreuzbein, den Knien und in den Oberschenkeln." Nun, nur soviel von diesen Mitteln zu wissen, würde für therapeutische Zwecke von geringem Nutzen sein; denn es wäre sinnlos, alle diese Mittel zusammengemischt zu verschreiben, ebensosehr wie eins von ihnen mit Ausschluß der übrigen ohne guten Grund hierfür zu verordnen. Glücklicherweise gibt es stets eine Möglichkeit, die Wahl zwischen ihnen zu treffen, wenn es auch nicht immer leicht ist. Nehmen wir z. B. *Arnica* und *Baptisia.* Beide haben das Symptom Zerschlagenheitsgefühl. Beide haben Gefühl, als wenn das Bett zu hart wäre. Beide haben Betäubung, in die der Patient, wenn er daraus geweckt wird, schnell zurückfällt. Beide haben einen dunklen Streifen längs der Mitte der Zunge. Beide haben ein tiefrotes Gesicht, und all diese Ähnlichkeiten kommen häufig im Verlauf von Typhus vor. Wie sollen wir da zwischen ihnen wählen? Sehen wir weiter. Wenn der Kranke zu all diesen Symptomen „sich im Bett herumwirft, hierhin und dorthin greift und in seinem Delirium jammert, daß er sich nicht zusammenraffen kann", so ist *Baptisia* das Mittel, oder wenn Stuhl, Urin und Schweiß äußerst übelriechend sind, so ist es *Baptisia.* Wenn Stuhl und Urin unbewußt abgehen und blaue Flecke unter der Haut erscheinen, so ist *Arnica* das Mittel. Das sind nur einige charakteristische Unterschiede. Es gibt noch andere, und wir müssen ein wachsames Auge auf sie haben. Es ist nicht schwerer, zwischen diesen beiden Mitteln zu wählen als zuweilen zwischen *Hyoscyamus* und *Opium* in derselben Krankheit. Hier ist die Gelegenheit, wo der alte Arzt den jüngeren ermahnen kann wie Paulus den Timotheus: „Trachte danach, in Gottes Augen tadelfrei dazustehen als ein Arbeiter, der sich (seines Werkes) nicht zu schämen braucht, da er das Wort der Wahrheit rein und angemessen vorträgt.“ Solch genaues, den Verhältnissen entsprechendes Verordnen ist natürlich eine Arbeit, aber eine erfolgreiche.

Wenn ich zu einem Fall käme, der dieses Zerschlagenheitsgefühl sehr ausgesprochen im Zusammenhang mit einem diphtherischen Hals hat, so würde ich nicht *Arnica* verordnen, weil es diese Art von Hals nicht hat, sondern *Phytolacca,* welches noch ein anderes Symptom von *Arnica* hat, nämlich: Hitze und Röte des Kopfes und des Gesichts, während der Körper und die Glieder kühl oder kalt sind.

Ich bin vielen derartigen Fällen von Diphtherie begegnet, welche *Phytolacca,* wenn es rechtzeitig verordnet wurde, ohne Hilfe anderer Mittel heilte. Ferner, wenn ich einen Kranken fände mit diesem Zerschlagenheitsgefühl, der sich diesen Zustand durch Naßwerden während des Schwitzens, oder durch Liegen auf feuchtem Boden oder zwischen feuchtem Bettzeug, oder durch Muskelverrenkung zugezogen hätte, so würde *Rhus Toxicodendron* das Mittel sein.

Wenn ich in Fällen einer wirklichen Verletzung die Quetschung an der Knochenhaut oder am Knochen fände, so würde ich mir von *Ruta* mehr Nutzen versprechen, welches auch in einer Art von Muskelverrenkung, nämlich der Ciliarmuskeln, besser zu sein scheint als *Rhus Toxicodendron.* Ich habe häufig Nähmädchen und Studenten von daherrührenden Augenschmerzen befreit, so daß sie manchmal imstande waren, die von Optikern verordneten Augengläser abzulegen. Es ist viel besser, dieses Mittel bei geschwächtem Akkommodationsvermögen zu gebrauchen, als es durch künstliche Linsen auszugleichen. Wo das verminderte Sehvermögen im Auge liegt, kann dies selbstverständlich nicht geschehen.

So könnten wir fortfahren, die unterscheidenden Symptome all der verschiedenen Mittel, die ein ähnliches Symptom haben, aufzustellen, wenn wir Zeit und Raum hätten. Aber das würde nicht der beste Weg sein, denn jeder Arzt sollte es sich zur Gewohnheit machen, dies für sich selbst zu tun.

Außer allem, was über die große Wichtigkeit des Zerschlagenheitsgefühls dieses Mittels gesagt worden ist, sollte man bei akuten oder chronischen Leiden, die die Folge einer Verwundung sind, stets daran denken. Unter diese gehören Erschütterungen, Schädelbruch mit Hirndruck; lange bestehende Kopfschmerzen; Hirnhautentzündung; Schlaganfall; Augenentzündung mit Blutunterlaufungen oder selbst Netzhautblutungen, wo es die Absorption der Blutgerinnsel fördert; Taubheit, Nasenbluten, frisch plombierte Zähne, Leiden durch Stöße auf den Magen oder andere Eingeweide. Ich heilte einst einen Mann, der einige Jahre an etwas litt, das er und sein Arzt als Verdauungsstörung bezeichneten. Er hatte seine Beschäftigung aufgeben müssen, weil er nicht genug essen konnte, um sich bei Kräften zu erhalten. Es war ihm von seinen Ärzten gesagt worden, daß er niemals wieder gesund werden würde, und er selbst hatte die Hoffnung aufgegeben. Dieser Zustand war durch den Hufschlag eines Pferdes auf die Magengegend verursacht worden. Einige Gaben von *Arnica* D 200 stellten ihn in kurzer Zeit her, und er nahm seine Beschäftigung wieder auf. — Ich will nun *Arnica* mit einigen charakteristischen Kennzeichen schließen, die echt sind und die mir von unschätzbarem Wert waren.

„Betäubung mit unwillkürlichem Kot- und Harnabgang."

„Fürchtet, von ihm Entgegenkommenden geschlagen oder berührt zu werden."

„Fauliger Geruch aus dem Munde."

„Übelriechendes Aufstoßen und wie faule Eier riechende Blähungen."

„Zerschlagenheitsgefühl in der Uterusgegend, kann nicht aufrecht gehen."

„Schmerzhaftigkeit der Geschlechtsteile nach der Geburt; beugt Blutungen oder Blutvergiftung vor."

„Husten; das Kind schreit vor dem Anfall, als ob es Schmerzen hätte."

„Verfällt während des Antwortens in tiefe Betäubung, ohne ausreden zu können."

„Der Kopf oder das Gesicht allein heiß, der übrige Körper kühl."

„Viele kleine Furunkel, schmerzhaft, einer nach dem anderen, äußerst wehtuend.“

„Verhütet Eiterung und Blutvergiftung und befördert die Absorption.“

Obgleich *Arnica* ein altes Mittel ist, wird es nicht so häufig, wie es sollte, in der allgemeinen Praxis angewendet.

Hamamelis

Stammpflanze: *Hamamelis virginica;* Virginischer Zauberstrauch

ist ein weiteres Mittel, welches das Symptom „Schmerzhaftigkeit wie zerschlagen“ in hohem Grade hat, das ich aber bei der Besprechung von *Arnica* nicht erwähnt habe. Diese Schmerzhaftigkeit wird oft bei Rheumatismus gefunden; *Hamamelis* half, wenn *Arnica* versagte. Jedoch ein Hauptunterschied zwischen diesen beiden Mitteln besteht darin, daß *Arnica* mehr auf die Kapillaren wirkt, indem es ein Nachlassen ihrer Spannkraft verursacht, wodurch Blutunterlaufungen auftreten, während *Hamamelis* mehr auf die Adern wirkt, die sehr voll, erweitert und schmerzhaft sind. Ein Autor sagt: „Es ist das *Aconitum* der Adern.“

Aus dem Gebrauch am Krankenbett wissen wir genug, um das Mittel bei fast allen Arten von Venenerweiterungen hoch zu schätzen (*Acidum hydrofluoricum*). Es ist hier ein gewaltiger Rivale von *Pulsatilla*; jedoch außer der Schmerzhaftigkeit der Adern kennen wir keine Leitsymptome für seine Anwendung.

Es hat bei Prüfungen heftige Blutungen hervorgerufen, und in der klinischen Praxis hat sich herausgestellt, daß die Blutung aus sehr dunklem, geronnenem, venösem Blut besteht. Es herrscht kein Zweifel über seine Wirkung bei derartigen Blutungen, ob sie aus der Nase, den Därmen, dem Uterus, den Lungen oder der Blase kommen. Ich habe es an jeder Stelle mit befriedigendem Erfolg gebraucht. Es ist kein starkes Gift und kann tief ohne üble Folgen angewendet werden. Eine seiner besten Anwendungen findet es bei Orchitis und bei Entzündung der Samenstränge. Bei Blutungen aus dem After, ob infolge von Hämorrhoiden oder Typhus, ist *Hamamelis,* wenn das Blut das vorher beschriebene Aussehen hat, ausgezeichnet.

Gleich *Arnica* und *Calendula* scheint *Hamamelis,* äußerlich gebraucht, gut zu wirken. Ich bin im allgemeinen nicht für Anwendung der Mittel in dieser Weise, außer wenn es sich um äußere Verletzungen handelt, die keine eigentlichen Krankheiten sind.

Colocynthis

Stammpflanze: *Citrullus Colocynthis;* Koloquinte

Kein Mittel erzeugt heftigere Kolik als dieses eine, und kein Mittel heilt sie schneller.

Dr. T. L. Brown sagte einst ungefähr folgendes zu mir: Wenn ich der Heilkraft kleiner Gaben noch skeptisch gegenüberstände, so würde mich *Colocynthis* davon überzeugen; denn ich habe damit in vielen Fällen heftige Kolik von Kindern bis zu Erwachsenen und selbst bei Pferden schnell geheilt. Selbstverständlich kann jeder wahre Homöopath das unterschreiben.

Die Kolik von *Colocynthis* ist fürchterlich und nur erträglich durch Zusammenkrümmen oder durch Drücken von etwas Hartem gegen den Bauch. Er lehnt sich über Stühle, über den Tisch oder Bettpfosten, um sich Linderung zu verschaffen. Diese Kolik trägt neuralgischen Charakter und wird oft von Erbrechen und Diarrhöe begleitet, die mehr die Folge des heftigen Schmerzes als irgendeiner besonderen Störung des Magens oder der Gedärme zu sein scheinen. Wir finden dies oft im Zusammenhang mit Dysenterie. Nach meiner Erfahrung kommt es in der Regel nicht im ersten Krankheitsstadium vor, sondern später, wenn die Krankheit durch *Aconitum, Mercurius, Nux vomica* und dieser Klasse von Mitteln nicht völlig bekämpft werden konnte, sondern sich aufwärts nach den kleinen Eingeweiden erstreckt hat. Die Schmerzen sind krampfartiger Natur. Das Mittel, welches gegen Kolik *Colocynthis* am nächsten kommt, ist *Magnesium phosphoricum,* besonders bei Kolik von Kindern. Beide haben krampfhafte Schmerzen, aber die Schmerzen von *Magnesium phosphoricum* werden meist, wie die von *Arsenicum,* durch heiße Aufschläge gebessert.

Sowohl *Colocynthis* als *Magnesium phosphoricum* sind auch wirksam gegen neuralgische Leiden an anderen Stellen, z. B. bei

Ischias und Gesichtsschmerz, und selbst bei Gebärmutterkolik neuralgischer Natur, obgleich bei letzterem Leiden *Magnesium phosphoricum* an der Spitze steht. Man denke an die Modalitäten; denn von der Individualisierung hängt die Wahl zwischen ihnen ab. *Chamomilla* und *Colocynthis* gleichen einander darin, daß beide Kolik oder andere neuralgische Leiden infolge von Ärger haben. *Chamomilla* schlägt bei Kolik von Kindern an, wenn viel Blähungen vorhanden sind, die den Bauch auftreiben; das Kind windet sich in heftigen Schmerzen im Bett, aber krümmt sich nicht wie bei *Colocynthis* zusammen. Andere Symptome kommen natürlich oft hinzu und helfen zwischen ihnen wählen. Wenn beide versagten, habe ich mit *Magnesium phosphoricum* Erfolg gehabt. *Staphisagria* ist ebenfalls ein Mittel bei kolikkranken Kindern mit Anlage wie *Colocynthis* und *Chamomilla*. Bei solchen Kindern werden die Zähne zeitig schwarz und hohl. Ferner leidet das *Staphisagria*-Kind oft an entzündeten Augenlidern. In solchem Fall besteht chronische Neigung zu Kolik, und *Staphisagria* ist manchmal das einzige Mittel. *Veratrum album* hat auch Kolik, bei der sich der Kranke zusammenkrümmt, ähnlich *Colocynthis*; jedoch der Kranke geht umher, um Linderung zu finden, oder er ist sehr erschöpft und hat kalte Schweiße, besonders auf der Stirn. *Bovista* hat Kolik nach dem Essen, durch Zusammenkrümmen gebessert.

Dioscorea ist ein gutes Mittel gegen Blähungskolik. Der Schmerz fängt gerade um den Nabel an und strahlt über den ganzen Bauch aus, selbst bis zu den Extremitäten (*Plumbum* mit eingezogener Bauchwand) und, *Colocynthis* unähnlich, wird der Schmerz durch Vorbeugen verschlimmert und durch Ausstrecken des Körpers gebessert. *Stannum* ist ebenfalls ein Kolikmittel, bei dem die einzige Art, dem Kinde Linderung zu verschaffen, darin besteht, daß es mit dem Bauch über die Schulter der Mutter gelegt und umhergetragen wird. Ich habe einen derartigen, sehr hartnäckigen, lange bestehenden Fall bei einem schwächlichen Kinde geheilt. Die gebräuchlichen Mittel hatten merkwürdigerweise versagt. *Jalapa* heilte einen der hartnäckigsten, schon lange bestehenden Fälle, die ich jemals sah; das Kind schrie fast unausgesetzt wochenlang Tag und Nacht. In diesem Falle bestand die ganze Zeit Diarrhöe. Sowohl die Kolik als auch die Diarrhöe wurden sehr rasch geheilt. Ich habe diese Indikationen für Kolikmittel im Zusammenhang mit *Colo-*

cynthis ausführlich gebracht, weil große Versuchung besteht, namentlich für junge Ärzte, schmerzstillende Mittel, beruhigende Sirupe usw. zu verordnen, da es nicht immer leicht ist, das homöopathische Mittel zu finden. Ich habe dies niemals nötig und heile meine Fälle. Selbstverständlich gibt es viele andere Mittel gegen dasselbe Leiden, und alle haben ihre besonderen Leitsymptome.

Colocynthis heilt nicht nur neuralgische Leiden, die aus der Bauchgegend herstammen, sondern ist sehr wirksam auch bei Gesichtsneuralgien und Ischias. Die Schmerzen an diesen Stellen sind, wie die im Bauche, ausgeprägt krampfartiger Natur. Hier macht *Magnesium phosphoricum* ebenfalls *Colocynthis* oft den Platz streitig, da es auch dieselbe charakteristische Art von Schmerzen hat. Besserung durch Wärme, obgleich beiden Mitteln gemeinsam, ist unter *Magnesium phosphoricum* höchst bemerkenswert. Bei Ischias erstreckt sich der Schmerz von *Colocynthis* von der Hüfte in den hinteren Teil des Oberschenkels bis in die Kniekehlengrube herab (> Liegen auf der schmerzhaften Seite, *Bryonia*). Bei *Phytolacca* laufen die Schmerzen an der Außenseite des Oberschenkels herab. Diese beiden Mittel nebst *Gnaphalium* sind die Hauptmittel zur Behandlung des höchst qualvollen Leidens. Jedoch werden selbstverständlich häufig andere Mittel zu verordnen sein, und die Indikationen sind manchmal außerhalb der örtlichen Beschwerden zu finden, wie dies auch bei vielen anderen Erkrankungen der Fall ist. Einer der schlimmsten Fälle von Ischias, die ich jemals sah, wurde mit *Arsenicum album* geheilt, auf die Indikation: schlimmer um Mitternacht, namentlich von 1 bis 3 Uhr; brennende Schmerzen; die einzige vorübergehende Linderung während der Anfälle durch Auflegen von heißen, trocknen Salzsäckchen auf die schmerzhafte Stelle. Es war dies die Schwester Charles Saunders, eines berühmten New Yorker Schulmannes, der selbst infolge allopathisch behandelter Ischias zum Krüppel geworden war. Nachdem sie sechs Wochen an unbeschreiblichen Schmerzen gelitten hatte, wurde sie schnell und dauernd mit einer Gabe der Jenichenschen 8 m. von *Arsenicum album* geheilt. So sehen wir wieder, daß man sich auf kein Mittel und keine besondere Gruppe von Mitteln ausschließlich verlassen kann, aber auf das eine indizierte kann man es.

Dies sind die Hauptanwendungen von *Colocynthis*.

Petroleum

Steinöl

Eins unserer besten antipsorischen Mittel. Die Ausschläge, die es verursacht und heilt, sind in ihrem Aussehen denen von *Graphites* sehr ähnlich. Sie treten an verschiedenen Körperstellen auf, wie am Kopf hinter den Ohren, am Skrotum, an den weiblichen Geschlechtsteilen, an Händen, Füßen und Beinen usw.

Es gibt ein sehr bemerkenswertes charakteristisches Symptom, das aus einer großen Reihe von Mitteln, die ähnliche Ausschläge haben, zu *Petroleum* führt, nämlich: der Ausschlag ist während der Winterzeit schlimmer (*Aloe, Alumina, Psorinum*). Es gibt kein anderes Mittel, das dies so hervorragend hat. Die Hände springen auf, werden rissig und bluten, sind während des Winters ganz mit Ekzemen bedeckt und heilen im Sommer ab. Ich habe einen Fall eines Ekzems am Unterschenkel geheilt, der schon 20 Jahre bestand, im Winter stets schlimmer wurde, und zwar mit einer Verordnung der D 200. Aufgesprungene Hände habe ich auf dieselbe Weise geheilt. Ich hatte einmal einen sehr hartnäckigen Fall von chronischer Diarrhöe, aber sobald es an den Tag kam, daß der Patient im Winter Ekzeme an den Händen hatte, heilte ich ihn schnell von dem ganzen Leiden mit *Petroleum* D 200. Frostbeulen (*Agaricus)*, die nässen, jucken und bei kaltem Wetter im Winter heftig brennen, werden ebenfalls damit geheilt. *Petroleum* hat auch ein *Hepar sulfuris* ähnliches Symptom, nämlich: der geringste Ritz oder die leichteste Abschürfung der Haut eitert. Sie erinnern sich, daß *Hepar sulfuris* auch Verschlimmerung bei kaltem Wetter oder in kalter Luft hat. *Petroleum* hat Kopfweh im Hinterkopf, der schwer wie Blei ist, ebenso Schwindel im Hinterkopf.

Ferner ist *Petroleum* ein ausgezeichnetes Mittel gegen Seekrankheit. Hierin gleicht es *Cocculus*. Ein anderes eigentümliches Symptom ist Knacken der Gelenke. Dies ist wie bei *Causticum*. Beide Mittel sind bei chronischem Rheumatismus wertvoll, besonders wenn dieses Symptom vorhanden ist. *Petroleum* hat mit *Chelidonium* und *Anacardium* ein Symptom: Magenschmerz, der durch Essen gebessert wird. Ferner ist es wertvoll bei Diarrhöe und

Dysenterie, die während des Tages schlimmer sind. *Petroleum* verdient zu den Hauptantipsorica, ähnlich wie *Sulfur, Graphites, Causticum* und *Lycopodium,* gerechnet zu werden.

Hydrastis

Stammpflanze: *Hydrastis canadensis;* Kanadische Gelbwurz

Dies ist ein berühmteres Mittel bei den Eklektikern als bei uns. Sie schätzen es besonders wegen seiner sog. tonischen Eigenschaften und seiner spezifischen Wirkung in bezug auf Schleimhautgeschwüre. Wir haben es in derartigen Fällen ebenfalls dienlich gefunden, jedoch haben wir bestimmtere Indikationen für seine Anwendung. Zum Beispiel bei Magenbeschwerden, bei denen jene seine Heilkraft seinen tonischen Eigenschaften zuschreiben, finden wir es besonders wertvoll, nur wenn folgendes Symptom vorhanden ist: „Dumpfer, anhaltender Magenschmerz, der ein hinfälliges, ohnmächtiges Schwächegefühl im Epigastrium verursacht." Der Magen ist manchmal wirklich eingesunken (objektiv). Es gibt zwei andere Mittel, die dies Symptom in fast gleichem Grade haben, nämlich *Sepia* und *Ignatia*; aber *Sepia* hat es gewöhnlich im Zusammenhang mit Gebärmutterleiden, während *Ignatia* rein nervös ist. *Hydrastis* ist ein gutes Mittel gegen chronische Stuhlverstopfung. E. M. Hale lehrte, daß es in der Urtinktur oder niedrigen Verdünnungen angewendet werden müßte. Ich habe gefunden, daß es in der 200. (B. & T.) Potenz höchst wirksam ist. Ich kurierte einmal einen Fall, der Jahre bestanden hatte und in dem Abführmittel nicht mehr nützten, so daß die Patientin nur leben konnte (ihre eigenen Worte), wenn sie bei jeder Mahlzeit einen Löffel von ganzem Leinsamen schluckte. Ich habe es erfolgreich bei Stuhlverstopfung kleiner Kinder gebraucht, und es ist am dienlichsten, wenn, abgesehen von der Verstopfung, ein Mangel an allen anderen Symptomen herrscht. Ferner ist *Hydrastis* angezeigt bei Schleimhauterkrankungen, wo ein klebriger, fadenziehender Ausfluß besteht. Dies ist wie bei *Kalium bichromicum,* jedoch sind die übrigen Symptome dieser beiden Mittel einander nicht sehr ähnlich. Chronische Bronchitis entkräfteter alter Leute wird zuweilen dadurch sehr gebessert; auch Weißfluß mit dem vorher erwähnten fadenziehenden Ausfluß.

Camphora

Stammpflanze: *Cinnamomum camphora;* Kampfer

Das charakteristische Hauptmerkmal, um das sich die ganze Wirkung von *Camphora* zu drehen scheint, ist: Große Kälte der Körperoberfläche mit plötzlicher und völliger Erschöpfung der Lebenskräfte. Es ist kein Wunder, daß Hahnemann *Camphora* an die Spitze seiner drei Choleramittel (*Camphora, Cuprum* und *Veratrum*) stellte. Wenn wir den ebenerwähnten Zustand in ein Wort zusammenfassen wollten, so würde es Kollaps sein. Kein Mittel kommt *Camphora* näher als das letzte der drei Mittel, *Veratrum album;* jedoch *Camphora* hat Kollaps mit schmerzlosem Stuhl oder selbst überhaupt keinem Stuhl, während *Veratrum* Kollaps hat anscheinend infolge der übermäßigen Entleerungen von Magen und Därmen. Beide haben große Kälte der Körperoberfläche, aber für *Veratrum* ist das Auftreten von kaltem Schweiß auf dem hippokratischen Gesicht, besonders auf der Stirn, bezeichnend. *Cuprum* geht dann voran, wenn Krampf im Magen und den Extremitäten das hervorragendste Symptom ist. Diese drei Mittel sind angezeigt, wenn die charakteristischen Symptome auftreten, nicht nur bei Cholera, sondern auch bei jeder anderen Krankheit. Es besteht eine Eigentümlichkeit bei der Kälte von *Camphora,* nämlich: „Der Kranke will nicht zugedeckt sein, oder sträubt sich dagegen, ganz abgesehen davon, wie kalt es auch sein mag.“ Die Kälte oder der Kollaps von *Secale* sind genau so wie bei *Camphora,* und selbst bei Altersbrand erweist es sich bei obenerwähnter Indikation als ein wichtiges Mittel. Der großartige Erfolg von Dr. Rubini in Neapel, der 592 Cholerafälle mit *Camphora* behandelte, bestätigt ohne Frage Hahnemanns Behauptung.

Kollaps mit kalter Körperoberfläche und Abneigung gegen Wärme pflegt bei zurückgetretenen Hautausschlägen einzutreten, oder im späteren Stadium der sog. Cholera infantum, bei Lungenentzündung oder Bronchitis capillaris infolge starker Kälte- oder traumatischer Einwirkung. Ganz gleich, wodurch er verursacht wird, *Camphora* ist das Mittel, an das dabei zuerst zu denken ist; die Dosis ist nach der Empfindlichkeit oder dem Kräftezustand des Kranken von der Urtinktur bis zur höchsten Potenz zu bemessen.

Thuja

Stammpflanze: *Thuja occidentalis;* Lebensbaum

Hahnemann anerkannte drei Miasmen (wie er sie nannte), die die Behandlung aller Krankheiten komplizieren. Es waren Syphilis, Psora und Sykosis.

Sulfur war sein Haupt-Antipsorikum, *Mercurius* sein Antisyphilitikum und *Thuja* sein Antisykotikum.

Was auch gegen seine Theorien in dieser Richtung gesagt werden mag, sicher ist, daß diese drei Mittel gewisse Körperzustände korrigieren, die der Heilwirkung anderer, anscheinend gut indizierter Mittel im Wege zu stehen scheinen.

Thuja z. B. bessert oder verändert die vorhandenen Zustände in der Weise, daß die passenden Mittel, die vorher nicht gewirkt haben, nunmehr wirken können. Zahlreiche, verschiedenartige Erkrankungen fallen unter diese Regel. Wenn Warzen, Kondylome, Feigwarzen usw. in irgendeinem Falle gefunden werden, der infolge tripperartiger Leiden, namentlich unterdrückten Trippers, auftritt, so denken wir an *Thuja.* Ein Fall von Enuresis hatte beispielsweise mancherlei anscheinend angezeigten Mitteln widerstanden, bis sich zeigte, daß die Hände mit Warzen bedeckt waren, worauf einige Tropfen *Thuja* Heilung bewirkten. Selbstverständlich ist die Heilkraft von *Thuja* nicht auf Sykosis beschränkt, sondern es kann wie andere Mittel helfen, wenn es die Symptome indizieren, auch wo keine sykotischen Elemente in dem Falle wahrnehmbar sind. Dennoch offenbart es seine Hauptwirksamkeit in jenen Fällen, in denen dieser Ansteckungsstoff unverkennbar vorhanden ist. Es ist erstaunlich, was für ganz verschiedene Krankheitsformen durch diesen Ansteckungsstoff so weitgehend modifiziert werden, daß sie eine antisykotische Behandlung verlangen.

Wie *Sulfur* nicht das einzige Antipsorikum und *Mercurius* nicht das einzige Antisyphilitikum ist, so ist *Thuja* nicht das einzige Antisykotikum; denn *Acidum nitricum, Staphisagria, Sabina, Cinnabaris* und andere Mittel sind zuweilen erforderlich, entweder vor oder nach *Thuja,* oder auch wenn *Thuja* überhaupt nicht das Mittel ist. Jedoch im ganzen steht *Thuja* vielleicht, wie Hahnemann lehrte, an der Spitze der Reihe. *Thuja, Agaricus* und *Lycopodium* sind als völlig durchgeprüfte Mittel bezeichnet worden; aber wenn wir uns den großen Kreis von Krankheiten vergegenwärtigen, die durch das in ihnen vorhandene sykotische Element kompliziert werden, so sind wir von der übermäßigen Prüfung von *Thuja* nicht völlig überzeugt, denn es könnte nicht für eine so große Zahl von Beschwerden zuträglich sein, wenn es nicht in seiner Pathogenese einen so großen Kreis von Symptomen erzeugte. Dies trifft ebenfalls für *Sulfur* und *Mercurius* zu. *Thuja* hat einige sehr eigentümliche Geistes- und Gemütssymptome, welche bestätigt worden sind.

„Fixe Ideen: als ob eine fremde Person an seiner Seite stünde; als wären Seele und Körper getrennt; als wären der Körper und hauptsächlich die Glieder aus Glas und würden leicht brechen; als ob ein lebendiges Tier in seinem Bauche wäre; erklärt, er stehe unter dem Einfluß einer höheren Macht." Wahnsinnige Frauen wollen sich nicht berühren oder nahekommen lassen. Außer diesen sonderbaren Geistes- und Gemütssymptomen haben wir: Kopfschmerzen von sykotischer Herkunft mit mannigfachen Symptomen; weiße Kopfschuppen, Haare fallen aus oder wachsen langsam und spalten sich; an den Augenlidern erscheinen Gerstenkörner, sog. Hagelkörner, Tarsaltumoren oder Kondylome; die Ohren entzünden sich, sondern Eiter ab oder es wachsen in ihnen Polypen; Nasenausfluß dick, grüner Schleim wie bei *Pulsatilla*, oder es bilden sich Schorfe darin; Warzen auf der Außenseite der Nase oder Ausschläge auf den Nasenflügeln; das Gesicht hat ein fettiges oder glänzendes Aussehen; die Zähne werden, sobald sie kommen, am Zahnhals stockig, während die Kronen gesund bleiben. Ranula unter der Zunge, oder Varikositäten im Mund und Rachen; viel Quaken, Knurren und Brummen im Bauche, als ob ein Tier schreit; Bauch dick und aufgebläht, steht hier und da hervor, wie vom Arm eines Fetus oder von etwas Lebendigem; Stuhlverstopfung mit harten dunklen Knollen, chronisch; Stuhl sehr groß; der Stuhl schlüpft, nachdem er teilweise herausgetreten ist, zurück (*Sanicula*, *Silicea*); oder Diarrhöe, die gewaltsam entleert wird, reichlich, glucksend, wie Wasser aus einem Spundloch; Diarrhöe, besonders infolge von Pockenimpfung; After rissig oder von weichen, verschieden geformten Kondylomen umgeben (siehe *Antimonium crudum, Graphites* und *Silicea*); Warzen, blutende, schwammige Wucherungen; Naevi; Epithelioma und mancherlei andere Leiden bei sykotischen Kranken. Endlich vergessen Sie nicht, in allen hartnäckigen Fällen, ob akut oder chronisch, nach den drei Ansteckungsstoffen zu suchen.

Staphisagria

Stammpflanze: *Delphinium Staphisagria;* Stephanskörner

„Heftiger Unwille über Dinge, die andere oder er selbst getan haben, grämt sich über die Folgen, beständige Sorge um die Zukunft."

„Wirft Sachen unwillig weg, oder stößt sie vom Tisch."

„Kinder sind übelgelaunt und schreien nach Dingen, die sie ärgerlich wegwerfen, nachdem sie sie erhalten haben; schlimmer morgens."

„Sehr empfindlich gegen den geringsten Eindruck; das geringste anscheinend unrechte Wort verletzt sie sehr stark."

„Hypochondrie; Apathie; Gedächtnisschwäche, verursacht durch unverdiente Kränkungen, geschlechtliche Exzesse oder hartnäckiges Verweilen bei geschlechtlichen Gegenständen."

„Beschwerden durch Unwillen und Verdruß oder verhaltenen Ärger; Schlaflosigkeit."

Ich führe all diese Symptome an, um dem Leser den Wert von *Staphisagria* als Gemütsmittel einzuprägen. *Chamomilla* wird oft gebraucht, wo *Staphisagria* besser wäre, besonders bei Kindern, und für Erwachsene wird *Nux vomica* zuweilen in derselben Weise gebraucht.

Acidum phosphoricum wird manchmal gegen die Folgen von Onanie angewendet, wo *Staphisagria* besser wirken würde. Sie wollen sich ebenfalls merken, daß dieses Mittel gegen die Folgen von Ärger angezeigt sein kann, anstatt *Chamomilla* oder *Colocynthis*. Hier stehen *Chamomilla, Nux vomica, Cina, Colocynthis* und *Staphisagria* sehr nahe beieinander für ärgerliche, mürrische, reizbare Kranke, und es gibt wenig Fälle, wo nicht das eine oder das andere paßt. Alsdann haben wir *Acidum phosphoricum, Natrium muriaticum, Anacardium, Aurum* und *Staphisagria* für apathische oder hypochondrische Kranke.

Staphisagria hat eine Empfindung, als hinge der Magen erschlafft herunter. *Ipecacuanha* und *Tabacum* haben dasselbe Gefühl. Zuweilen wird es als ein Gefühl, als ob sich etwas senkt, beschrieben. Es hat dasselbe Gefühl auch im Unterleibe, als ob er wegfallen wollte; muß ihn mit den Händen festhalten. Kolik, welche man als „habituelle Kolik" bezeichnen möchte, bei mageren, launischen, dickbäuchigen Kindern, besonders wenn sie sehr an den Zähnen zu leiden haben, die schwarz werden, mit weichem, schwammigem Zahnfleisch, das empfindlich und schmerzhaft ist.

Wenn wir nun zu dem Vorangehenden Dysenterie hinzufügen, so sehen wir, daß *Staphisagria* den ganzen Darmkanal entlang wirkt. *Staphisagria* ist eins der Mittel, die eine deutlich charakteristische Verschlimmerung nach der geringsten festen oder flüssigen Nahrungsaufnahme haben.

Dies Mittel hat ein sehr eigentümliches Symptom, das sich bei den Prüfungen herausstellte und das ich bestätigt fand, nämlich: „Brennen in der Harnröhre auch ohne Wasserlassen." Während des Harnens hörte das Brennen auf. Wir haben eine ganze Menge Mittel gegen Brennen vor, während und nach dem Wasserlassen, aber *Staphisagria* ist das einzige, das dies Brennen die ganze Zeit zwischen den Akten des Wasserlassens hat. Abgesehen davon, daß es ein gutes Mittel gegen Onanie ist, ist es auch eins der besten gegen Prostataleiden alter Leute mit häufigem Drang zum Wasserlassen und nachfolgendem Harntröpfeln. Ein sehr häufiges und lästiges Symptom, das man im Zusammenhang mit Leiden sowohl der männlichen als auch der weiblichen Geschlechtsorgane findet, ist Rückenschmerz, der sehr eigentümlich ist, indem er immer nachts im Bett und morgens vor dem Aufstehen schlimmer ist. Es ist hierfür ein sehr wirksames Mittel.

Staphisagria ist auch ein gutes Hautmittel. Es heilt sowohl trockne als feuchte Ausschläge. Bei dem Ekzem von *Staphisagria* sickert unter den Schorfen eine scharfe Feuchtigkeit heraus, und durch die Berührung mit der Ausschwitzung bilden sich neue Bläschen. Sie jucken gewöhnlich sehr heftig, und es ist eine Eigentümlichkeit, daß, wenn das Jucken durch Kratzen an einer Stelle gelindert wird, es unmittelbar darauf an einer anderen auftritt. Das Ekzem erscheint häufig auf dem Kopf, an den Seiten um die Ohren herum, jedoch seine Hauptwirkung ist die auf die Augenlider. Hering drückt dies folgendermaßen aus: „Gerstenkörner, Knötchen, Chalazion auf den Augenlidern, eins nach dem anderen, zuweilen mit Geschwürbildung.“ Es gibt nur ein Mittel, das man bei chronischer Blepharitis damit vergleichen kann, und das ist *Graphites* (siehe auch *Borax*). Es hat einige bemerkenswerte Heilungen eigensinniger, schwächlicher, kränklicher Kinder zu verzeichnen, die die erwähnten Zahn- und Augenlidersymptome hatten. Nicht nur die örtlichen Leiden wurden geheilt, sondern die Kranken waren in jeder Hinsicht kuriert.

Ich denke noch an zwei Anwendungen von *Staphisagria*, die ich erwähnen möchte. Erstens: seine Anwendung zur Heilung von Kondylomen, Feigwarzen oder blumenkohlähnlichen Auswüchsen. In einem Fall beseitigte ich mit der 200. Potenz dieses Mittels einen Auswuchs am Perinäum einer Frau, bei der der Auswuchs drei Zentimeter lang war und ganz das Aussehen von Blumenkohl hatte. Er verschwand unter der Wirkung dieses Mittels sehr schnell und ist niemals wiedergekehrt. Zweitens: seine Anwendung bei Schnittwunden. Hier ist es das beste Mittel, wenn es ein reiner Schnitt ist, wie nach einer chirurgischen Operation. Es ist für derartige Wunden, was *Calendula* für Rißwunden, *Arnica*, *Hamamelis*, *Ledum* und *Acidum sulfuricum* für Quetschungen und Beulen, *Rhus Toxicodendron*, *Calcium carbonicum* und *Nux vomica* für Verrenkungen und Verstauchungen, *Calcium phosphoricum* und *Symphytum* für Knochenbrüche sind.

Colchicum

Stammpflanze: *Colchicum autumnale;* Herbstzeitlose

Dies Mittel hat ein ganz besonders bestimmtes und zuverlässiges charakteristisches Symptom und eins, das, soviel ich weiß, vom pathologischen Standpunkt aus nicht erklärt werden kann. Ich erwähne dies hier, weil auf manchen Seiten das Bestreben besteht, alle Verordnungen auf pathologische Indikationen zu gründen. Ich habe nichts dagegen, wenn man es kann und seine Kranken heilt. Aber ich fordere volle Anerkennung für den Wert jener subjektiven Empfindungssymptome und Modalitäten, die nicht erklärt werden können. Tatsächlich bin ich sicher, daß man sich auf die gut bestätigten subjektiven Symptome bei der Heilung unserer Kranken häufiger verlassen kann als auf alle uns bekannten Krankheitszustände. Nun zu dem Symptom: „Der Geruch kochender Speisen erregt Ekel bis zur Ohnmacht." Um den Wert dieses Symptoms zu illustrieren, will ich einen Fall aus meiner eigenen Praxis anführen; es war zugleich meine erste Erfahrung mit einer so hohen Potenz wie die 200. Die Kranke, eine 75jährige Frau, war plötzlich von Übelkeit im Magen und Erbrechen von großen Mengen Bluts befallen worden; alsdann folgten blutige Stühle, die zuerst profus waren, dann geringer und blutig-schleimig wurden. Es bestand starker Tenesmus und Schmerz in den Därmen. *Aconitum, Mercurius, Nux vomica, Ipecacuanha, Hamamelis* und *Sulfur* wurden alle versucht, so gut wie ich sie zu dieser Zeit zu wählen verstand, aber es trat keine Besserung ein, und nach Verlauf von zwölf Tagen verschlimmerte sich der Zustand meiner Patientin rapide, und sie schien mir sterben zu müssen. Sie war so schwach geworden, daß sie den Kopf nicht vom Kopfkissen heben konnte. Innerhalb 24 Stunden wurden 75 Stühle, die im Bett abgegangen waren, gezählt; die Schmerzen, die Zahl der Ausleerungen und alle Symptome verschlimmerten sich von Sonnenuntergang bis Sonnenaufgang (dies ist ein zweites charakteristisches Kennzeichen von *Colchicum*).

Während der ganzen Krankheit hatte diese Patientin solchen Ekel vor dem Geruch kochender Speisen, daß man die Türen zwischen dem Schlafzimmer und der Küche, die zwei große Zimmer entfernt lag, geschlossen halten mußte. Ich war damals nicht so gut mit der Arzneimittellehre bekannt wie jetzt, und obgleich ich das Symptom nicht übersah, wußte ich doch kein Mittel, das gerade dies hatte. Aber ich hatte Lippes Handbuch der Arzneimittellehre in meinem Wagen, holte es und setzte mich neben das Bett, entschlossen, dies eigentümliche und hartnäckige Symptom, koste es, was es wollte, zu finden. Ich begann mit *Aconitum* und sah nach den Magensymptomen aller Mittel, und da stand es ganz deutlich unter *Colchicum,* ohne daß ich es vorher je bemerkt hatte. Danach sah ich in meinen Arzneikasten nach diesem Mittel. Es war nicht darin, und ich war vier Meilen von Hause entfernt. Ich hatte ein Kästchen von Dunhams 200. Potenzen unter meinem Wagensitz, das schon über ein Jahr dort lag, das ich aber mangels Zutrauens zu Hochpotenzen niemals gebraucht hatte. Vorderhand konnte ich nichts Besseres tun, und so löste ich einige Kügelchen *Colchicum* in einem halben Glase kalten Wassers und ordnete an, nach jeder Ausleerung einen Teelöffel voll davon zu geben. Auf meinem Heimweg hielt ich zwei- oder dreimal an und wollte umkehren, um der armen, leidenden Frau irgendeine andere Arznei zu geben. Ich fühlte mich schuldig, sagte mir aber: dies ist Lippes Arzneimittellehre, und das sind Carol Dunhams Potenzen, und hier ist eine klare Indikation für ihre Verordnung, und die übrigen Symptome kontraindizieren es nicht. Und so kehrte ich heim. Aber am anderen Morgen fuhr ich zeitig hin, um meine Übereilung von gestern wieder gutzumachen (wenn die Patientin nicht gestorben war). Man stelle sich jedoch meine Überraschung vor, als die Patientin bei meinem Eintritt in das Krankenzimmer ihren Kopf langsam auf dem Kissen wendete und mit einem Lächeln „Guten Morgen, Doktor!“ sagte. Ich war die letzten Morgen mit einem Stöhnen begrüßt worden. Mir versagten die Knie, ich sank in einen Stuhl und bemerkte: „Sie fühlen sich wohler!“ „Jawohl, Doktor.“ „Wieviel haben Sie von der letzten Arznei genommen?“ „Zwei Gaben.“ „Was?“ „Ich habe nur noch zweimal Stuhl gehabt nach Ihrem Weggang.“ „Haben Sie noch Schmerzen?“ „Die Schmerzen ließen sofort nach, und ich fühle mich bis auf die Schwäche wohl.“ Sie nahm keine Arznei mehr, genas schnell und war während der folgenden fünf Jahre vollkommen gesund, bis sie im Alter von 80 Jahren starb. Ich kam niemals über diese Überraschung weg. Gegen meinen Willen belehrt, aber noch nicht bekehrt.

Nun aber fing ich an, mit vollem Ernst mit der 200. Potenz Versuche zu machen, und habe seitdem zahlreiche Fälle von Herbstruhr auf dieselbe Indikation hin mit diesem Mittel in derselben Potenz geheilt. Ich habe auch einen sehr schweren Fall von Typhlitis (jetzt Appendicitis genannt, die so häufig operiert wird mit mehr Todesfällen als jemals, ehe die Operation populär wurde) auf dasselbe Symptom hin, das in dem Falle sehr ausgesprochen vorhanden war, geheilt. Ein schlimmer Fall von Brightscher Krankheit wurde ebenfalls damit geheilt. Rheumatismus, Gicht und Wassersucht wurden, wenn dies Symptom vorhanden war, geheilt. Ich habe meine Erfahrungen mit diesem Mittel daher so ausführlich gegeben, um dreierlei zu beweisen:

1. Daß wir uns nicht durch Vorurteile beeinflussen lassen sollen.
2. Daß subjektive Symptome höchst wertvoll sind.
3. Daß die 200. Potenzen wirken und heilen.

Selbstverständlich gibt es andere wertvolle Symptome außer diesem einen, auf das wir so besonderen Nachdruck gelegt haben. Zum Beispiel hat *Colchicum* zwei Symptome, die einander entgegengesetzt sind, nämlich: heftiges Brennen und eisige Kälte im Magen. Diese Gegensätze werden häufig auch im Unterleib gefunden. Ferner ist es zuweilen bei Herbstruhr angezeigt, wenn die weiß- oder blutig-schleimigen Ausleerungen aussehen, als wenn sie von Schleimhautfetzen durchsetzt wären; mit heftigem Tenesmus. *Cantharis* hat diese Stühle, die wie Schabsel aussehen, ebenso hervorragend wie *Colchicum,* aber bei *Cantharis* erstreckt sich der Schmerz und der Tenesmus gleichzeitig auf die Harnorgane. *Colocynthis* hat ebenfalls solche Stühle, aber die zusammenkrümmenden, kolikartigen Schmerzen unterscheiden es von den beiden anderen. *Colchicum* hat starke Auftreibung des Bauches durch Blähungen. In der 200. Potenz ist es ein gutes Mittel gegen Aufblähen der Kühe, die zuviel frischen Klee gefressen haben. Bei Dyspepsie, wenn über Brennen oder Kältegefühl im Magen geklagt wird und über viel Gase im Magen oder Bauch oder in beiden, ist *Colchicum* ein vortreffliches Mittel, das manchmal *Carbo vegetabilis, China* oder *Lycopodium* vorzuziehen ist.

Colchicum wird in den Handbüchern immer gegen umherziehenden Gelenkrheumatismus und Gicht angeführt, und ich habe es oft versucht, aber niemals irgendeinen gleichen Erfolg wie mit unseren anderen Rheumatismusmitteln erzielt. Ich bin hierin von dem Mittel stark enttäuscht worden. Vielleicht verordnete ich es nicht tief genug. Es soll auch ein gutes Mittel gegen Schwäche oder plötzliche Erschöpfung sein, jedoch habe ich darin keine eigene Erfahrung. Aber wenn ich bei irgendeinem dieser Leiden oder anderen sein charakteristisches Hauptkennzeichen vorfinden sollte, so würde ich es sicherlich verordnen und zuversichtlich gute Resultate erwarten.

Crocus

Stammpflanze: *Crocus sativus;* Safran

Dies Mittel hat drei verschiedene Wirkungskreise in der homöopathischen Therapie:

1. Bei Blutungen aus verschiedenen Teilen. Das Blut ist dunkel, klebrig, klumpig und bildet lange, dunkle Fäden aus den blutenden Öffnungen. Wenn das Blut von dieser Beschaffenheit ist, so macht es keinen Unterschied, ob es aus der Nase, dem Uterus, den Lungen oder dem Magen kommt: es muß *Crocus* verordnet werden. (*Mercurius solubilis*, das Blut hängt aus der Nase wie ein Eiszapfen.)

2. Bei hysterischen Zuständen, in welchen große Veränderlichkeit der Geistes- und Gemütssymptome besteht.

Die Kranke ist abwechselnd heiter und niedergeschlagen. Im ersten Stadium wird sie singen, tanzen, springen, lachen und pfeifen und möchte jeden küssen. Im letzteren Stadium weint sie, gerät in Wut, beschimpft ihre Freundinnen und bereut es dann usw.

Crocus gegen diese wechselnden Gemütszustände ähnelt *Aconitum, Ignatia* und *Nux moschata;* aber bei *Crocus* besteht ein anderes eigentümliches und dauerndes Symptom, nämlich: Empfindung, als ob sich im Magen, Bauch, Uterus oder in der Brust etwas bewege oder darin herumspränge. Häufig ist diese Empfindung einer Bewegung so bestimmt, daß die Kranke es für Bewegung eines Fetus hält und überzeugt ist, sie sei in anderen Umständen. Wenn die oben beschriebenen Gemütssymptome vorhanden sind, versprechen Sie nicht zu bereitwillig ein Kind, sondern verordnen Sie erst eine Dosis *Crocus* und warten Sie die weitere Entwicklung ab.

3. *Crocus* ist eins unserer Mittel gegen chronische Affektionen. Es bestehen krampfhafte Zuckungen einzelner Muskelpartien (*Ignatia* und *Zincum*), besonders krampfhafte Zuckungen der Augenlider. Diese Zuckungen sind bei hysterischen Kranken sehr häufig, und es gibt zahlreiche Mittel dagegen, so daß man selbstverständlich nicht auf dies allein hin verordnen kann. Es gibt jedoch Mittel, die bei Hysterie und auch bei anderen nervösen Leiden mit krampfhaften Zuckungen besonders passen, und *Crocus* gehört zu ihnen.

Borax

Dies Mittel, obgleich schon alt, wird nicht allgemein geschätzt. Seine Wirkung auf das Nervensystem ist sehr hervorragend. In erster Linie zeigt sich das in der sog. Nervosität gegenüber Geräuschen, gegen die der Kranke sehr empfindlich ist, und zwar gegen fast jedes Geräusch, wie Husten, Niesen, Rascheln von Zeitungspapier, einen Schrei, einen entfernten Schuß usw. *Belladonna* wird zuweilen gegen das Zusammenfahren bei Geräuschen verordnet, wo *Borax* besser sein würde. Alsdann gibt es noch ein anderes sehr eigentümliches nervöses Symptom, nämlich Furcht zu fallen bei Bewegung nach unten (*Gelsemium, Sanicula*). Das Kind schreit auf und klammert sich an die Pflegerin, wenn sie versucht, es in die Wiege zu legen. Das Hinuntertragen auf der Treppe hat dieselbe Wirkung: es schreit und klammert sich an die Wärterin, solange die Bewegung nach unten anhält. Erwachsene bekommen dasselbe Symptom: sie wollen nicht im Schaukelstuhl sitzen oder reiten, auf der See fahren, Schaukeln oder Bootfahren aus Scheu vor der abwärtsgehenden Bewegung. Es gibt nur ein anderes Mittel, von dem ich dieses Symptom kenne; das ist *Gelsemium,* und soweit ich mich erinnere, ist dies nur bei Wechselfieber der Fall gewesen.

Ein Kind mag ganz ruhig schlafen, erwacht aber plötzlich schreiend und hält sich an den Seiten der Wiege ohne ersichtlichen Grund dafür, oder es fährt aus dem Schlaf auf und hält sich wie erschrocken an der Pflegerin fest. In solchen Fällen können wir an *Apis mellifica, Belladonna, Cina, Stramonium* usw. denken; jedoch verordnen Sie nicht auf das eine Symptom hin. Sehen Sie dem Kind in den Mund, und wenn Sie ihn von Aphthen wund finden sollten, so würde das ziemlich sicher für *Borax* entscheiden. Anderseits wurde *Borax* seit alten Zeiten allgemein stark gebraucht, selbst als Hausmittel, und wurde ohne Sinn und Verstand verordnet, bis die Homöopathen es aufnahmen und seinen richtigen Platz fanden. Nun ist die Wahl zu treffen zwischen ihm, *Mercurius, Hydrastis, Sulfur, Acidum sulfuricum* usw.

Es ist nicht notwendig, hier die Grenze zwischen den verschiedenen Mitteln zu ziehen; ich möchte aber behaupten, daß selbst der wunde Mund in jedem Fall nur ein einziges Symptom ist.

Die übrigen werden außerhalb des örtlichen Leidens beobachtet und haben häufig auf die schließliche Wahl des Mittels mehr Einfluß. Die schon erwähnten nervösen Symptome sind Hinweise für *Borax*. Nicht nur auf die Schleimhäute des Mundes ist die Wirkung von *Borax* beträchtlich, sondern auch auf alle übrigen. Die Augenwimpern werden klebrig und kleben zusammen oder drehen sich einwärts. Die Ohren laufen. Ich heilte einmal einen seit 14 Jahren bestehenden Fall von Otorrhöe mit unserem Mittel.

In der Nase bilden sich trockne Schorfe, die sich nach ihrer Entfernung neu bilden. Grüne Stühle Tag und Nacht mit Aphthen. Kleine Kinder schreien beim Harnen oder vorher und haben einen Entzündungszustand der Harnröhre. Wenn dem Weinen vor dem Wasserlassen ein Absatz von Sand in den Windeln oder im Geschirr folgen sollte, so würde an *Lycopodium* oder *Sarsaparilla* zu denken sein.

Die Schleimhäute der Atmungsorgane werden ebenfalls befallen. Es besteht Husten und Auswurf von einem widerlichen, kräuterartigen Geschmack. Dann haben wir entschieden Pleuritis in der rechten Brustgegend.

Borax hat auch weißen, eiweißähnlichen, stärkeartigen Weißfluß, sehr profus und mit einem Gefühl, als ob warmes Wasser herunterliefe. Dies alles zusammen zeigt die Wirkung von *Borax* auf die Schleimhäute. Wie *Chamomilla, Hepar sulfuris* und *Silicea* hat *Borax* infolge leichter Verletzungen Hautgeschwüre, die eitern.

Eupatorium perfoliatum

Stammpflanze: *Eupatorium perfoliatum;* Wasserhanf

Als ich über *Arnica* schrieb, verglich ich dort mehrere Mittel, die eine Empfindung „wie zerschlagen“ haben. Dieses Mittel hätte ebenfalls dort erwähnt werden können, da es „Zerschlagenheitsgefühl, wie zerbrochen, im ganzen Körper“ hat (*Arnica, Bellis, Pyrogenium*). Das Zerschlagenheitsgefühl von *Eupatorium* wird von einem tiefliegenden, heftigen Schmerz begleitet, als ob er in den Knochen säße.

Ich führe zur Erläuterung einige von den Symptomen an: „Heftiger Schmerz in den Gliedern und im Rücken, als ob die Knochen gebrochen wären." „Schmerz in den Knochen der Extremitäten mit Schmerzhaftigkeit des Fleisches." „Knochenschmerzen; Empfindlichkeit und Schmerz in den Armen und Vorderarmen; Schmerzen in beiden Handgelenken, als wenn sie gebrochen oder verrenkt wären", „Empfindlichkeit und Schmerz in den Untergliedern; Steifheit und allgemeine Schmerzhaftigkeit beim Aufstehen, um zu gehen." „Gefühl in den Waden, als ob sie geschlagen worden wären." „Dumpfe Schmerzen, scheinbar in den Knochen, mit Stöhnen." Diese Symptome sind alle charakteristisch und können bei Influenza, Gallen- oder Wechselfieber, Bronchitis, besonders im Alter, und bei vielen anderen Krankheiten vorkommen. Daher wurde *Eupatorium* im Volksmund „Beinheil" genannt, weil dieses Mittel den heftigen Schmerz, als wenn die Knochen gebrochen wären, wie er in einer Epidemie von Wechselfieber auftrat, beseitigte und wieder in Ordnung brachte. Die Epidemie wurde „knochenbrechendes Fieber" genannt. Damals wurde diese heilende Eigenschaft des Mittels natürlich zufällig entdeckt; aber umfangreiche Prüfung und Untersuchung haben die Homöopathizität solcher Heilungen bestätigt, wie z. B. von *Apis* bei Wassersucht. Wenn dies Mittel keine anderen heilenden Eigenschaften hätte, als die es für Wechselfieber besitzt, so würde es doch für die Homöopathie ein unschätzbares Gut bleiben. Es heilt eine Art von Wechselfieber, gegen die das große Antiperiodikum der Schulmedizin (*Chinin*) wenig oder nichts ausrichten kann. Drei charakteristische Merkmale ragen hervor, welche die Fälle, für die es paßt, anzeigen:

1. Die Zeit des Frostes: 7 bis 9 Uhr vormittags.
2. Der heftige Schmerz in den Knochen vor dem Frost.
3. Erbrechen von Galle zwischen Frost und Hitze.

Es gibt natürlich andere Symptome, welche in einem *Eupatorium*-Fall erscheinen können, jedoch diese drei sind zuverlässige Anzeigen, und zahlreiche verbürgte Heilungen bestätigen ihre Richtigkeit.

Unser Mittel ist auch bei Krankheiten der Atmungsorgane sehr dienlich. In der sog. Grippe der letzten Jahre hat es sich in meinen

Händen als sehr wertvoll erwiesen; „Schmerzen in allen Knochen“ ist das Leitsymptom gewesen.

Es hat auch Heiserkeit am Morgen, wie *Causticum,* aber während *Causticum* mehr Brennen und Roheitsgefühl hat, besteht bei *Eupatorium* mehr Wundheit in der Brust (*Ranunculus bulbosus* hat Brustschmerz beim Gehen, beim Drehen, infolge Berührung oder Wetterwechsel); beim Husten muß die Brust mit den Händen gestützt werden, so schmerzt es (*Bryonia, Drosera, Kreosotum, Natrium sulfuricum, Sepia*). Beide Mittel haben Schmerz in den Knochen, besonders bei Influenza oder Grippe, aber *Eupatorium* am meisten. *Sulfur* wird oft ergänzend eintreten, falls eins dieser beiden Mittel die Heiserkeit nicht heilt. An *Eupatorium* ist jedenfalls bei zahlreichen Erkrankungen zu denken, welche diese charakteristischen Symptome haben. *Eupatorium* paßt besonders für „abgearbeitete“ Konstitutionen von alten Leuten oder Trinkern. *Bryonia* ist fast ein Analogon, indem es „sehr reichlich Schweiß“ hat; bei den Schmerzen bleibt jedoch der Kranke ruhig, während *Eupatorium* spärlichen Schweiß hat, aber die Schmerzen machen den Kranken unruhig.

Eupatorium purpureum

Stammpflanze: *Eupatorium purpureum;* Roter Wasserhanf

Nach den von Dr. Dresser und seiner Frau angestellten Prüfungen sollte es ein gutes Mittel gegen Harnbeschwerden sein. Dr. Hughes sagt: „Diese Arznei ist mein Lieblingsmittel gegen Reizbarkeit der Blase bei Frauen geworden.“ Ich habe es in derartigen Fällen noch nicht versucht; aber ich habe bei Wechselfieber damit gute Erfolge erzielt, wenn der Frost im Kreuz anfing und von dort sich auf- und abwärts verbreitete, was eins der Hauptsymptome ist, die ich für seine Anwendung kenne. Wie bei *Eupatorium perfoliatum* sind dabei „Knochenschmerzen“ vorhanden. Eine Dame, die sieben Jahre in der Nähe einer Marsch oder eines Sumpfes lebte, hatte während ihres dortigen Aufenthalts niemals irgendein Zeichen von Malaria-Symptomen; aber nachdem sie von dort fortgegangen war, erschienen sie und wichen der üblichen *Chinin*-Behandlung nicht. Tatsächlich gelang es nur, sie für kurze Zeit zu unterdrücken; danach traten sie in einer heftigeren Form wieder auf. Auf die obige Indikation hin wurde die Patientin durch *Eupatorium purpureum* D 200 schnell und dauernd geheilt.

Capsicum scheint diesem Mittel zu ähneln, sowohl in dem Beginn des Frostes im Rücken als auch in der Reizbarkeit der Blase, aber der *Capsicum*-Frost fängt genau zwischen den Schultern an, während *Eupatorium* in der Rücken- oder Lendengegend anfängt.

Capsicum hat heftigen Frost mit allgemeiner Kälte des Körpers, *Eupatorium purpureum* heftiges Schütteln mit geringer Kälte des Körpers. *Eupatorium purpureum, Eupatorium perfoliatum* und *Capsicum* haben Knochenschmerzen vor dem Frost, jedoch *Eupatorium perfoliatum* am stärksten.

Capsicum

Stammpflanze: *Capsicum annuum;* Spanischer Pfeffer

ist auch ein gutes Mittel gegen Dysenterie, ferner im späteren Stadium von Gonorrhöe, sowie bei Halsbeschwerden, wenn heftiges Brennen in den Schleimhäuten der affizierten Stellen besteht. Kurz, es ist ein Mittel, an das bei allen Leiden zu denken ist, welche von Brennen der Schleimhäute an irgendeiner Stelle begleitet sind. Das charakteristische Brennen ist nicht das von *Arsenicum,* sondern die Empfindung ist, als ob roter Pfeffer auf die Stellen gestreut worden wäre; auch wird es nicht durch Wärmeanwendung gebessert, wie dies bei *Arsenicum* der Fall ist. *Capsicum* hat beim Husten Schmerz im Kopf, als wollte er zerspringen. Ich heilte einen sehr schlimmen Fall, der jahrelang bestanden hatte. Der Kranke pflegte bei jedem Husten aufzuschreien und mit beiden Händen nach dem Kopf zu greifen. Schließlich wurde es so schlimm, daß der Kranke im Bett liegen mußte, weil der Schmerz sich im Sitzen so sehr verschlimmerte. *Capsicum* half sehr schnell. Andere Mittel, welche ähnliche Verschlimmerung haben, sind *Bryonia, Natrium muriaticum, Scilla, Sulfur.*

Capsicum hat beim Husten auch Schmerz in entfernten Stellen, wie in der Blase, in den Knien, den Beinen usw.

Frösteln oder Schaudern nach jedem Getränk.

Der Frost beginnt zwischen den Schultern und verbreitet sich von da aus.

Reaktionsmangel besonders bei fetten Leuten.

Spongia

Urstoff: *Euspongia officinalis;* Gerösteter Meerschwamm

Dies ist kein Mittel von weitem Umfang, soweit wir es bisher kennen, ist aber von so bedeutendem Nutzen innerhalb seines Wirkungskreises, daß wir es nicht missen könnten. Seine Wirkung auf die Atmungsorgane ist zuerst zu beachten. Es ergreift zuerst den Kehlkopf, verbreitet sich von da in die Luftröhre, die Bronchien und in die Luftzellen der Lunge selbst. Nächst *Aconitum* ist das Mittel am häufigsten bei Krupp angezeigt. Der Husten ist trocken und zischend oder klingt wie eine Säge, die durch ein kiefernes Brett getrieben wird, jeder Hustenstoß einem Stoß der Säge entsprechend. Krupp kommt häufig vor, nachdem man trocknen, kalten Winden ausgesetzt war. Gewöhnlich tritt er abends ein, mit hohem Fieber, Aufgeregtheit und Angst. Aus diesem Grunde und wegen dieser Symptome ist *Aconitum* das erste Mittel, das in der 30. oder 200. Potenz die große Mehrzahl von Fällen heilt, ohne Hilfe irgendeines anderen Mittels. Wenn es aber nach einigen Gaben oder angemessener Zeit nicht Linderung verschafft und der Fall sich fortgesetzt verschlimmert, die Husten- und Erstickungsanfälle häufiger auftreten, und zwar besonders beim Erwachen aus dem Schlaf, so ist *Spongia* gewöhnlich das nächste Mittel.

Ich lebe in einem Kruppklima und einer Kruppgegend, und nachdem ich 30 Jahre erst mit tiefen, später mit höheren Potenzen Versuche angestellt habe, behaupte ich, daß die 200. Potenz dieses Mittels bei Krupp besser wirkt als die tiefen Potenzen. Ich verordne häufig eins von beiden, entweder *Aconitum* oder *Spongia,* je nach den Indikationen, alle 15 Minuten in Wasser gelöst bis zur Besserung, und dann verlängere ich die Zwischenräume zwischen den Gaben entsprechend der Besserung. Wenn der Krupp lose wird, aber noch etwas von dem kruppartigen Ton zurückbleibt, kommt *Hepar sulfuris* daran, besonders wenn gegen Mitternacht oder in den Morgenstunden Verschlimmerung einzutreten pflegt. Wenn die Erkrankung zu Rückfall neigt oder jeden Abend sich etwas verschlimmert, wird *Phosphorus* die Kur häufig beenden. Bei Laryngitis oder Bronchitis Erwachsener ist *Spongia* ebenso dienlich wie bei Krupp der Kinder. Es besteht starke Heiserkeit, etwas Schmerzhaftigkeit und Brennen, und der Husten wird schlimmer durch Reden, Singen oder Schlucken. Ich finde es namentlich dienlich, wenn *Belladonna* den Halsschmerz, der oft den Kehlkopf- und Bronchialbeschwerden vorangeht und der durch Erkältungen, die man sich so häufig in unserem nordischen Klima zuzieht, herbeigeführt wird, gebessert hat.

Bei chronischen Leiden der Atmungsorgane, welche schließlich zur Schwindsucht führen können, steht *Spongia* im Wettstreit mit *Phosphorus, Sanguinaria* und *Sulfur.* Es besteht Wundheitsgefühl, Brennen, Roheit und Schwere in der Brust, während sich der Husten abends infolge kalter Luft, Sprechen, Singen oder Bewegung verschlimmert und von Essen und Trinken warmer Sachen bessert.

Ich will nicht versuchen, alle Symptome für seine Anwendung bei Krankheiten der Atmungswege zu erwähnen, sondern nur noch seine außerordentliche Wirkung auf das Herz herausgreifen. Ich habe niemals mit irgendeinem Mittel bei Klappenerkrankungen bessere Wirkungen erzielt als mit *Spongia.* „Erwacht aus dem Schlaf infolge eines Erstickungsgefühls, mit heftigem, lautem Husten, großer Unruhe, Aufregung, Beängstigung und Atembeschwerden" ist ein Leitsymptom, welches man häufig bei Klappenleiden trifft. Kein Mittel, selbst *Lachesis* nicht, kann hier besser wirken. Nicht nur werden diese gelindert oder gänzlich behoben, sondern Herzgeräusche, die jahrelang bestanden haben, sind unter der Wirkung von *Spongia* verschwunden. Kann nicht mit dem Kopf niedrig liegen ist charakteristisch, ferner: schläft sich in den Anfall hinein (*Lachesis*).

Der trockne, chronische Reflexhusten bei organischen Herzleiden wird öfter und anhaltender durch dies Mittel gebessert als durch *Naja.*

Spongia ist auch ein gutes Mittel gegen Kropf mit Erstickungsgefühl nach dem Schlaf.

Chimaphila umbellata

Stammpflanze: *Chimaphila umbellata;* Doldenblütiges Wintergrün

Ich habe mit diesem Mittel bei Blasenentzündung einige wertvolle Erfahrungen gemacht. Es hat, wo große Mengen zähen Schleimes im Harn vorhanden waren, einige schöne Heilungen bewirkt. In derartigen Fällen kann Harnzwang bestehen oder nicht. Es gibt ein Symptom, auf welches ich aufmerksam machen möchte, weil es anzeigt, daß dieses Mittel bei Prostatabeschwerden sehr nützlich werden kann, und das, soviel ich weiß, nur bei einem anderen Mittel gefunden wird, nämlich bei *Cannabis indica.* Diese Prostatabeschwerden sind sehr ernst, und alles, was zu ihrer erfolgreichen Behandlung beitragen kann, ist wertvoll. Das Symptom ist: „Gefühl einer Anschwellung im Perinäum oder nahe dem After, oder als ob er auf einem Ball säße.“ Wir haben bei Prostatabeschwerden große Mengen von Schleim im Harn, und wenn ich dies im Verein mit jener Empfindung beobachtete, so würde ich mir von dem Mittel Nutzen versprechen. Ich kenne bis jetzt keine andere Anwendung dafür. Da wir jedoch hier bei einem Harnmittel sind, will ich die Aufmerksamkeit auf ein anderes, verhältnismäßig neues, aber gutes Harnmittel lenken.

Equisetum hiemale

Stammpflanze: *Equisetum hiemale;* Winterschachtelhalm

Dies Mittel ist zuweilen in Fällen, welche durch *Cantharis* nicht gebessert wurden, erfolgreich. Es ist ebensoviel Harndrang wie bei *Cantharis* vorhanden, und es besteht Schmerz in der Blase, als ob sie mit Harn überfüllt wäre, welcher entleert werden muß, um Linderung sowohl von Schmerz als von Druck zu verschaffen; jedoch das einmalige Wasserlassen genügt nicht und muß bald wiederholt werden. Es besteht beim Wasserlassen Brennen in der Harnröhre; es werden aber größere Mengen Harn entleert als bei *Cantharis,* für welches häufige sehr geringe Mengen, selbst zuweilen nur wenige Tropfen charakteristisch sind. *Equisetum* zeigt wie *Chimaphila* übermäßige Schleimabsonderung und ist auch bei Enuresis sehr dienlich. Sowohl *Chimaphila* als auch *Equisetum* bedarf weiterer Prüfungen, um die charakteristischen Kennzeichen herauszufinden. *Equisetum* hat manchmal heftigen Schmerz gegen Schluß des Wasserlassens. (Siehe *Berberis, Natrium muriaticum, Sarsaparilla, Thuja.*)

Lapis albus

Dieser Name wurde von v. Grauvogl einer Gneisart gegeben, welche er in der Quelle von Gastein fand. Unter der Bevölkerung, welche dieses Wasser trinkt, herrscht Kropf und Kretinismus. v. Grauvogl stellte Versuche damit an und fand, daß es Brennen und schießende Schmerzen in der Cardia und dem Pylorus und auch im Uterus und in den Brüsten erregt. In der Praxis fand er es bei skrofulösen Leiden außerordentlich erfolgreich, aber in Fällen, denen Malaria vorausgegangen war, schädlich. Er behandelte fünf Fälle von Uteruskarcinom, die von Allopathen festgestellt und für unheilbar erklärt worden waren, und heilte sie alle. Ich habe jetzt einen Fall in Behandlung, zu dem ich vor einem Jahre gerufen wurde. Patientin hatte ein sehr großes Uterusfibrom. Unter verschiedenen Mitteln verschlimmerte sich ihr Zustand; sie hatte häufig so profuse Blutungen, daß es schien, als würde sie sich verbluten. Der Tumor, welcher den ganzen Körper der Gebärmutter involvierte, lag quer durch das Becken, der obere Teil in der linken Kreuzdarmbeingrube und der Muttermund natürlich an der entgegengesetzten Seite der Beckenhöhle, so weit auf der anderen Seite, daß es unmöglich war, mit dem Spekulum das geringste davon zu Gesicht zu bekommen. Nachdem das Bluten in dieser Weise monatelang fortgegangen war, wurden die Ausflüsse dunkel und äußerst übelriechend, und der Muttermund fühlte sich mit dem Finger deutlich rauh an. Schließlich begann sie über heftig brennende Schmerzen in allen erkrankten Teilen zu klagen. Da *Arsenicum album* bei ihr nicht wirkte, verordnete ich ihr als letzten Versuch *Lapis albus;* denn ich hatte keine Hoffnung mehr, sie länger als zwei Wochen am Leben zu erhalten. Unter der Wirkung dieses Mittels fing ihr Zustand sofort an sich zu bessern, und aus einem halbtoten Wrack, das sich im Bett nicht ohne Hilfe umdrehen konnte, einem Skelett, weiß wie ein Gespenst, ist eine Genesende geworden, die jetzt ihre Hausarbeit wieder verrichten kann. Die Ausflüsse haben völlig aufgehört, außer ihren Menses zu den regelmäßigen Perioden, der Tumor wird kleiner, und es scheint, als ob sie gesund werden könnte. Sie nimmt einmal wöchentlich eine Gabe *Lapis albus* C 30.

Medorrhinum

das Trippergift, eine Nosode (vgl. Seite 207), ist zweifellos ein wichtiges Heilmittel. Jeder, der mit Gonorrhöe viel zu tun hat, kennt wohl die heftige Form von Rheumatismus, der häufig die Folge der Einführung dieses Krankheitsproduktes in die Konstitution ist. Ich habe einige außerordentliche Erfolge von der Anwendung dieses Mittels bei chronischen Formen des Rheumatismus gesehen. Eine Dame in mittleren Jahren war seit langer Zeit nicht imstande, die wenige Schritte von ihrer Wohnung gelegene Kirche zu besuchen. Das Leiden saß in ihren Füßen, in den Knöcheln und Fußsohlen. Die Knöchel waren so schmerzhaft und steif, die Fußsohlen so empfindlich, daß sie nicht darauf gehen konnte. *Antimonium crudum,* das einige schlimme Fälle mit ähnlichen Symptomen geheilt hatte, blieb ohne jede Wirkung, jedoch eine Gabe *Medorrhinum* c. m. schlug so gut an, daß sie gehen konnte, wohin es ihr beliebte. Im Organon (Zeitschrift), Bd. 3, berichtet Dr. J. A. Biegler, Rochester N. Y., eine auffällig glatte Heilung von chronischem Rheumatismus bei einem 60jährigen Mann. In dem Fall lag keine Krankengeschichte über vorhergegangene Gonorrhöe vor, und ich habe eine solche niemals in den von mir mit diesem Mittel erfolgreich behandelten Fällen gefunden. In Band 1 derselben Zeitschrift berichtete Dr. Skinner, Liverpool, England, über eine bemerkenswerte Kur. Es handelt sich um die Heilung einer langwierigen Karies der Wirbelsäule durch *Syphilinum* (hoch). Ich hatte einen sehr ähnlichen Fall, bei welchem ich über ein Jahr ohne Erfolg Arzneien verordnete, als ich zum erstenmal diesen Bericht las. In meinem Fall hatte der Patient, wie dort, heftige Schmerzen in den erkrankten Stellen während der Nacht. Jeder mit syphilitischen Leiden, besonders der Knochen, Vertraute kennt diese (zuweilen fürchterlichen) nächtlichen Knochenschmerzen. Drei Gaben von Swans *Syphilinum* c. m. heilten diesen Fall in dem auffallend kurzen Zeitraum von 40 Tagen. Ich konnte in diesem Fall keine zuverlässige Krankengeschichte von Syphilis finden. So entsteht die Frage: Ist Swans Nosoden-Theorie richtig, oder heilen Krankheitsprodukte homöopathisch nur Fälle, die zwar ähnlich sind, aber keine Krankengeschichte des Krankheitsproduktes haben? Lassen Sie andere antworten, ich bin dazu bis heute nicht imstande.

Seit ich dies niederschrieb, habe ich mit den sog. Nosoden weitere Versuche angestellt und mit diesem Mittel sowohl als mit *Syphilinum* in hartnäckigen Fällen von chronischem Rheumatismus anscheinend sehr gute Resultate erzielt. Der charakteristische Unterschied zwischen beiden ist, daß bei *Medorrhinum* die Schmerzen am Tage und bei *Syphilinum* in der Nacht schlimmer sind.

Es besteht kein Zweifel, daß diesen beiden Krankheitsgiften große Heilkräfte innewohnen, und sie sollten nicht verworfen werden, nur weil sie Krankheitsprodukte sind.

Auch von den übrigen Nosoden habe ich innerhalb der letzten zwei Jahre einige bemerkenswerte Wirkungen gesehen.

Tuberculinum

Ein Fall von verzögerter Menstruation bei einem jungen Mädchen, das stark vergrößerte Mandeln hatte und anfing, müde und schwach, bleich und bei jeder Anstrengung kurzatmig zu werden. Die Menses erschienen zweimal unter der Wirkung von *Pulsatilla,* aber in Zwischenräumen von mehreren Monaten und endlich überhaupt nicht. Nach dem Fehlschlagen mehrerer anderer Mittel gab ich ihr eine Gabe *Tuberculinum* 1. m. mit schnellem, leichtem und natürlichem Erscheinen der Menses und entsprechender Besserung in anderer Hinsicht; sie besucht jetzt die Schule bei anscheinend guter Gesundheit. Ich vergaß zu erwähnen, daß ihre ältere Schwester einige Jahre vorher an Schwindsucht starb.

Ferner, während eines Besuches bei meiner Tochter in Athen, Pa., besuchte ich einen der homöopathischen Ärzte dieses Ortes, dem ich vorher niemals begegnet war. Er hatte die „Leitsymptome“ gelesen, und nachdem wir eine Weile über Bücher gesprochen hatten, fragte er mich, ob ich mir nicht einen seltsamen Fall ansehen wolle, bei dem zwar kein Geld zu verdienen sei, den er aber aus den Händen der Allopathen übernommen habe, die den Patienten aufgegeben hätten. Selbstverständlich war ich gern dazu bereit. Ich fand ein sieben Monate altes Kind, mit einem Kopf größer als ein Männerkopf, mit herausgetriebenen, nach aufwärts gedrehten Augen, welche nur ein wenig seitwärts beweglich waren. Es sah aus wie ein Idiot. Die Fontanellen waren nicht zu fühlen wegen des hydrocephalen Zustandes, der den ganzen Schädel wie beschrieben ausdehnte.

Ich konnte nicht bemerken, daß das Kind etwas erkannte; nur schien sein weinerliches Stöhnen (fast fortwährend) zuzunehmen, wenn zu ihm gesprochen oder wenn es bewegt wurde.

Die Befragung nach der Familiengeschichte ergab, daß mehrere Schwestern der Mutter an Tuberkulose gestorben waren und sie nur allein von der Familie übriggeblieben war.

Ich verordnete mit Zustimmung des Arztes ein Pulver von *Tuberculinum* 1. m. mit dem Rat, es auswirken zu lassen. Dies war am Ostermontag.

Am 24. Mai 1900 erhielt ich folgenden Brief:

Lieber Doktor: Sie werden sich zweifellos des Falles von Hydrocephalus erinnern, den Sie mit mir in Athen sahen und für den Sie *Tuberculinum* verordneten. Von diesem Tag an hat der Kopf an Umfang nicht mehr zugenommen, und obgleich keine weitere Arznei seitdem genommen worden ist, fängt er sogar an, allmählich abzunehmen. Sie messen ihn an der gleichen Stelle jeden Sonntag, und am letzten Sonntag war er zwei Zentimeter kleiner als eine Woche zuvor. Wollen Sie die Güte haben, mir sofort *Tuberculinum* m. zu schicken, damit ich mit dem Mittel in Pausen fortfahren kann usw.

Seitdem erhielt ich noch einen Brief, der von weiterer Besserung berichtete. Ich kann in einem derartigen Fall schwerlich Heilung erwarten, aber immerhin scheinen die Wirkungen des Mittels sehr bemerkenswert. —

Vor einem Jahre wurde eine Lungenkranke aus Seneca Falls, N. Y., zu mir gebracht, die vier Jahre in allopathischer Behandlung gewesen war und jeden Sommer hoch in den Adirondacks in einem von dem New Yorker Lungenspezialisten Dr. Loomis errichteten Sanatorium zugebracht hatte. Ihr Befinden hatte sich dauernd verschlimmert, bis ich den Fall in die Hand bekam. Unter der Wirkung von zwei Gaben *Sulfur* c. m. mit nachfolgendem *Tuberculinum* c. m. besserte sich ihr Zustand so, daß ich wohl schwerlich jemand davon überzeugen würde, daß sie jemals an derartigen Zuständen gelitten hatte.

Das Leiden saß in der linken Lungenspitze, wo eine deutliche Kaverne war, die, soweit ich es feststellen kann, jetzt ausgeheilt ist, obgleich noch eine geringe Abschwächung des Atemgeräusches zurückgeblieben ist.

Eine Folge der Wirkung dieser Mittel war das Wiedererscheinen von Granulationen an den Augenlidern, welche mit örtlichen Anwendungen geheilt (?) worden waren. Ich bin überzeugt, daß manche unheilbaren chronischen Krankheiten ihren Anfang in derartigen Unterdrückungen örtlicher psorischer Manifestationen nehmen. —

Ein weiterer Fall. — L. D. G., ein 60jähriger Mann, von dessen Brüdern und Schwestern mehrere an der Schwindsucht gestorben waren, wurde seit 25 Jahren zeitweilig von einem erstickenden Husten mit Brechreiz gequält. Er war wegen einer Harnröhrenstriktur operiert worden, und einige Wochen darauf wurde er von Schüttelfrost befallen, ähnlich dem Wechselfieber. Es war im Winter, und Frost und Fieber sind in keiner Jahreszeit hier häufig, außer wenn sie eingeschleppt werden. Er hatte täglich mehrere dieser Frostanfälle, bis sich ein deutlicher *Rhus-Toxicodendron*-Zustand entwickelte, dem eine Gabe dieses Mittels ein Ende machte. Jedoch folgten hierauf häufige Anfälle von heftigen Schmerzen vom Rücken aus durch den Unterleib, besonders das Hypogastrium. Als ich die Schmerzen in den Därmen einigermaßen gebessert hatte, erschienen eine Art neuralgische Schmerzen an ganz verschiedenen Körperstellen, erst an einer Stelle, dann an einer anderen. Als diese nachzulassen schienen, fing er mehr zu husten an, und so wanderte die Sache monatelang von einer Körperstelle zur anderen.

Dr. Sheldon aus Syrakus, ein Mann von großer Erfahrung, wurde zur Beratung hinzugezogen. Nach sorgfältiger Untersuchung entschied er mit Rücksicht auf die Familiengeschichte und besonders, da sich die Bauchwände (wie er sich ausdrückte) teigig anfühlten, daß der Fall tuberkulöser Natur sei, und riet zu *Veratrum album,* weil der Kranke so schwach, mager und kalt war, besonders an den Extremitäten.

Veratrum album wurde gegeben, jedoch mit geringem oder keinem Erfolg, und die Sache ging weiter wie gewöhnlich, bis ich auf seine Theorie von Tuberkulose hin eines Abends dem Kranken eine Gabe *Tuberculinum* auf die Zunge tropfte. Die Folge war, daß er diese Nacht ganz ruhig schlief, wie unter der Wirkung eines schmerzstillenden Mittels, und jedes Symptom war gemildert. Sein Zustand besserte sich in jeder Beziehung Wochen hindurch, bis er imstande war, jeden Tag auszugehen. Es war sehr kalte Witterung, und er zog sich eine Erkältung zu, so daß er wieder zum Liegen kam. Nach einigen Gaben *Aconitum* gegen die Symptome seines Erkältungszustandes erhielt er eine zweite Gabe *Tuberculinum,* wie zuvor, auch mit ähnlicher Wirkung, und war in kurzer Zeit so weit wiederhergestellt, daß er auf Besuch zu einem Freunde nach Troy N. Y. gehen konnte.

Wie das endgültige Resultat sein wird, ist noch fraglich, aber die wiederholten Wirkungen des Mittels in einem so schweren Falle waren so augenscheinlich, daß ich sie des Erzählens für wert hielt.

Wenn Sie in H. C. Allens „Key Notes of Leading Remedies" nachschlagen, so werden Sie erwähnt finden: „Symptome fortwährend wechselnd", die Leiden befallen das eine Organ, dann ein anderes, die Lungen, Gehirn, Nieren, Leber, Magen, das Nervensystem — plötzlich anfangend, plötzlich aufhörend."

Dies schien bei diesem Patienten der Fall zu sein.

Schließlich habe ich sowohl in beginnender als auch in vorgeschrittenen Fällen von Phthisis offenbaren Nutzen von der Anwendung dieses Mittels erlebt. Bei vorgeschrittener Phthisis habe ich es stets in hohen Verdünnungen gegeben und ohne Wiederholung lange Zeit nachwirken lassen. Mit Rücksicht auf das, was Burnett darüber schrieb, und meine eigene kürzlich gemachte beschränkte Erfahrung bin ich überzeugt, daß *Tuberculinum* bei der Behandlung chronischer Krankheiten bestimmt ist, mit *Psorinum* auf einer Stufe zu stehen.

Über den Fall L. D. G. will ich noch hinzufügen, daß sein Befinden sich weiter besserte, bis er jetzt am 17. Dezember 1900 so gesund zu sein scheint wie in den letzten zehn Jahren und mehr wiegt.

Ein zweiter Fall. — Maude P., 27 Jahre, unverheiratet, sanguinisch, nervöses Temperament, untersetzt und dick, wenn bei guter Gesundheit, blaue Augen, braunes Haar.

Hat seit 11 Jahren dann und wann schlimme epileptische Anfälle gehabt, die in den letzten zwei Jahren seltener geworden waren seit der brieflichen Behandlung durch einen New Yorker Spezialisten, der ihr Arzneien schickte. Ihre Mutter war kürzlich an Schwindsucht gestorben. Sie hatte diese gepflegt und war in den letzten Monaten ihrer Krankheit beständig um sie gewesen.

Nach dem Tode ihrer Mutter am 28. Mai 1900 kam sie mit folgenden Symptomen zu mir:

Kann nichts essen.

Sehr schlechter Geschmack im Munde, besonders morgens.

Geruch kochender Speisen erregt Ekel.

Lästiger Husten, besonders nachts.

Schmerz in der Mitte der Brust, hinter dem Brustbein, schlimmer beim Husten, Bergangehen oder Treppensteigen.

Hat seit dem 1. Mai 22 Pfund an Gewicht verloren.

Rückenschmerz, wenn ermüdet.

Frostig mit leisen Schauern, schlimmer morgens und abends.

Fühlt sich sehr schwach, kann nicht ohne Ermüdung gehen.

Die letzten Menses blieben aus.

Sehr niedergedrückt, weint leicht.

Hat seit der Grippe im vergangenen Dezember Husten gehabt.

Hat seit den letzten vier Wochen Diarrhöe.

Puls 100 bis 120 während der ganzen Zeit.

Nachtschweiße.

Daraufhin verordnete ich *Pulsatilla* D 200 und später 10 m. ohne merkliche Wendung zur Besserung.

Nach dem Mißerfolg mit *Pulsatilla* verordnete ich *Tuberculinum* 1 m. In den nächsten vier Monaten bekam sie es alle zwei Wochen einmal, ein- oder zweimal statt dessen *Bacillinum* D 200, und genas unter dieser Behandlung vollkommen, so daß sie ihre gewöhnliche Hausarbeit verrichtet und wieder so gesund aussieht wie früher (17. Dezember 1900).

Ich glaube, daß sie ohne diescs Mittel schnell an Schwindsucht eingegangen wäre.

Pyrogenium

Ich habe dieses Mittel nicht selbst verordnet, aber es muß, wenn Allens „Key Notes“ zuverlässig sind, bei Leiden ernstesten Charakters von großem Wert sein. Über ein Mittel, das von einer solchen Autorität gegen Blutvergiftung, puerperale und chirurgische, und Erkrankungen, die von Ptomainen oder Infektion mit Kloakengasen herrühren, so sehr empfohlen wird, sollte man nicht oberflächlich hinweggehen. Lassen Sie mich zitieren: „Das Bett wird als hart empfunden (*Arnica*), die aufliegenden Teile fühlen sich schmerzhaft und zerschlagen an (*Baptisia*), schneller Dekubitus (*Acidum carbolicum*).“ „Große Unruhe, muß sich fortwährend bewegen, um den Schmerz an den Stellen zu lindern (*Arnica, Eupatorium perfoliatum*)." „Zunge dick, schlaff; rein, glatt wie lackiert; feuerrot, trocken, rissig, schweres Sprechen."

Diarrhöe, äußerst übelriechend (*Psorinum*), braun oder dunkel (*Leptandra*), schmerzlos, unwillkürlich, manchmal unter Blähungen (*Aloe, Oleander*).

Haben Sie jemals bei Typhus ein derartiges Verzeichnis von Symptomen getroffen? Ich habe es, und wenn wir bedenken, daß die Ursache von Typhus oft in schadhaften Abzugskanälen, Kloakengasen usw. gefunden werden kann, so sollte das Mittel, wenn diese Symptome zuverlässig sind, unschätzbar sein. Die übrigen von Allen aufgeführten Symptome sind ebenso wertvoll, wenn sie richtig sind, und wenn sie nicht richtig sind, so ist es desto besser, je eher sie sich als unrichtig erweisen.

Was das Vorurteil gegen den Gebrauch solcher Mittel anbelangt, sollten wir so ehrlich sein wie James B. Bell, wenn er von *Psorinum* sagt: „Ob es von reinstem Gold oder reinstem Schmutz herstammt, danach zu fragen oder uns darum zu kümmern, sollte unsere Dankbarkeit für seine vortrefflichen Dienste uns verbieten." Wie zu erwarten ist, ist *Anthracinum* diesem ähnlicher als irgendein anderes Mittel. In allen Fällen, die septischem Fieber oder Vergiftung gleichen, sollte man an *Arsenicum, Anthracinum* und *Pyrogenium* denken. Für die Wahl der beiden ersteren wären die fürchterlich brennenden Schmerzen maßgebend.

Chenopodium anthelminthicum, Chenopodium glaucum

Stammpflanzen: *Chenopodium anthelminthicum, Ch. glaucum*

Ich habe mit der 30. Potenz von *Chenopodium glaucum* einen Fall von Schmerz unter dem linken Schulterblatt geheilt. Das Leiden bestand seit mehreren Jahren, und der Schmerz wurde zeitweise sehr heftig. Ich habe es auch in anderen Fällen mit Nutzen angewendet. Ich denke stets an dieses Mittel, wo ich einen derartigen Schmerz finde, und an *Chelidonium*, wenn er unter dem rechten Schulterblatt besteht. Nach Dr. Jakob Jeanes heilt *Chenopodium anthelminthicum* einen Schmerz unter dem rechten Schulterblatt ähnlich dem von

Chelidonium. Der Schmerz scheint bei beiden von einer Leberstörung herzurühren. Da ich mit *Chelidonium* so gute Erfolge hatte, habe ich das andere niemals gebraucht. *Chelidonium* ist gut geprüft, und eine ausführliche Prüfung von *Chenopodium* könnte uns befähigen, zwischen ihnen zu unterscheiden. In den beiden *Chenopodium* und *Chelidonium* haben wir eine wichtige Trias gegen Schmerzen unterhalb der Schulterblätter, welche besser verstanden werden sollte. Solche einzelnen Symptome sind selbstverständlich nur kleine Fingerzeige; sie sind aber zuweilen die einzigen, die wir haben, und wenn nach einer vollständigen Prüfung das Mittel, welches sie hat, erschlossen ist, so finden wir oft, daß sie zuverlässig waren, obgleich wir zuerst ihre pathologische Bedeutung nicht angeben konnten. Ich würde solchen Fingerzeigen ebensooft folgen wie Spekulationen und Theorien. Zum Beispiel folgen hier einige derartige einzelne Symptome, die oft festgestellt worden sind: Schmerzen unterhalb der Brüste im Klimakterium, *Cimicifuga.* Schmerz, welcher von der Brustwarze nach dem Rücken zieht, beim Stillen des Kindes, *Croton Tiglium* (*Silicea*). Schmerz in der oberen linken Brust nach dem Schulterblatt, *Myrtus communis, Pix liquida, Theridion* und *Sulfur.* Schmerz durch die untere rechte Brust, *Chelidonium, Mercurius vivus* und *Kalium carbonicum.* Schmerz durch die obere rechte Brust, *Calcium carbonicum* und *Arsenicum album.* Schmerz durch die untere linke Brust, *Natrium sulfuricum.* Wir könnten dieser Reihe noch viele derartige hinzufügen, die sehr wertvoll sind.

Ammonium carbonicum

Ammoniumcarbonat

Guernsey sagt: Dieses Mittel scheint hauptsächlich dienlich bei Frauen von zarter Konstitution, die leicht in Ohnmacht fallen und fast immer eine Atmosphäre von Riechmitteln um sich haben mögen. Sie sind kränklich, mit mangelnder Reaktion und gewöhnlich von lymphatischem Temperament. Derartige Kranke lieben Reizmittel, besonders solche, welche auf die Geruchnerven wirken, wie Salmiakgeist, Kampferspiritus, Moschus, Alkohol usw. Zu Beginn einer derartig rapid erschöpfenden Erkrankung wie Cerebrospinalmeningitis hat sich dieses Mittel sehr gut erwiesen, um die Reaktion anzuregen und den Kranken für das nächstzuwählende Mittel vorzubereiten, das im Kampf der nun wiedererweckten Lebenskraft mit der Krankheit angezeigt ist.

Ammonium carbonicum ist heilsam für trocknen oder Stockschnupfen, akut oder chronisch. Der Kranke befindet sich nachts schlechter, muß mit offenem Munde atmen. *Sambucus, Lycopodium, Nux vomica* und *Sticta pulmonaria* können damit verglichen werden.

Ein anderes häufig festgestelltes Nasensymptom ist „Nasenbluten beim Waschen des Gesichts" (*Kalium carbonicum*). Ich weiß nicht, warum es hierbei eintritt, aber es ist so, und das Mittel beseitigt es. Die einzige andere Erkrankung, bei welcher ich es sehr dienlich gefunden habe, ist Scharlach. Der Körper ist sehr rot, beinahe blaurot, und der Rachen scheint der Hauptpunkt zu sein, wo sich die Gewalt der Krankheit mit bösartiger Heftigkeit auszubreiten droht. Der Ausschlag ist schwach entwickelt oder scheint zu verschwinden, aus reinem Unvermögen infolge der geschwächten Lebenskraft des Kranken, ihn auf der Oberfläche zu halten (*Zincum* hat Konvulsionen aus demselben Grunde). Erysipelas alter, geschwächter Leute gehört gleichfalls hierher. Gehirnsymptome, welche einem Trunkenheitsstumpfsinn gleichen, sind in beiden Fällen vorhanden. Die ganze Konstitution scheint von der toxischen Wirkung des Krankheitsgiftes überwältigt zu sein (siehe auch *Ailanthus*). *Ammonium carbonicum* wird uns manchmal aus derartigen Fällen heraushelfen.

Ammonium muriaticum = Ammonium chloratum

Ammoniumchlorid

Ein Symptom, das sich als wertvolles Leitsymptom für die Verordnung erwiesen hat, ist „Kältegefühl im Rücken zwischen den Schultern". Es findet sich gewöhnlich bei Brustaffektionen, wie Husten oder Brustschmerzen ohne Husten. Ich habe es als ein ebenso zuverlässiges Leitsymptom gefunden, wie es das Brennen zwischen den Schultern für *Lycopodium* und *Phosphorus* ist. Es ist auch ein Mittel gegen Stuhlverstopfung; der Stuhl ist hart, trocken, bröckelig und wird sehr schwer entleert. Zuweilen ist der Stuhl mit Schleim überzogen, etwa wie bei *Causticum,* welches mit Schleim überzogenen Stuhl hat, glänzend, wie eingefettet. Es besteht auch eine Ähnlichkeit zwischen diesen beiden Mitteln, die sich auf die Muskeln und Bänder bezieht: *Am-*

monium muriaticum hat Schmerz mit einer Empfindung, als wären die Muskeln zusammengezogen oder zu kurz, während *Causticum* noch einen Schritt weiter geht und eine wirkliche Kontraktion dieser Teile hat, indem es Arthritis deformans hervorruft (*Cimex, Natrium muriaticum*).

Es gibt zwei Mittel, die Menses oder Blutfluß aus dem Uterus nachts haben. Es sind *Ammonium muriaticum* und *Bovista,* zwischen denen die übrigen Symptome natürlich die Wahl entscheiden müssen. (*Kreosotum,* Menstrualfluß nur im Liegen, hört beim Sitzen oder Umhergehen auf; *Lilium tigrinum* „fließt nur beim Umhergehen", läßt nach, wenn sie das Gehen einstellt; *Magnesium carbonicum* „fließt nur nachts oder im Liegen", hört beim Gehen auf.)

Unser Mittel ist auch zuweilen bei Ischias dienlich. Hier haben wir ein Gefühl von Kontraktion in den Sehnen, und der Kranke befindet sich schlechter beim Sitzen, etwas besser beim Gehen und völlig erleichtert beim Liegen. Es hat auch Schmerzen in den Fersen, als ob sie geschwürig wären. Gegen Schmerzen in den Fersen siehe auch *Phytolacca, Cyclamen, Manganum, Ledum* und *Causticum.* Ich heilte einmal einen sehr qualvollen und langwierigen Fall mit *Valeriana.*

Aethusa

Stammpflanze: *Aethusa Cynapium;* Hundspetersilie

ist eins unserer besten Mittel gegen Erbrechen bei Kindern. Die Milch kommt, sobald sie verschluckt ist, unter großer Anstrengung wieder herauf, worauf das Kind sehr ermattet und schläfrig wird; oder wenn die Milch länger behalten wird, kommt sie endlich in „so großen, sehr sauren und käsigen Massen herauf, daß es fast unmöglich scheinen möchte, daß sie das Kind ausgebrochen haben könnte". Wenn dieser Zustand des Magens nicht geheilt wird, pflegt die Erkrankung in Cholera infantum überzugehen, mit grünen, wäßrigen oder schleimigen Stühlen, Kolik und Krämpfen. Die Krämpfe dieses Mittels sind insofern eigentümlich, als die Augen „nach unten" gerichtet sind, anstatt nach oben oder seitwärts. Wenn die Krankheit weiter ungünstig fortschreitet, so sieht das Gesicht eingefallen aus mit scharfer Linea nasalis als Abgrenzung der durchsichtig blassen Oberlippe. Dieses letzte Symptom ist für *Aethusa* am charakteristischsten.

Aethusa hat völliges Fehlen von Durst. Die Erschöpfung und Beängstigung sind sehr bedeutend, aber der Mangel an Durst entscheidet für *Aethusa* statt *Arsenicum album.*

Erbrechen von großen Mengen geronnener Milch wird auch unter *Calcium carbonicum* gefunden; aber bei diesem Mittel haben wir auch zu gleicher Zeit saure Stühle, Kopfschweiß und offene Fontanellen, auch wird man in diesem Fall gewöhnlich das *Calcium*-Temperament antreffen.

Es gibt ein anderes sehr eigentümliches Symptom von *Aethusa,* das ich meines Wissens zweimal durch dieses Mittel beseitigt sah, nämlich: Bildet sich ein, Ratten oder Mäuse durch das Zimmer laufen zu sehen. In beiden Fällen trat das Symptom bei abgearbeiteten, nervösen Frauen auf, aber das Symptom war sehr hartnäckig und beunruhigend. *Aethusa* heilte nicht nur diese Störung, sondern besserte den allgemeinen Gesundheitszustand. Ich verordne es stets in der 200. Potenz.

Jalapa

Stammpflanze: *Exogonium Purga;* Jalapenknolle

„Das Kind ist den ganzen Tag artig; schreit, ist unruhig und stört seine Umgebung in der Nacht" (häufig beobachtet). Ich hatte einmal einen Fall von Enterokolitis, der länger als acht Wochen all meine Anstrengungen, Heilung herbeizuführen, vereitelte. Der Fall verschlimmerte sich andauernd, bis das Kind zum Skelett abgemagert war. Statt nur nachts zu schreien, schrie es die ganze Zeit Tag und Nacht (wie die Mutter sagte), und gewiß war es so, denn wenn ich es sah, schrie es. Bei dem Schreien bestanden fortwährende Verdrehungen des Körpers, ein abwechselndes Vorwärts-, Rückwärts- und Seitwärtskrümmen. Ich kann nicht sagen, wieviel verschiedene Mittel ich versuchte, aber endlich gab ich ihm *Jalapa* D 12, das ich aus der von einem Drogisten besorgten Urtinktur potenziert hatte. Das Kind fing an zu schlafen, und von diesem Schlafe an, der lang und gut war, setzte schnelle und völlige Genesung ein. Die einzige Indikation, welche ich für das Mittel hatte, war die, daß es Kolik und Diarrhöe erzeugt.

Rheum

Stammpflanze: *Rheum palmatum;* Rhabarber

ist ein weiteres Mittel, welches wie *Jalapa* von der Schulmedizin mißbraucht, aber anderseits sehr wertvoll ist, wenn es homöopathisch angewendet wird. Die Hauptindikation ist: „saure Stühle". Die Stühle können braun sein, mit Schleim gemengt, oder dünn und teigig. Es besteht oft heftiger Schmerz vor dem Stuhl von kolikartiger Natur und nach dem Stuhl Tenesmus. Es ist höchst dienlich bei Kolik mit Diarrhöe der Kinder. Es hat ein weiteres sehr charakteristisches Symptom, nämlich: „Nicht nur die Stühle sind sauer, das ganze Kind riecht sauer, gleichviel wie oft es gebadet wird." Bei Kolik und Diarrhöe während der Zahnung wird man zuweilen zwischen diesem Mittel und *Magnesium carbonicum* zu wählen haben.

Collinsonia canadensis

Stammpflanze: *Collinsonia canadensis;* Grießwurzel

Dieses Mittel ist nicht gründlich geprüft; aber was wir immerhin daraus bisher gelernt haben und die klinischen Erfahrungen genügen, um es als ein sehr wertvolles Mittel zu erkennen. Als ein Mittel gegen Hämorrhoiden oder Mastdarmbeschwerden kann es mit *Aesculus Hippocastanum* verglichen werden, denn beide haben ein Gefühl, als wäre der Mastdarm mit Holzsplittern angefüllt. Aus diesem einen Symptom könnten wir nicht ersehen, welches zu verordnen wäre. Lassen Sie uns jedoch von einigen Unterscheidungsmerkmalen Kenntnis nehmen:

Aesculus hat hervorragend ein Gefühl von Vollsein im Mastdarm, *Collinsonia* hat es nicht.

Aesculus-Hämorrhoiden bluten in der Regel nicht.

Collinsonia-Hämorrhoiden bluten häufig hartnäckig.

Aesculus hat heftigen Schmerz, „Schmerzhaftigkeit und dumpfen Schmerz im Rücken".

Collinsonia hat dieses Symptom bis jetzt nicht gezeigt.

Aesculus hat zuweilen Verstopfung, zuweilen nicht.

Collinsonia hat starke Verstopfung und demzufolge Kolik.

Dieser Vergleich ist weit genug durchgeführt, um zu zeigen, daß die Wahl zwischen diesen Mitteln gewöhnlich nicht schwierig ist. Ich heilte einmal mit *Collinsonia* eine sehr heftige Kolik, die eine Frau mehrere Jahre hindurch häufig befallen und bei der die Behandlung der Schulmedizin vollständig versagt hatte. Ich wurde durch die hartnäckige Stuhlverstopfung, die starke Flatulenz und den hämorrhoidalen Zustand zur Wahl des Mittels geführt.

Ich heilte ebenfalls einen der hartnäckigsten Fälle von chronischer Stuhlverstopfung, die mir jemals begegnet sind. Der Patient hatte zwei Jahre lang durchschnittlich nur alle zwei Wochen einmal eine Ausleerung, und dann nur durch die Wirkung starker Abführmittel, wonach er zwei oder drei Tage krank zu Bett lag. *Collinsonia* kurierte ihn innerhalb eines Monats so vollständig, daß er jeden Tag Stuhlgang hatte und die Störung während der langen Jahre seither niemals wiederkehrte.

Corallium rubrum

Edelkoralle

ist gegen Krampfhusten, ähnlich Keuchhusten, dienlich. Am Tag ist es ein fortwährender kurzer, unterbrochener Husten, so anhaltend und häufig, daß er den ihm gegebenen Namen „Minutenhusten" verdient, während er in der Nacht mehr keuchhustenartig ist. Die nächtlichen Anfälle sind zuweilen sehr heftig.

Ich halte *Corallium* für eins unserer besten Mittel gegen Retronasalkatarrh, bei welchem „viel Schleim in den Rachen tropft" (*Natrium carbonicum*). Ich kenne kein anderes in den meisten Fällen so wirksames Mittel, verordne es daher gewöhnlich, wenn ich nicht gewichtige Indikationen für irgendein anderes Mittel habe, und selten bleibt ein guter Bericht darüber aus.

Corallium hat sich auch bei „Krebs" dienlich erwiesen. Das Geschwür ist rot (korallenrot), flach und äußerst empfindlich, zuweilen schmerzhaft. Kankroide oder weicher Schanker, welche die Schulmedizin kauterisiert, können schnell und sicher mit *Corallium* geheilt werden.

Coccus cacti

Urstoff: *Dactylopius coccus Costa* (Cochenille)

ist ein weiteres Mittel aus dem Tierreich, das bei Keuchhusten oft wertvoll erfunden worden ist. Bei diesem Mittel tritt die Verschlimmerung gewöhnlich nach Mitternacht oder am Morgen, wenn das Kind erwacht, ein. Die Anfälle sind nicht auf diese Zeit beschränkt, aber am schlimmsten sind sie da. Die Anfälle enden mit Erbrechen von großen Mengen hellen, „zähen Schleims", welcher in langen Fäden aus dem Munde hängt. Gegen derartigen Husten ist *Coccus cacti* ausgezeichnet.

Clematis = Clematis recta

Stammpflanze: *Clematis erecta (recta);* Steife Waldrebe

Dies ist ein gutes Mittel gegen Gonorrhöe, wenn wegen langsamen oder unterbrochenen Abflusses des Harns Anzeichen von Bildung einer Striktur bestehen, und wird, wenn zeitig verordnet (hoch), dem häufig vorbeugen. Angesichts der heftigen Schmerzen und des Leidens, das oft zu ihrer Linderung bei einer Striktur eine Operation notwendig macht, sollte alles nur Mögliche getan werden, um sie abzuwenden. An erster Stelle ist die Methode zu ätzen oder die beliebte örtliche Behandlung, wenn auch nicht für alle, so doch für fast alle Strikturen verantwortlich. Ich weiß, daß ein derartiges Verfahren weder wissenschaftlich noch im entferntesten heilend ist, und anderseits weiß ich, daß nur eine konstitutionelle Behandlung hinreicht, um die schlimmsten Fälle zu heilen (nicht einfach zu unterdrücken), und zwar in möglichst kurzer Zeit. Ferner ist *Clematis* von Nutzen zur Heilung der Orchitis, die von Unterdrückung der Gonorrhöe herrührt, oder wenn sie sich ohne solche Unterdrückung auf die Hoden erstreckt, welch letzterer Zustand selten vorkommt. Die Hoden schwellen stark an und verhärten, wenn nicht schnell abgeholfen wird, und werden steinhart. Ich habe mit *Clematis* in solchen Fällen schnell Heilung herbeigeführt. *Pulsatilla* ist zweifellos bei Orchitis infolge unterdrückter Gonorrhöe das am häufigsten angezeigte Mittel; wenn es aber, nachdem es den Schmerz vermindert und den Ausfluß wieder hervorgebracht hat, nicht vermag, die Anschwellung und Verhärtung zu beseitigen, so wird *Clematis* das übrige tun. Es hat mich niemals enttäuscht. *Clematis* hat übrigens auch ein *Coffea* ähnliches Symptom, nämlich „Zahnschmerz wird durch das Behalten von kaltem Wasser im Mund gelindert“.

Copaiva

Stammpflanze: *Copaifera officinalis* (Copaivaharz)

Dieses Mittel wirkt stark auf die Schleimhäute. Es ist wie viele andere Mittel von der Schulmedizin so mißbraucht worden, daß es in Mißkredit gekommen ist, und selbst in unserer eigenen Schule besteht unter solchen Umständen Neigung, seine Heilkräfte zu unterschätzen oder zu unterlassen, sie zu erforschen, wie man sollte. Es ist jedenfalls ein treffliches Mittel bei chronischem Bronchialkatarrh mit profusem Auswurf von grünlichen oder grauen eitrigen Massen (*Stannum, Lycopodium, Sulfur, Phosphorus* usw.). Unter den noch nicht recht gewürdigten Mitteln haben wir:

Copaiva, profuse, grünlichgraue, widrig riechende Sputa.

Illicium anisatum. Eiter, mit Schmerz im dritten Gießbeckenknorpel, rechts oder links.

Pix liquida, eitrige Sputa, Schmerz im dritten linken Rippenknorpel.

Myosotis, reichliche Sputa, Abmagerung, Nachtschweiße.

Balsamum peruvianum, katarrhalische Schwindsucht, reichlicher, eitriger Auswurf.

Yerba santa, Schleimanhäufung, die asthmatisches Atmen verursacht.

Ich erwähne diese Mittel, um die Aufmerksamkeit auf sie zwecks Versuchs in Fällen zu lenken, in welchen wir unter den besser geprüften das Heilmittel nicht finden können. Alle alten Mittel haben einmal „in den Kinderschuhen“ gesteckt.

Copaiva ist ein wertvolles Mittel bei Gonorrhöe. Es besteht heftige Reizung in der Harnröhre und am Blasenhals. Es kann zu Anfang angezeigt sein, wenn der Ausfluß dünn oder milchig ist, und später, besonders wenn sich das Leiden auf die Blase ausgebreitet hat, mit Ausfluß einer großen Menge von zähem Schleim oder Blut und Schleim im Urin. Obgleich in seiner Wirkung auf die Harnwege nicht so heftig wie *Cantharis,* so steht es ihm doch sehr nahe.

Cubeba

Stammpflanze: *Piper Cubeba;* Kubebenpfeffer

Dieses Mittel, welches ebenfalls infolge seiner empirischen Anwendung in der Schulmedizin in Verruf gekommen ist, nimmt eine wichtige Stelle in der Therapie der Gonorrhöe ein. Es ist anzuwenden, wenn, nachdem das erste oder Entzündungsstadium mit den für dieses Stadium angezeigten Mitteln vorüber ist, nach dem Urinieren noch Brennen in der Harnröhre besteht und der Ausfluß dick, gelb oder eiterähnlich bleibt. Trotz *Mercurius* und *Pulsatilla* können wir in *Cubeba* unser Mittel finden. Ich habe selbst einige schöne Heilungen in derartigen Fällen erzielt. Bei *Pulsatilla* pflegt der Ausfluß, solange er dick, gelb oder grün ist, „milder“ zu sein als anderwärts aus den Schleimhäuten. *Mercurius* hat einen ähnlichen Ausfluß, aber alle Symptome „verschlimmern sich nachts“. Wenn der Ausfluß dünn (eitrig) wird, paßt in der Regel keins dieser beiden Mittel.

Gerade hier lassen Sie uns die Aufmerksamkeit auf ein anderes Mittel lenken, das bei der Behandlung von Gonorrhöe erwähnt werden sollte.

Petroselinum

Stammpflanze: *Petroselinum sativum;* Petersilie

Es gibt eine sehr charakteristische Indikation für seine Verordnung, nämlich: „Heftiger und plötzlicher Drang zu urinieren.“ Kinder stehen auf und trippeln vor Schmerz und Drängen hin und her. Dies findet man meist in chronischen Fällen (besonders nach Gonorrhöe), nachdem die Entzündung sich weiter zurück zum Blasenhals ausgedehnt hat. Ein anderes sehr lästiges Symptom, das man unter *Petroselinum* findet, ist „Jucken“ in der Harnröhre; Gefühl, als ob er ein Stäbchen oder sonst etwas hineinstecken müßte, um zu „kratzen“. Brennen, Kribbeln vom Perinäum aus durch die ganze Harnröhre. Kinder werden manchmal von einem derartig plötzlichen und heftigen Drang zu urinieren gequält, daß sie hin und her trippeln und es kaum zu halten vermögen, bis die Kleidung aufgeknöpft ist. Es ist ähnlich wie der plötzliche Stuhldrang von *Aloe*.

Cepa = Allium Cepa

Stammpflanze: *Allium Cepa;* Zwiebel

Jeder, der rohe Zwiebeln für die Küche geschnitten hat, kennt ihre Wirkung auf Augen und Nase — Reizung, die heftiges Niesen und Tränen verursacht. Danach müßte sie, wenn das homöopathische Heilgesetz richtig ist, ein gutes Mittel gegen Schnupfen sein, und so ist es auch; aber wie jedes andere Mittel heilt es nur seine besondere und charakteristische Form des Leidens.

Cepa hat anhaltendes und häufiges Niesen mit profusem scharfen Ausfluß, der brennt und die Nase und die Oberlippe ätzt, am Abend und im Zimmer schlimmer und in frischer Luft besser wird. Es hat auch profuses Tränen mit Brennen, Beißen und Wehtun der Augen, aber der Ausfluß ist mild; d. h. er macht die Augen nachher nicht wund. Es kann Kopfschmerz bestehen oder nicht; wenn er vorhanden ist, so ist er wie der Schnupfen schlimmer im warmen Zimmer oder abends und besser in frischer Luft. Ich habe es besonders dienlich bei Kindern gefunden, wenn der profuse Schnupfen oder eine Erkältung sich nach den Bronchien herab ausbreitete, mit einer ebensolchen profusen Ausscheidung in den Bronchialästen, mit heftigem Husten und Schleimrasseln. Ehe *Cepa* in homöopathischen Gebrauch kam, pflegten wir *Euphrasia* zu verordnen, wenn profuser Schnupfen oder Tränen bestand. Der Unterschied zwischen beiden Mitteln ist der, daß bei *Cepa* der Nasenausfluß scharf ist und das Tränen mild, bei *Euphrasia* aber umgekehrt.

Die Wirkung von *Cepa* scheint in erster Linie auf die Nase, diejenige von *Euphrasia* auf die Augen zu gehen; auf diese Weise müssen wir zwischen allen Mitteln unterscheiden lernen.

Euphrasia

Stammpflanze: *Euphrasia officinalis;* Augentrost

Die Wirkung dieses Mittels scheint sich auf die Augen zu konzentrieren. Wenn Sie die Symptome lesen, wie sie in „Herings Leitsymptomen“ niedergelegt sind, könnten Sie meinen, daß es fast alle nur denkbaren Augenleiden heilen müsse, akute und chronische Conjunctivitis, Iritis, Keratoiritis, Flecke, Bläschen, Pannus usw., und in der Tat tut es das, wenn es durch die Symptome indiziert ist.

Bei Erkältungen mit Husten und heftigem Fließschnupfen wird es zuweilen heilen, jedoch muß hier die Wahl getroffen werden zwischen *Arsenicum, Cepa* und *Mercurius* (vergleiche *Cepa*).

Bei Masern mit tränenden Augen und Fließschnupfen ist es manchmal das beste Mittel. Ich führe Dr. C. W. Boyce in Auburn, N. Y., an, der über große Erfolge damit bei einer Epidemie in dieser Stadt berichtet. Er heilte alle seine Fälle damit. So ging ich denn bei der nächsten Epidemie in meiner Nachbarschaft mit *Euphrasia* vor, und mein Mißerfolg war ebenso bedeutend wie sein Erfolg. Es war **nicht** das Mittel für **meine** Epidemie. Aber ich war klug genug, nicht blindlings auf diesem Wege lange weiter zu gehen, und spürte meinem Simillimum nach. Dann glückte es mir ebenfalls.

Ein sehr hervorragendes charakteristisches Kennzeichen für unser Mittel bei Augenleiden ist eine Neigung zu Ansammlung von zähem Schleim auf der Hornhaut, welcher durch Blinzeln entfernt wird. Alle Fälle, welche mit Lichtscheu und Tränen verbunden sind, mit oder ohne Schnupfen, sollten dieses Mittel nahelegen oder wenigstens daran denken lassen. Bei den Augenleiden von *Euphrasia* sind die Lider häufig mit affiziert. Das ist natürlich auch bei anderen Mitteln der Fall, solchen wie *Arsenicum, Apis, Rhus Toxicodendron* usw. Gehen Sie der Sache auf den Grund. Ein weiteres Symptom: Husten zuweilen trocken, aber gewöhnlich lose, schlimmer am Tage, nicht störend nachts. Dies ist wichtig, da die meisten Husten in der Nacht schlimmer sind.

Phytolacca

Stammpflanze: *Phytolacca decandra;* Kermesbeere

ist eins unserer wertvollsten Mittel gegen Halsschmerz, und die Indikationen sind klar. Der Hals entzündet sich gewöhnlich; die Mandeln schwellen an und werden zuerst sehr rot, dann erscheinen weiße Flecke, die (wenn sie nicht zurückgehalten werden) sich bald ausbreiten, zusammenfließen und Beläge von diphtherischem Aussehen bilden. Es bestehen heftige Schmerzen, welche oft hinauf bis ins Ohr oder beide Ohren gehen. Dieses sind die örtlichen Halssymptome; die konstitutionellen Symptome sind:

Heftiger Kopf- und Rückenschmerz und ein heftiges Schmerz- und Zerschlagenheitsgefühl im ganzen Körper, so daß der Patient aufstöhnt, und während er, wie bei *Rhus Toxicodendron,* das Gefühl hat, „sich bewegen zu müssen", verschlimmert hierbei Bewegung alle seine Schmerzen bedeutend. Der Patient ist auch sehr erschöpft, und beim Aufrichten wird er schwach und schwindlig wie bei *Bryonia.* Es besteht hohes Fieber, denn der Puls ist sehr schnell; aber die Hitze ist wie die von *Arnica,* meist im Kopf und Gesicht, während der Körper und die Glieder kalt sind. Wenn diese Symptome vorhanden sind, so macht es nichts aus, ob der Krankheitsfall Tonsillitis, Diphtherie oder Scharlach heißt. Reichliche Erfahrung an meiner eigenen Person und Beobachtungen an meinen Patienten haben bewiesen, daß *Phytolacca* ein Mittel von unschätzbarem Wert ist. Auch ist es nicht nötig, es in Dosen von 20 Tropfen der Urtinktur zu verordnen und außerdem damit zu gurgeln, wie manche raten, sondern es wird in der potenzierten Form viel besser wirken, ganz wie die übrigen homöopathischen Mittel. Ich habe mit diesem Mittel bei Rachenkatarrh gute Erfolge erzielt, besonders wenn bei Rednern die Stimme vor Überanstrengung versagt und heftiges Brennen im Halse vorhanden ist, als wenn etwas Heißes darin steckte. Bei dieser Art von Halsschmerz habe ich den besten Erfolg mit diesem Mittel in hoher Potenz.

Lassen Sie mich nun die Aufmerksamkeit auf ein Symptom dieses Mittels lenken, welches für mich von großem Wert geworden ist: „Unwiderstehliche Neigung, die Zähne oder die Gaumen zusammenzubeißen." Auf diese Indikation habe ich oft die verschiedenartigen Beschwerden, welche während des Zahnens auftreten, gelindert. Ich hatte einmal einen Fall, der von der Stadt New York auf das Land hinausgeschickt wurde. Das Kind war lange Zeit an Cholera infantum (Enterokolitis) erkrankt gewesen, und die Ärzte hatten erklärt, es müsse die Stadt verlassen oder sterben. Jedoch Landluft und Diätveränderung brachten keine Besserung. Der kleine Bursche war stark abgemagert, hatte häufig durchfällige Stühle von dunkelbrauner Farbe, mit Schleim von derselben Farbe vermengt. Nachdem ich verschiedene Mittel versucht hatte, entdeckte ich, daß das Kind gern die Gaumen zusammenbiß, auch auf alles, was es in den Mund stecken konnte, biß, und die Mutter sagte mir dann, daß dies während der ganzen Krankheit der Fall gewesen sei. *Phytolacca* bewirkte unmittelbare Linderung der Symptome, und eine schnelle Genesung folgte. Ich habe seitdem dieses Symptom mehrere Male festgestellt.

Phytolacca ist auch ein ausgezeichnetes Mittel gegen Mastitis. Die Brüste sind sehr hart, stark geschwollen, heiß und schmerzhaft. Wenn das Kind saugt, strahlt der Schmerz über den ganzen Körper aus. Dabei besteht Fieber, heftiger Kopf- und Rückenschmerz, und wenn der Fall schlimm ist und nicht Einhalt getan wird, geht er sehr leicht in Eiterung über. Die Wahl liegt oft zwischen unserem Mittel und *Bryonia,* und sie ergänzen einander. Fast jeder Fall von geschwollenen Brüsten mit Milchfieber, wenn sich die Brüste zum erstenmal nach der Niederkunft füllen, kann mit einem oder dem anderen von diesen beiden Mitteln schnell gebessert werden. Wenn der Fall in Eiterung übergegangen sein sollte, mit großen fistulösen, offenen und schmerzhaften Geschwüren, aus denen wäßriger oder stinkender Eiter fließt, ist *Phytolacca* immer noch das Mittel und wird oft mehr leisten als *Hepar sulfuris* und *Silicea.* Aber die Wahl wird zuweilen zwischen anderen Mitteln zu treffen sein, wie

Croton Tiglium. Der Schmerz läuft durch den Körper zum Rücken, wenn das Kind saugt (*Silicea, Pulsatilla*).

Phellandrium. Der Schmerz läuft in den „Zwischenzeiten" nach dem Säugen die Milchgänge entlang.

Lac caninum. Die Brüste sind stark gefüllt und so „schmerzhaft", daß ihr eigenes Gewicht die Kranke schmerzt; sie „stützt sie" gern und weicht der „geringsten Erschütterung" aus. Selbstverständlich dürfen *Aconitum, Apis* und *Belladonna* nicht vergessen werden und haben ebenso zuverlässige Indikationen für ihre Anwendung wie irgendeins der obigen Mittel. (Vergleiche auch *Castor equi.*)

Ich habe eine große Menge verdächtiger Knoten oder Tumoren in den Brüsten, von denen einige schon jahrelang bestanden, durch Verordnung einer Dosis von *Phytolacca* c. m., einmal im Monat, beseitigt, und zwar während des abnehmenden Mondes. Was hat der Mond damit zu tun? Ich weiß es nicht. Ich kuriere Kropf in derselben Weise (aber nicht mit *Phytolacca*) und wurde zu dieser Art von Verordnung durch eine Anregung von Jahr geführt. Daß manche Krankheiten ihre Verschlimmerung zu gewissen Mondzeiten haben, steht für mich fest, und daß gewisse Mittel dann besser wirken, ebenso.

Vergessen Sie nicht, daß das Zerschlagenheits- oder Schmerzgefühl von *Phytolacca,* welches wir bei *Arnica* ausführlich erwähnten, manchmal bei Ischias hervorragend vorhanden ist, gegen das es eins unserer erfolgreichsten Mittel ist. Das charakteristische Symptom für *Phytolacca* bei diesem schmerzhaften Leiden ist, daß der Schmerz „an der Außenseite des Gliedes" hinabläuft. Ischias ist eins der Leiden, bei welchen die Homöopathie einige ihrer glänzendsten Siege über die Behandlung der Schulmedizin mit schmerzstillenden Mitteln davongetragen hat. Periostealer Rheumatismus, bei welchem sich die Schmerzen besonders bei feuchtem Wetter verschlimmern, findet manchmal in *Phytolacca* sein Mittel. Dieses Mittel scheint in seiner Wirkung auf die Knochenhaut, Drüsen, Knochen und die Haut *Kalium jodatum* zu gleichen, und die beiden Mittel ergänzen einander, selbstverständlich auf Grund der Indikationen, oder die Wahl mag zuweilen zwischen ihnen liegen. H. C. Allen sagt: *Phytolacca* nimmt eine Stelle in der Mitte zwischen *Bryonia* und *Rhus Toxicodendron* ein und wird häufig helfen, wenn diese angezeigt erscheinen, aber versagen. Es ist eine merkwürdige Tatsache, daß fast jedes chemische (anorganische) Mittel ein sehr stark ähnelndes Relativum aus dem Pflanzenreiche hat: *Phytolacca* und *Kalium jodatum, Aloe* und *Sulfur, Cepa* und *Phosphorus, Chamomilla* und *Magnesium carbonicum, China* und *Ferrum, Belladonna* und *Calcium carbonicum, Ipecacuanha* und *Cuprum, Bryonia* und *Alumina, Mezereum* und *Mercurius, Pulsatilla* und *Kalium sulfuricum.* Dies ist bereits von Hering erwähnt worden.

Glonoinum

Nitroglyzerin

Dies ist in erster Linie eins unserer Hauptkopfmittel. Es hat heftigen Schmerz im Kopf, mit starkem Klopfen, und Vollheitsgefühl und Einschnürung der Gefäße des Halses. Es gibt so viele Symptome, die diesen Kongestionszustand begleiten, daß es nicht geraten erscheint, zu versuchen, sie alle hier zu erwähnen. Ich pflegte zu Beginn meiner Praxis ein kleines Fläschchen *Glonoinum* D 2 in meiner Taschenapotheke bei mir zu führen für diejenigen, die sich bewogen fühlten, über den jungen Doktor und seine wohlschmeckende Arznei zu spötteln. Indem ich ihnen einen Tropfen der Verdünnung auf die Zunge tropfte, habe ich manchen Ungläubigen von der Wirksamkeit kleiner Gaben wohlschmeckender Arzneien in ungefähr fünf oder zehn Minuten überzeugt; denn nur selten mißlang es, den charakteristischen klopfenden Kopfschmerz innerhalb dieser Zeit hervorzurufen. Eine Dame, die nicht zugeben wollte, daß es bei ihr wirkte, stand auf, um das Zimmer zu verlassen, wurde ohnmächtig und wäre zu Boden geschlagen, wenn ich sie nicht aufgefangen hätte. Nach diesem Experiment verlangte niemand mehr eine weitere Probe von der Wirksamkeit homöopathischer Arzneien. Dieser klopfende Kopfschmerz, der vom Halse auszugehen scheint, ist sehr charakteristisch, und das Klopfen ist nicht ein bloßes Gefühl, sondern ist an den Halsschlagadern sichtbar. Die Gefäße sind zum Bersten voll, und wenn ihre Wandungen nicht gesund sind, so besteht die Gefahr eines Schlaganfalles. Kein Mittel gleicht diesem einen zur Erzeugung eines plötzlichen und heftigen Blutandranges nach dem Kopf, und keins kann ihn schneller beseitigen, wenn es auch durch die sonstigen Symptome angezeigt ist.

Die Mittel, die in ihrer Wirkung auf den Kopf *Glonoinum* am nächsten stehen, sind nach meiner Meinung *Belladonna* und *Melilotus*. *Belladonna* und *Glonoinum* haben beide das Vollheitsgefühl, Schmerz und Klopfen; aber bei *Glonoinum* sind sie noch heftiger, setzen noch plötzlicher ein und hören beim Nachlassen schneller auf. Ferner paßt *Glonoinum* besser für das erste oder kongestive Stadium von entzündlichen Gehirnkrankheiten, während *Belladonna* weiter reicht und auch noch im voll entwickelten entzündlichen Stadium das geeignete Mittel sein kann. *Belladonna* wird durch Rückwärtsbeugen des Kopfes besser; *Glonoinum* schlimmer. *Belladonna* hat Verschlimmerung durch Entblößung des Kopfes, z. B. infolge von Haarschneiden; *Glonoinum* „muß den Kopf unbedeckt haben“, kann das Tragen eines Hutes nicht vertragen, oder will das Haar geschnitten haben. *Belladonna* „wird schlimmer vom Niederlegen“, selbst wenn er sich ruhig verhält; *Glonoi-*

num, obgleich zuweilen schlimmer nach dem Niederlegen, wird auch manchmal besser beim Ruhigliegen. Ein für *Glonoinum* sehr charakteristisches Symptom ist, daß der Patient den Kopf sehr vorsichtig trägt, denn die geringste Erschütterung oder Schütteln des Kopfes verschlimmert den Schmerz heftig. Ein anderes eigentümliches Symptom ist, daß es dem Patienten scheint, als ob nicht nur Klopfen bestehe, sondern eine wogende Empfindung, als wenn sich das Gehirn in mit dem Puls gleichzeitigen Wellen bewege. Bei *Glonoinum* ist mehr Störung der Herztätigkeit vorhanden als bei *Belladonna,* obgleich sie bei beiden stark ist. *Glonoinum* hat ein Gefühl von Blutandrang nach dem Herzen oder nach der Brust.

Melilotus hat ebenfalls starken Blutandrang nach dem Kopf, mit Schmerz und Vollheitsgefühl. Da es nicht so gründlich geprüft ist wie *Belladonna* und *Glonoinum,* können wir seinen genauen Platz nicht so klar bezeichnen, aber es gibt ein sehr hervorragendes Symptom, welches uns immer daran denken läßt, nämlich: „Glühende Röte des Gesichts." Ich kenne kein Mittel, das dies stärker hat. *Glonoinum* und *Belladonna* können beide ein sehr rotes Gesicht haben; ein blasses Gesicht mit den übrigen kongestiven Symptomen kontraindiziert sie nicht, wohl aber *Melilotus.* Weiterhin werden bei *Melilotus* die Kopfsymptome durch ein profuses Nasenbluten gebessert, worin wir ein zweites hervorragendes Symptom dieses Mittels haben. Ich heilte einen sehr schlimmen Fall von „Typhus cerebralis" und auch einen alten Fall von Geistesstörung damit, wobei ich durch dieses Symptom geleitet wurde.

„Verirrt sich in wohlbekannten Straßen" ist ein Symptom von *Glonoinum,* das mehrfach bestätigt worden ist. Die örtlichen Kongestionen von *Glonoinum* werden bei den verschiedensten Krankheiten beobachtet; z. B. werden klimakterische Blutwallungen oft am stärksten im Kopf empfunden. *Glonoinum* heilt solche Fälle. Es ist auch dienlich bei Konvulsionen im Wochenbett. Und ein anderes Symptom, das in diesen Fällen oft vorhanden ist, ist eine Empfindung, als ob der Kopf infolge Vollseins sich ausdehne. Dann achten Sie auf Konvulsionen und verordnen Sie *Glonoinum,* besonders wenn Eiweiß im Urin vorhanden ist. Blutandrang nach dem Kopfe infolge unterdrückter oder verzögerter Menses findet hier zuweilen sein Mittel; ebenso verschiedene pathologische Zustände des Herzens, wenn die übrigen Symptome vorhanden sind.

Gegen Sonnenstich ist *Glonoinum* wahrscheinlich häufiger als irgendein anderes Mittel angezeigt; auch gegen die Nachwirkungen davon. Nicht nur gegen Sonnenstich, sondern auch gegen andere üble Folgen von strahlender Hitze; z. B.: Kinder werden in der Nacht krank, nachdem sie zu lange vor offenem Kohlenfeuer gesessen haben oder davor eingeschlafen sind.

Ferner: ein warmes Zimmer steigert den Kopfschmerz, ein warmes Bett den Gesichtsschmerz.

„Brennen zwischen den Schultern" ist ein anderes Symptom unseres Mittels, gleich *Lycopodium* und *Phosphorus*. *Ammonium muriaticum* und *Lachnanthes* haben das Gegenteil.

Hier will ich die Aufmerksamkeit auf noch ein Mittel lenken, das gegen Wallungen und Blutandrang nach dem Kopf *Glonoinum* gleicht, das ist *Amylium nitrosum*.

Melilotus

Stammpflanze: *Melilotus officinalis;* Steinklee

Hier haben wir ein Mittel von unbestritten großem Wert. Die beste Darstellung ist von Dr. H. C. Allen geliefert worden in den Transactions of the I. H. A. 1887, pag. 104, obgleich sich in Herings Leitsymptomen eine ziemlich gute findet: „Die Prüfer hatten alle fürchterliche Kopfschmerzen und Blutungen außer mir (Bowen)."

Der Blutandrang nach dem Gehirn ist gleich dem von *Belladonna* und *Glonoinum*, und das charakteristischste Symptom eines solchen Blutandranges ist intensive Röte des Gesichts mit Klopfen der Halsschlagadern, was oft durch ein profuses Nasenbluten gebessert wird. Vor mehreren Jahren heilte ich einen sehr schlimmen Fall von religiöser Manie mit der 6. Potenz. Diese Dame hatte einige Jahre vorher einen ähnlichen Anfall gehabt, den ich mit *Stramonium* heilte, nachdem sie von zwei Allopathen aufgegeben worden war, die erklärt hatten, sie müßte in ein Irrenhaus gebracht werden. Sie war damals sehr geschwätzig. Dieses Mal versagte *Stramonium,* aber auf die Indikation von intensiv gerötetem Gesicht hin verordnete ich *Melilotus* mit schnellem und dauerndem Erfolg. Die erste Ursache dieser Anfälle war Überhitzung in der Sonne gewesen.

Ein weiterer Fall wird die Wirkung dieses wirklich vortrefflichen Mittels illustrieren. Eine junge Dame hatte im Verlauf des Typhus häufige Anfälle von profusem Nasenbluten. Ein Anfall folgte dem anderen, zuweilen zwei oder drei innerhalb 24 Stunden, bis ich wegen des großen Blutverlustes beunruhigt wurde. Seit ihrer Kindheit war sie häufigen Anfällen von Nasenbluten unterworfen gewesen, von der Zeit an, wo sie die Nase durch Hineinstecken eines Knopfes verletzt hatte, den ein Arzt mit vieler Anstrengung in den Hals hinabgestoßen zu haben behauptete, der aber in Wirklichkeit lange Zeit — mehrere Monate — in ihrer Nase geblieben war, bis er bei einem heftigen Anfall von Husten und Niesen ausgeworfen wurde. Zwei Jahre vorher brachte ich sie durch einen schweren Diphtherieanfall, der ebenfalls von starkem Nasenbluten, das in der Nacht eintrat, begleitet war, wobei das geronnene Blut in Klumpen wie Eiszapfen aus der Nase herabhing. *Mercurius solubilis* D 30 brachte es damals sehr schön zum Stillstand. Jetzt gerann das Blut wohl etwas, aber nicht so auffallend. *Mercurius* half nicht. Jedem Anfall ging die intensivste Röte des Gesichts und das stärkste Klopfen der Halsschlagadern vorauf, die ich je gesehen habe. Diesem auffälligen Blutandrang folgte jedesmal einige Stunden später das Nasenbluten. *Belladonna* half nicht. Ebensowenig *Erigeron,* von welchem es bei Hering heißt: „Blutandrang nach dem Kopf, rotes Gesicht, Nasenbluten, Fieberzustand.“ — *Melilotus* D 30 beseitigte nicht nur diese Anfälle von Blutandrang nach dem Kopfe und das Nasenbluten schnell, sondern die ganze Erkrankung schritt danach ohne weitere Zwischenfälle völliger Genesung entgegen.

Dr. F. A. Waddell berichtet über die Heilung eines Falles von Lungenkongestion mit diesem Mittel, in welchem das charakteristisch gerötete Gesicht und Nasenbluten vorhanden war.

Dr. Bowen, welchem das Verdienst gebührt, dieses Mittel bei der Ärzteschaft zuerst eingeführt zu haben, berichtet über viele Fälle von Kopfschmerzen, Kolik, Magenkrämpfen und anderen Krämpfen, die dadurch gelindert und geheilt wurden. Es scheint mir, daß dies Mittel neben *Belladonna* und *Glonoinum* gestellt und niemals beim Vergleich mit Mitteln, die starke Kopfsymptome haben, vergessen werden sollte.

Amylium nitrosum

Amylnitrit

Es hat einen ziemlichen Ruf, Anfällen von Epilepsie Einhalt zu tun und durch Betäubungsmittel bewußtlos gewordene Kranke wieder zu beleben. Es wird hier als Riechmittel gegeben. Es gibt verschiedene Theorien darüber, wie es das bewirkt; die Hauptsache bleibt, daß es wirkt.

Wir wissen, daß es stürmische Herztätigkeit verursacht und beseitigt, die der von *Glonoinum* sehr ähnlich zu sein scheint. Ich habe einen sehr schlimmen Fall von chronischem Erröten oder Blutandrang nach dem Gesicht bei der geringsten geistigen oder körperlichen Erregung damit geheilt. Es war bei einer jungverheirateten Frau, die noch lange vor dem Klimakterium seit geraumer Zeit sehr daran gelitten hatte. Die Heilung war dauernd, und die Patientin war sehr erfreut, denn wie sie sagte, vermutete sie, es sei ein natürlicher Zustand und Arznei könne ihr nicht helfen. Diejenigen, welche nicht erröten können, haben es nicht nötig.

Das ist die ganze Erfahrung, die ich mit diesem Mittel gehabt habe, das ich stets in der 30. Potenz anwende.

Kalium bromatum

Kaliumbromid

Vom homöopathischen Standpunkt aus weiß ich nicht viel über dieses Mittel. Es gewann zuerst Ruf durch die Schulmedizin wegen seiner Schlaf erzeugenden Eigenschaften und seiner Wirkung bei epileptischen Anfällen. Es wurde, wie üblich, eifrig zu diesem Zwecke angewendet, bis man fand, daß es in den großen Dosen, die gebraucht wurden, um den gewünschten Erfolg zu erreichen, ein gefährliches Mittel war.

Man entdeckte, daß es Schlaf erzeugt nicht durch Vermehrung des Blutzustromes in das Gehirn bis zur Betäubung, wie *Opium,* sondern durch Verminderung der Blutmenge, der daher fast mehr einem natürlichen Schlaf gleiche. Danach rief man: „Heureka!" Aber leider! Zu starke und lange anhaltende Anämie hatte einen Mangel an Ernährung des Gehirngewebes zur Folge, und infolge davon entwickelten sich Depression, Melancholie, Geistesstörung und

Zeichen von Gehirnerweichung, bis Hammond, sein Hauptbefürworter, zugab, daß es mehr Kranke in das Irrenhaus bringe als irgendein anderes Mittel.

Wogegen können wir nun dieses Mittel gefahrlos anwenden? Gegen die Symptome, welche bei Krankheitsfällen auftreten, die den Wirkungen von *Kalium bromatum* ähnlich sind, ebenso wie wir es mit jedem anderen homöopathischen Mittel tun. Ich kenne das Mittel nicht gut genug, um die charakteristischen Indikationen für seine homöopathischen Anwendungen zu geben. Es gibt ein Symptom, welches m. E. als „Leitsymptom" wertvoll ist, nämlich „unruhige Hände". Der Kranke muß fortwährend mit ihnen tätig sein oder spielen; selbst die Schlaflosigkeit wird durch Bewegung der Finger auf der Bettdecke etwas gelindert; oder er spielt mit seiner Uhrkette oder seinem Stockgriff, kurz mit irgend etwas, um seine übermäßige Nervosität abzulenken. *Zincum* hat „unruhige Füße" und *Phosphorus* allgemeine nervöse Unruhe und Unbehaglichkeit; kann nicht still sitzen, sondern wechselt fortwährend die Stellung, nicht wie *Rhus Toxicodendron* zur Schmerzlinderung, sondern einfach, weil er nervös ist. Die homöopathischen Anwendungsmöglichkeiten von *Kalium bromatum* sollten besser studiert werden.

Moschus — Castoreum sibiricum — Asa foetida — Valeriana — Ambra

Urstoff: Drüsenabsonderung von *Moschus moschiferus* (Bisam)
Urstoff: Drüsenabsonderung von *Castor fiber* (Biber)
Stammpflanze: *Ferula Narthex* u. *F. foetida;* Stink-Asant
Stammpflanze: *Valeriana officinalis;* Baldrian
Urstoff: Ausscheidung von *Physeter macrocephalus* (Potwal)

Dies sind fünf sog. Hysteriemittel. Sie haben zahlreiche ähnliche nervöse Symptome. Ich werde nur einige charakteristische Symptome von jedem bringen und überlasse ihr weiteres Studium denen, die sich gern damit beschäftigen.

Moschus. „Hysterische Brustkrämpfe, nervöse erstickende Beklemmung, besonders beim Kaltwerden." Herzklopfen (hysterisches) mit Atemnot, Erschöpfung, Ohnmächtigwerden, indem sie ausruft: „Ich muß sterben! Ich muß sterben!" usw., sehr aufgeregt. Lacht übertrieben, oder weint oder zankt, bis ihre Lippen blau werden, die Augen starr blicken und sie in Ohnmacht fällt.

Castoreum. „Erschöpft, Schmerzen besser durch Druck, Menstrualkolik mit Blässe und kaltem Schweiß.“

Asa foetida. „Voller Winde; Flatulenz mit Aufstoßen, alles drückt nach oben, aber nichts nach unten. Es scheint, als ob sie platzen sollte, durch den Druck nach oben umgekehrte Peristaltik (Darmbewegung).“ „Besonders nützlich, wenn seine nervösen Symptome nach Unterdrückung von Weißfluß oder anderen habituellen Absonderungen auftreten.“ Alle Absonderungen übelriechend, auch die von Geschwüren, und große Empfindlichkeit gegen Berührung. Ostitis oder Karies (Knochenentzündung) mit derselben außerordentlichen Empfindlichkeit gegen Berührung (*Hepar*).

Valeriana. Allgemeine nervöse Erregung, kann nicht ruhig bleiben, reißende Schmerzen und Krämpfe an verschiedenen Stellen. Gefühl, als ob sie in der Luft schwebte (*Sticta pulmonaria,* als ob die Beine in der Luft schwebten). Überempfindlichkeit aller Sinne. Empfindung, als ob ein Faden im Halse hinabhinge. Mit diesem Mittel heilte ich einmal einen sehr schlimmen Fall von Ischias bei einer schwangeren Frau auf das Symptom hin, daß der Schmerz schlimmer war beim Stehen mit beiden Füßen auf dem Boden; besser, wenn sie das kranke Bein auf einen Stuhl legte oder sich hinlegte.

Ambra. Blutiger Ausfluß zwischen den Perioden, durch jede geringe Anstrengung oder Pressen beim Stuhlgang verursacht. Nervöser Husten mit nachfolgendem Aufstoßen von Luft. Es paßt hauptsächlich bei nervösen Leiden alter Leute für magere Kranke mit „zerrütteten“ Nerven.

Diese fünf Mittel sollten zusammen studiert werden.

Cannabis indica

Stammpflanze: *Cannabis sativa var. indica,* Indischer Hanf

Eine Frau mit Wassersucht infolge eines Herzklappenfehlers war, nachdem die Anschwellung sich gelegt hatte, nicht imstande, sich zu unterhalten. Bei Beantwortung einer Frage begann sie wohl einen Satz, aber sie konnte ihn nicht beenden, weil sie sich nicht besinnen konnte, was sie sagen wollte. Sie war sehr ärgerlich darüber und fing an zu weinen, aber sie konnte den Satz nicht beenden; dagegen konnte sie ihre Zustimmung zu verstehen geben, wenn der Satz von irgend jemand für sie vollendet wurde. Dies hielt mehrere Tage an, oder vielmehr bis sie *Cannabis indica* erhielt, wonach sie die Sprache schnell wieder in der Gewalt hatte. Dies ist die einzige erwähnenswerte Erfahrung, die ich mit diesem Mittel gemacht habe.

Agaricus

Stammpflanze: *Agaricus muscarius;* Fliegenpilz

hat ein sehr charakteristisches Hautsymptom: „Ohren, Gesicht, Nase, Zehen und die Haut im allgemeinen leiden an Röte, Jucken und Brennen, als wenn sie erfroren wären". Dies ist ein sehr wertvolles Symptom und kann in den verschiedensten Erkrankungen zur Wahl dieses Mittels führen. Ich habe es viele Jahre mit sehr gutem Erfolg gegen Frostbeulen verordnet und gebe es stets innerlich in der 200. Potenz. Es ist auch ein höchst wichtiges Mittel gegen Zuckungen, von dem einfachen Zucken im Gesicht, besonders der Augenlider, und der Extremitäten, bis zu schweren Fällen von Chorea. Bei letzterem Leiden hören die Zuckungen im Schlafe auf. Ferner ist es bei Rückenmarksreizungen dienlich gefunden worden. Die Symptome, die es hier indizieren, findet man am besten in Allens Enzyklopädie. Zweifellos sind die Prüfungssymptome bei diesem Mittel zu reichhaltig und daher vielfach unbestätigt. Das beste, was man tun kann, ist, sie zu sichten nach dem Grundsatz: „Prüfet alles, und behaltet das Beste!"

Lithium carbonicum

Lithiumcarbonat

Chronischer Rheumatismus verbunden mit Herzklappenleiden sollte unsere Aufmerksamkeit auf dieses Mittel lenken, denn es hat in solchen Fällen gute Dienste geleistet. Die Symptome „Rheumatische Schmerzhaftigkeit in der Herzgegend", „Heftige Herzschmerzen beim Beugen des Rumpfes", „Herzschmerzen beim Urinieren oder bei der Menstruation",

„Herzflattern bei geistiger Erregung“ sind wertvolle Führer zu seiner Wahl. Wenn wir dann die rheumatischen Symptome, Anschwellung und Röte mit großer Empfindlichkeit der kleinen Gelenke, haben, so sind die Indikationen für seine Anwendung sehr positiv.

Häufig finden sich bedeutende Ablagerungen von Schleim, Harnsäure oder Eiter im Urin. Ich habe damit in solchen Fällen einige ausgezeichnete Erfolge gehabt.

Sambucus nigra

Stammpflanze: *Sambucus nigra;* Holunder, Deutscher Flieder

ist ein Hauptmittel gegen Schnupfen kleiner Kinder. Er ist trockner Art, mit völlig verstopfter Nase, so daß das Kind durch den Mund atmen muß. Es ist auch eins unserer Hauptmittel gegen Millarsches Asthma. Die Anfälle treten plötzlich in der Nacht auf; das Kind wird blau, ringt nach Atem und scheint fast zu sterben. Dann schläft es ein, um wieder und wieder mit einem Anfall zu erwachen. Ich habe einmal einen sehr schlimmen Fall von chronischem Asthma bei einer alten Dame, die ähnliche Erstickungsanfälle hatte, mit der 200. Potenz dieses Mittels geheilt. Die Besserung erfolgte unter sehr reichlichem Harnfluß, der eine große Menge eines wassersüchtigen Ergusses aus den Beinen und dem Leib mit wegführte. Sie befand sich seitdem viel besser und lebt noch jetzt hochbetagt. Ein sehr eigentümliches, charakteristisches Symptom, das niemals vergessen werden sollte, ist „trockne Hitze“ während des Schlafes und „profuser Schweiß beim Wachsein“. Kein anderes Mittel hat es, und es ist oft bestätigt worden. *Conium* hat: „schwitzt, sobald er die Augen schließt, um zu schlafen“. *Thuja* hat „Schweiß an unbedeckten Teilen“ (*Belladonna* an bedeckten). *Pulsatilla,* einseitige Schweiße; wie überhaupt viele unserer besten charakteristischen Merkmale unter den sog. Fiebersymptomen gefunden werden, die sich auf Frost, Hitze und Schweiß beziehen. Da wir einen oder den anderen, oder alle drei Zustände bei den meisten Krankheiten zu treffen pflegen, so ist es nützlich, eine gute Kenntnis davon zu haben. Dadurch wird man manchmal beim Suchen nach dem Simillimum viel Zeit sparen.

Scilla

Stammpflanze: *Scilla maritima;* Meerzwiebel

ist dienlich gefunden worden bei Husten mit Niesen, Augentränen und unwillkürlichem Harnabgang. Es können auch pleuritische Schmerzen (Bruststechen) mit oder ohne Erguß bestehen. Der Husten ist gewöhnlich locker und rasselnd, mit viel Schleimauswurf, und der lockere Husten am Morgen ist ermüdender als der trockne abends.

Verbascum (Königskerze): Husten tief, hohl, heiser, mit einem Klang wie eine Trompete. Ich habe viele Fälle damit geheilt und es stets tief verordnet. Gegen irgend etwas anderes habe ich das Mittel niemals angewendet.

Senega (Senegawurzel): Husten mit großer Ansammlung von Schleim, der die Brust zu füllen scheint, mit starkem Rasseln, Keuchen und Atembeschwerden; besonders wertvoll bei alten Leuten, wirkt aber auch gut bei anderen. Ich habe ebenfalls viele derartige Fälle geheilt und es stets tief verordnet; keine Erfolge mit hohen Potenzen.

Beispiele: Vor einigen Jahren wurde ich zu einem alten Asthmatiker gerufen, der einen schrecklichen Anfall hatte. Nach mehreren Tagen heftigen Leidens, das durch die gewöhnlichen Mittel nicht im geringsten gelindert wurde, verordnete ich ihm *Senega,* 3 oder 4 Tropfen Tinktur in einem halben Glase kalten Wassers und davon alle zwei Stunden einen Teelöffel bis zur Besserung, und versprach, gegen Abend wiederzukommen. Stellen Sie sich meine Überraschung vor, als er mir bei meinem Besuch mit einem Lächeln und einer Verbeugung öffnete, denn er war völlig frei von Atembeschwerden und Husten und verblieb so lange Zeit nachher.

Im September 1900 wurde ich zu einer 50jährigen Dame gerufen, die in derselben Weise litt. Sie hatte schon über einen Monat daran gelitten, zeitweise sehr schwer, aber dieser Anfall war der schlimmste von allen. Die Atemnot war sehr stark, sie saß gestützt im Bett, Rasseln und Keuchen auf der Brust von Schleim, den sie nicht auswerfen konnte; Gesicht und Hände blaurot infolge mangelnden Sauerstoffes im Blut. *Ipecacuanha, Arsenicum* und *Antimonium tartaricum* blieben ohne Nutzen. Nach ihrem Versagen tropfte ich ihr eines Abends 7 Tropfen *Senega*-Tinktur in ein halbes Glas Wasser, mit der Weisung, ihr davon stündlich einen Teelöffel voll bis zur Besserung zu geben, alsdann in größeren Zwischenräumen. Am nächsten Vormittag rief sie, sobald sie mich sah: „Oh, Doktor, ich wünschte, Sie könnten sich vorstellen, wie ich schlief. Eine halbe Stunde nach der ersten Gabe schlief ich fest ein und habe eine gute Nacht gehabt.“ Ich erwähne diese beiden Fälle, um dem Leser den Wert dieses Mittels einzuprägen. Ich habe es viele Jahre bei hartnäckigem Husten mit Dyspnöe und schwierigem Auswurf von Schleim, der die Bronchien zu füllen schien, verordnet.

Myrtus communis (Myrte): Hartnäckiger Husten, meist trocken, mit Schmerz im oberen Teil der linken Brust, bis durch zum linken Schulterblatt. Dies ist ein Juwel und hat, glaube ich, mir mehr als einen Fall von beginnender Schwindsucht geheilt. *Sulfur, Pix liquida, Anisum, Arum triphyllum* und *Theridion* haben ähnliche Symptome, aber *Myrtus* steht an der Spitze, außer wo ein entschieden psorischer Habitus vorliegt: in solchen Fällen steht *Pix liquida* oder *Sulfur* voran.

Drosera (Sonnentau) hat einen tiefklingenden, heiseren, bellenden oder trompetenden Husten, etwa dem von *Verbascum* ähnlich, aber es besteht bei *Drosera* mehr Störung im Kehlkopf, denn die Stimme hat beim Sprechen einen tiefen Baßton. *Drosera* ist auch eins unserer Hauptmittel bei Krampfhusten, Keuchhusten. Bei dem Husten besteht heftiges Zusammenziehen der Brust und der Bauchmuskeln, so daß sie der Kranke mit den Händen hält. Der Husten verschlimmert sich nach Mitternacht.

Gambogia = Gutti

Stammpflanze: *Garcinia Hanburyi Hooker;* Gummigutt

ist ein sehr wertvolles Mittel gegen Diarrhöe, das meiner Meinung nach nicht so oft verordnet wird, wie es nötig wäre. Es gleicht *Croton Tiglium* in dem plötzlichen Stuhldrang und der Entleerung mit einem Guß. Ferner ist es ihm darin ähnlich, daß der Stuhl zuweilen wäßrig oder gelb ist; aber *Croton Tiglium* wird durch die geringste Nahrungsaufnahme und Trinken verschlimmert, was bei *Gambogia* nicht der Fall ist. Ferner hat *Gambogia* alle Arten von gelben, wäßrigen bis fast festen Stühlen, die stets in einem Akt entleert werden; nach dem Stuhl besteht ein Gefühl von großer Erleichterung, als wenn ein Reizstoff entfernt worden wäre. Nach dem Stuhl besteht zuweilen Brennen im After, ähnlich dem von *Arsenicum, Iris versicolor* und *Capsicum.* Es ist sowohl in akuten als auch in chronischen Formen von Diarrhöe heilsam. Häufig ist heftiges Kollern in den Därmen vorhanden.

Gratiola (Gottesgnadenkraut) ist ein weiteres Mittel, das gelbe, wäßrige Diarrhöe hat, die mit großer Gewalt herausspritzt. Es ist manchmal besonders bei Sommerbeschwerden der Kinder dienlich, namentlich wenn sie zuviel kaltes Wasser getrunken haben, was häufig vorkommt. *Gratiola* ist in einigen Punkten *Aloe* ähnlich, hat aber nicht die Hämorrhoiden.

Oleander ist eins unserer besten Mittel gegen Diarrhöe von unverdauten Speisen, und die beste Indikation dafür ist unwillkürlicher Stuhl beim Abgang von Blähungen. Der geringste Abgang einer Blähung ist stets von etwas Stuhl begleitet, so daß die Wäsche immer dem Beschmutztwerden ausgesetzt ist. Ich heilte mit der 200. Potenz dieses Mittels einen Fall, der bei einem Kinde drei Jahre angehalten hatte. Es war mein eigenes Kind, und ich hatte zahlreiche Mittel versucht (es war zu Anfang meiner Praxis) und verzweifelte fast daran, daß es jemals gesund und kräftig werden würde; jedoch nach dem Einnehmen von *Oleander* war es geheilt, nicht nur von der Diarrhöe, sondern es wurde völlig kräftig und gesund, ist es immer geblieben und hat nicht die geringste Neigung zur Wiederkehr des Leidens gezeigt.

Convallaria majalis

Stammpflanze: *Convallaria majalis;* Maiblume, Maiglöckchen

Ich glaube, die wohlriechende Maiblume wird einmal eins unserer wertvollsten Mittel werden. Es sollte nach Hahnemannscher Art geprüft werden. Ich habe es mit großer Befriedigung bei Frauen gebraucht, welche über heftige „Schmerzhaftigkeit in der Uterusgegend mit gleichzeitigem Herzklopfen“ klagten. Es hat mir auch gut gedient bei Wassersucht, welche vom Herzen herrührte, besonders bei Frauen, welche zu gleicher Zeit die vorerwähnten Schmerzen in der Uterusgegend hatten. Ich verhinderte einst den Fortschritt eines sehr schlimmen Falles von Herzwassersucht, nachdem der Erguß in der Brust so angewachsen war, daß die Kranke im Liegen nicht atmen konnte; dabei bestand viel blutiger Auswurf. Ich verordnete in diesem Fall die 30. Potenz, obgleich oft mit dem Gebrauch des Mittels in viel tieferen Potenzen sehr gute Resultate erzielt wurden. Der wassersüchtige Zustand verschwand ganz, sie war imstande herumzugehen und erfreute sich ihres Lebens, obgleich das organische Herzleiden nicht beseitigt war.

Bovista (Bovist) ist für mich nur in einem Leiden von Nutzen gewesen, aber in diesem ist es unschätzbar — Menorrhagie. Der Fluß wird immer schlimmer nachts im Bett oder tritt manchmal überhaupt nur nachts auf. Ich kenne kein zuverlässigeres Symptom. Es hat viele Fälle gebessert und geheilt, sowohl akute als auch chronische.

Manchmal hat es auch „Fluß zwischen den Perioden", wie *Ambra grisea,* aber das letztere Mittel hat mehr nervöse oder hysterische Symptome.

Ustilago Maydis (Maisbrand) ist ebenfalls ein Mittel, das bei Menorrhagie oder Metrorrhagie sehr nützlich ist, und ich glaube, beobachtet zu haben, daß es am besten in jenen Fällen paßt, in denen der Fluß passiver Natur ist (*Thlaspi Bursa pastoris*). Es pflegt zu gleicher Zeit mehr oder weniger Schmerz und Reizung in einem oder beiden Ovarien zu bestehen. Es ist in solchen Fällen besonders wertvoll im Klimakterium. Ich habe einige sehr schlimme Fälle geheilt und verordne sowohl dieses Mittel als auch *Bovista* stets in der 200. Potenz.

Carduus marianus

Stammpflanze: *Silybum marianum;* Mariendistel

ist ein sog. Lebermittel, und ich habe davon sehr gute Erfolge bei Leberleiden gesehen, jedoch kenne ich keine speziellen Indikationen für seine Anwendung. Ich habe Fälle von habitueller Gallensteinkolik kennengelernt, bei denen durch dieses Mittel das Leiden nicht nur behoben, sondern auch die weitere Steinbildung verhütet wurde.

Einer davon war ein sehr schlimmer Fall, gegen welchen der alte Dr. Pulte in Cincinnati *Carduus* verschrieb. Die Tochter hatte das Leiden geerbt, ich sah sie bei einer Beratung mit einem anderen Arzt bei einem dieser schrecklichen Anfälle von Gallensteinkolik. Sie konnte nicht liegen, sondern saß in ihrem Stuhl vornübergebeugt 48 Stunden lang, während welcher Zeit 200 sehr harte Gallensteine in Größe und Gestalt von Bucheckern abgingen, die wir beim Auswaschen der Stühle fanden. *Carduus* hatte ihr ebenfalls geholfen, aber sie nimmt regelmäßig seit Jahren Olivenöl, da sie meint, daß es die Steine auflöst oder ihre Bildung verhütet.

Wenn andere Mittel versagen gegen Schmerz in der Lebergegend, mit Schwindel, üblem Mundgeschmack, gelbsüchtiger Haut und den gewöhnlichen „biliös" genannten Symptomen, so habe ich, wenn ich keine speziellen Indikationen für andere Mittel hatte, *Carduus* gegeben, und mehrere Male mit gutem Erfolg. Aber wie ich schon vorher sagte, kann ich keine speziellen Indikationen für seine Anwendung anführen. Besser kann ich es für

Ptelea trifoliata

Stammpflanze: *Ptelea trifoliata;* Lederbaum, Kleebaum

ein weiteres Lebermittel, für welches es ein sehr charakteristisches Symptom gibt, nämlich: Schmerz und Schwere in der Lebergegend, sehr verschlimmert durch Liegen auf der linken Seite; Umdrehen im Bett auf die linke Seite verursacht ein zerrendes Gefühl. (Vergleiche *Bryonia,* das ebenfalls schlimmer wird durch Liegen auf der linken Seite und dieses zerrende Gefühl hat. *Bryonia* wird ja überhaupt besser durch Liegen auf der schmerzhaften Seite.) *Magnesium muriaticum* hat, wie Sie sich erinnern werden, alle diese Symptome, die als „biliös" bezeichnet werden, wird aber, wie *Mercurius,* verschlimmert durch Liegen auf der rechten Seite. Dann pflegt *Mercurius* lockere Stühle zu haben, während *Magnesium muriaticum* sehr verstopft ist. *Ptelea* kann entweder Stuhlverstopfung oder Diarrhöe haben, oder wie *Nux vomica* abwechselnd Stuhlverstopfung und Diarrhöe. Ich heilte einen schlimmen Fall von Leberleiden mit *Ptelea,* nachdem Ödeme an den Füßen und Beinen aufgetreten waren; Patientin konnte nicht auf der linken Seite liegen; die Atmung war behindert, und der Fall sah aus, als ob er nicht viel besser werden würde. Ich verordnete in diesem Fall die 30. Potenz. Das Leiden verschwand schnell und ist niemals wiedergekehrt. Ich sehe darin eine glänzende Kunstheilung.

Marum verum

Stammpflanze: *Teucrium Marum;* Katzenkraut

Ich habe dieses Mittel als eins der besten gegen Askariden erfunden. Es hat viele Fälle geheilt, wo angeblich „alles mögliche ohne Erfolg versucht“ worden war. Ich habe bemerkt, daß Leute, die an Askariden leiden, oft starkes Kitzeln und Kribbeln in der Nase haben und sie häufig reiben. (Kinder, die an Askariden leiden, haben dieses Symptom.) Auch ist es bemerkenswert, daß *Teucrium* ein hervorragendes Mittel gegen Nasenpolypen ist; es wird sie beseitigen, so daß sie niemals wiederkommen.

Mezereum

Stammpflanze: *Daphne Mezereum;* Seidelbast, Kellerhals

Schmerzen in den langen Knochen, besonders in der Tibia, werden zuweilen durch dieses Mittel sehr gelindert. — Ich heilte einst einen sehr hartnäckigen Fall von Gesichtsneuralgie damit. Die Schmerzen fingen beim Essen an oder wurden dadurch sehr verschlimmert, und der Patient konnte sich nur dadurch Linderung verschaffen, daß er die betreffende Seite des Gesichts so nahe wie möglich an den heißen Ofen hielt. Heiße Tücher, feucht oder trocken, oder irgendein anderer heißer Umschlag brachten keine Besserung. Wegen Gürtelrose, Hautkrankheiten usw. vgl. die Materia medica.

Tellurium

Mit diesem Mittel heilte ich zu meiner Freude verschiedene langwierige Fälle von Ohreneiterung, gewöhnlich infolge von Scharlach in der Kindheit. Ich wendete in diesen Fällen die 6. Potenz an, da hohe versagten.

Epigaea repens

Stammpflanze: *Epigaea repens*

heilt Kopfschmerzen, welche nach hartem Tagwerk auftreten, infolge von Übermüdung durch Arbeit oder Aufregung, was man oft „Ermüdungskopfschmerz" genannt hat. Derartige Fälle sind sehr häufig, und die Patienten erwähnen aus freien Stücken die Tatsache, daß sie immer erscheinen, wenn sie übermüdet sind. Natürlich macht eine Schwalbe keinen Sommer, ebensowenig ist ein Symptom immer eine sichere Indikation für ein Mittel, aber ein häufig bewährtes Symptom ist immer ein wertvoller Führer zur Totalität der Symptome.

Epigaea bedarf weiterer Prüfung.

Laurocerasus

Stammpflanze: *Prunus Laurocerasus;* Kirschlorbeer

„Mangel an Energie der Lebenskraft; Reaktionsmangel besonders bei Brust- und Herzleiden." Ein weiteres charakteristisches Symptom bei Herzleiden ist dieses: „Die Cyanose, Dyspnöe usw. verschlimmern sich beim Aufsitzen." Nur noch ein anderes Mittel hat diese Verschlimmerung, und das ist *Psorinum.* „Mangel an Nervenreaktion; die gut gewählten Mittel wirken nicht."

Capsicum, „Reaktionsmangel bei Personen mit schlaffer Faser."

Opium bei Patienten, welche schmerzfrei sind; Betäubung und Schläfrigkeit.

Valeriana und *Ambra* bei Nervenleiden; gut gewählte Mittel versagen.

Carbo vegetabilis, Kollaps, Kälte der Knie, des Atems; völlige Indifferenz.

Sulfur und *Psorinum,* wo Psora den Fall kompliziert und die Reaktion hindert.

Jedes dieser Mittel kann bei mangelhafter Reaktion passen, ebenso wie viele andere, aber in jedem Fall, wie bei allen Mitteln, müssen die Symptome entscheiden, welches zu wählen ist.

Acidum lacticum

Milchsäure

ist ein wichtiges Mittel gegen Diabetes mellitus. Es ist besonders indiziert, wenn außer Durst, Heißhunger und profusem Urin mit Zucker rheumatische Schmerzen in den Gelenken bestehen. Es wird gewöhnlich tief gegeben; jedoch reichliche Erfahrung hat mich gelehrt, daß die hohen Potenzen viel besser wirken und es keiner häufigen Wiederholung bedarf.

Acidum oxalicum hat ein sehr eigentümliches Symptom, das von mir oft festgestellt worden ist: Herzklopfen und Dyspnöe bei organischen Herzfehlern verschlimmern sich beim Darandenken, eine sehr eigentümliche Modalität, aber ein echtes Prüfungssymptom.

Hypericum

Stammpflanze: *Hypericum perforatum;* Johanniskraut

ist das Mittel par excellence gegen Verletzungen der Nerven; von einfachen Stichen durch Nägel, Nadeln, Splitter, Dornen, Rattenbissen usw. bis zu heftigen Rückenmarks- oder Gehirnerschütterungen, besonders an Stellen, die an Gefühlsnerven reich sind. Es ist für diese Art von Verletzungen, was *Arnica, Hamamelis, Ruta* usw. für Quetschungen und Beulen, *Calendula* für Muskelzerreißungen und *Staphisagria* für Schnittwunden sind.

Repertorium

Blutungen : 166 (DD)

* DD: S. 201/202

Schnupfen DD: S. 66 | Schwindel DD: S. 125

Schmerzen in Fersen: s. S. 320

*Wechselfieber DD: S. 167